LA SANTÉ DES ÉTUDIANTS 2005-2006

ENQUÊTE NATIONALE ET SYNTHÈSES RÉGIONALES

Préface de Jean-Marc Monteil
Directeur de l'enseignement supérieur

Avant-propos de Michael Delafosse
Président de la LMDE

EPSE
Expertise et prévention pour la santé des étudiants

LMDE
SANTÉ DES ÉTUDIANTS
SÉCU • MUTUELLE • PRÉVENTION

MUTUALITÉ FRANÇAISE

Achevé d'imprimer en UE en juin 2006.

SOMMAIRE

Annexes

PRÉFACE

L'entrée à l'université et les formations suivies dans l'enseignement supérieur sont des étapes importantes de la vie de jeunes adultes qui prennent leur autonomie et acquièrent des habitudes et des comportements qui détermineront la qualité de leur vie professionnelle et personnelle.

Ce passage à la vie d'adulte peut s'avérer délicat du point de vue physique comme psychique. Il est de notre devoir de veiller à ce que les étudiants puissent poursuivre leurs études en toute sérénité.

La santé des étudiants se révèle donc primordiale pour assurer leur bien être et leur réussite. Elle est un des maillons de la chaîne de la sauvegarde du capital santé de chacun.

Cette première enquête nationale de la LMDE réalisée par l'observatoire Expertise et Prévention pour la Santé des Étudiants (EPSE) répond au besoin d'établir un véritable état des lieux de la santé étudiante en France.

L'intérêt de cette étude que le ministère a soutenu, au-delà de cet état des lieux indispensable, est de prévoir des solutions pour répondre à ces besoins spécifiques et de définir les mesures qui correspondent à des besoins réels. Les résultats de cette enquête nous aideront à construire un dépistage et une prévention efficace, gage de l'amélioration du bien être des étudiants et de l'efficacité de l'enseignement.

Jean-Marc Monteil
Directeur de l'enseignement supérieur,
Ministère de l'éducation nationale,
de l'enseignement supérieur et de la recherche.

AVANT-PROPOS

C'est pour moi un honneur, en ma qualité de président de la LMDE, de préfacer cet ouvrage aux côtés de Jean-Marc Monteil, Professeur des Universités, directeur de l'Enseignement supérieur, pour lequel l'excellence de l'université française ne saurait être dissociée de son ambition démocratique.
Mon propos est placé sous un triple regard.
Regard d'abord du Président de la LMDE, principal organisme de protection sociale des étudiants, affiliant plus de 770 000 étudiants au régime étudiant de sécurité sociale, mais également, avec près de 220 000 mutualistes, principale mutuelle étudiante. Gérée par 29 administrateurs étudiants âgés de 18 à 29 ans, accompagnés par près de 600 salariés, la LMDE est un acteur important de la protection sociale et de la santé des étudiants. Les élus étudiants ont souhaité que notre mutuelle, connue d'abord pour son activité de liquidation des feuilles d'assurance-maladie, son rôle en matière de prévention, contribue également à favoriser le débat démocratique concernant la santé des étudiants.
Regard ensuite d'un élu étudiant, expérience passionnante qui m'a permis d'acquérir un regard privilégié sur le fonctionnement de l'Enseignement supérieur, et sur celui de l'université Paul Valéry en particulier, une des universités française qui accueille le plus d'étudiants boursiers.
Regard enfin d'un étudiant « usager » parmi tant d'autres, étudiants dont le statut social reste toujours à définir…
Ce triple regard m'offre dès lors une situation d'observateur privilégié, en même temps qu'elle peut me couper, peut-être, de la réalité telle que certains étudiants peuvent la ressentir : que cela me soit par avance pardonné.
En juin 2005, à l'initiative de la LMDE, se réunissaient à Montpellier près de 600 étudiants, accompagnés de nombreux experts de la santé, pour les premières « assises étudiantes de la santé ». Ces assises étaient animées par une ambition : celle de débattre des grands problèmes de santé que rencontrent les étudiants, et de faire émerger sur cette question une parole portée par les étudiants eux-mêmes. Lors de ces assises, nous avons présenté les grandes lignes des résultats de notre enquête nationale sur la santé des étudiants, pour laquelle 10 000 étudiants avaient accepté de consacrer une heure de leur temps. Preuve, s'il en est encore besoin, que cette question touche au plus près notre population. La santé possède en effet une dimension intime, qui renvoie à ce que nous sommes, mais également une dimension profondément politique, car elle appelle une mobilisation importante de la communauté démocratique autour des choix en matière de santé.
À travers cet ouvrage, nous voulons donc présenter l'intime, au moyen des outils statistiques et géographiques dont nous disposons, pour irriguer le débat démocratique sur la santé en France, et sur celle des étudiants en particulier. Mais au-delà du recours aux outils d'analyse scientifiques, nous avons voulu nous appuyer sur des témoignages d'acteurs et d'experts pour conforter nos résultats. Je voudrais ici les en remercier profondément, tant pour leur action au service des étudiants que pour leur contribution à cet ouvrage.
Damien Berthilier, président de l'EPSE, jeune responsable aux convictions sincères, l'évoquait dans sa préface : ce livre se veut un véritable outil à la décision pour tous ceux qui souhaitent agir pour la santé des étudiants. Il se veut une contribution que nous souhaitons faire connaître à tous les acteurs, pour élaborer un diagnostic juste visant à déterminer par la suite l'action la plus pertinente. Dans son propos d'accueil lors des assises de Montpellier, Georges Frêche, président de la Région Languedoc-

Roussillon, nous rappelait qu'une collectivité locale avait besoin en permanence de l'expertise des acteurs pour agir, et qu'une politique en matière de santé pour les étudiants ne pouvait se construire qu'avec les étudiants eux-mêmes.

Telle est précisément, à travers cet ouvrage, l'ambition de la LMDE : offrir une expertise dans le but d'agir avec tous ceux qui le veulent pour l'amélioration de la santé des étudiants.

La crédibilité souhaitée de cet ouvrage repose sur de nombreuses contributions : d'abord, celle du conseil scientifique de l'observatoire, mais aussi celle des collaborateurs de la LMDE qui seront les interlocuteurs de tous ceux qui veulent agir avec nous pour la santé des étudiants. Qu'il me soit permis de remercier ici le docteur Roland Cecchi Tenerini, médecin et inspecteur général des affaires sociales, dont la sagesse vient enrichir l'enthousiasme de ses convictions. Remercier également Céline Martinez, directrice du service santé et prévention de la LMDE, dont l'expérience contribue à éclairer avec finesse le présent. Remercier enfin Hédia Ait Khaci, qui par sa rigueur dans le traitement statistique contribue à la qualité de la réflexion démocratique, Laurence Rossignol pour la force de ses convictions, et Benjamin Niepce, doctorant, qui irrigue de nos réflexions la communauté scientifique.

Parler de la santé des étudiants, c'est d'abord briser le lieu commun qui consiste à affirmer que les étudiants sont en bonne santé, parce que jeunes, mais surtout parce que privilégiés. D'où vient d'ailleurs une telle représentation ? Sans doute de l'image d'une génération d'étudiants qui croyaient que tout était possible dans un monde sans chômage, ou peut-être de la figure de l'étudiant arpentant la montagne Sainte-Geneviève ou Saint-Germain-des-Prés, livre à la main, avec pour seule contrainte les rendus de travaux dirigés pour le lendemain. Cette réalité s'applique peut-être encore aux Normaliens qui bénéficient d'une allocation d'étude pour donner le meilleur d'eux-mêmes dans l'apprentissage du savoir. Mais pour une grande majorité d'étudiants, la réalité est tout autre : c'est une course permanente du lieu d'étude à celui du petit boulot, c'est le temps passé dans les transports du domicile à l'université, quand les logements situés à proximité des campus sont tellement chers que les étudiants se voient contraints d'aller vivre à la périphérie, heureux d'avoir au moins pu trouver un endroit où se loger… Cette réalité qui frappe tous les étudiants au moins une fois dans la période de leurs études, quand elle ne s'apparente pas complètement à un double cursus entre salariat et étude, illustre qu'il n'y a pas de privilège à être étudiant. Il y a en revanche une espérance sociale, celle de poursuivre des études, celle de trouver sa place dans la société, celle des familles qui ne veulent pas connaître pour les leurs le « descendeur social ». Autant dire que la pression est forte, et que les éléments liés au stress et au mal-être vont se retrouver au cœur de cet ouvrage. Parler des étudiants, c'est donc prendre la mesure de cette inversion historique entre les étudiants de la génération précédente et ceux d'aujourd'hui.

Mais au-delà de cet aspect contextuel essentiel, les étudiants à travers les différentes générations conservent des spécificités permanentes. La définition de l'étudiant donnée en 1946 par la charte de Grenoble, adoptée lors du congrès de l'UNEF, demeure profondément pertinente. Ce texte définit en effet l'étudiant comme un « *jeune travailleur intellectuel* ». L'étudiant est un travailleur, car s'il est à l'université pour apprendre, il devient dès son entrée dans l'enseignement supérieur producteur de savoir, intimement lié à la recherche. L'étudiant est un intellectuel car il occupe une place à part entière dans la société, qu'il cherche à comprendre et sur laquelle il veut agir en y exerçant de l'influence. Les étudiants, ni salariés, ni chefs d'entreprise, ni retraités, forment donc à l'évidence, un groupe social spécifique. Cette affirmation, loin d'enfermer les étudiants dans un groupe marginalisé, qui se constituerait en caste ou en corporation, permet au contraire d'appréhender leurs spécificités pour créer les conditions les plus favorables de leur intégration dans la société.

La question de la santé des étudiants s'intègre pleinement dans la spécificité de notre population. Si les problématiques de santé d'hier ne sont pas celles d'aujourd'hui, les générations d'étudiants ont été marquées par des problèmes de santé particuliers. La tuberculose dans l'après-guerre, l'accès à la contraception et notamment à l'IVG dans les années 1970, le sida dans les années 1980, et aujourd'hui, nous le verrons, le « mal-être » et le rapport aux risques. Ces problématiques de santé spécifiques ont dès lors trouvé des réponses spécifiques. De nombreuses structures sont là pour en témoigner : la Fondation santé des Étudiants de France (FSEF) contre la tuberculose, la MNEF pour l'IVG et le sida, qui se sont, à l'époque, associées aux réseaux des œuvres universitaires et aux services de médecine préventive.

La santé des étudiants demande une prise en charge et un accompagnement spécifiques car elle s'adresse évidemment à l'intime. Mais elle est liée à une autre spécificité, celle de l'autonomie. En effet, la société considère encore les étudiants comme des « enfants à charge », pour l'attribution des aides sociales, pour les déductions d'impôt, laissant ainsi les étudiants dans une dépendance familiale qui sournoisement conduit à reproduire les inégalités sociales. Mais en 1948, la modernité s'est imposée en faisant de chaque étudiant un ayant droit autonome de ses parents, lui permettant de ne plus dépendre de sa famille en matière de soins. Mesurons, un instant, le prix de cette liberté donnée dès 18 ans à un jeune étudiant, qui peut, en toute indépendance, voir son propre médecin généraliste, un psychiatre ou encore consulter un gynécologue et pouvoir librement avoir recours à l'avortement pour les jeunes filles. Derrière la gestion autonome de la sécurité sociale des étudiants se cache donc une précieuse liberté que beaucoup, sous couvert d'arguments comptables, voudraient mettre à mal. Cette modernité que les étudiants réunis à l'époque à Grenoble appelaient de leurs vœux, en proclamant pour chaque étudiant « le droit à une prévoyance sociale particulière », a guidé le Législateur pour créer en 1948 le régime étudiant de sécurité sociale. Il y a donc là un acquis précieux pour les étudiants, qui se voient dès lors reconnus par la société comme des adultes à part entière en matière de santé.

Analyser la santé des étudiants, c'est donc prendre à la fois la mesure de ces permanences que constituent l'existence d'une spécificité du groupe social des étudiants, leur aspiration constante à l'autonomie, et à la fois avoir conscience des lignes fortes qui traversent le monde étudiant, à l'aune d'une réalité sociale nouvelle pour les deux millions d'étudiants, de plus en plus marqués par un salariat de plus en plus subi, par une anxiété face à l'avenir.

L'enquête présentée ici ne se réclame pas du camp des pessimistes, des « déclinologues » ou des misérabilistes : elle présente simplement une réalité que certains trouveront cruelle, car elle n'est rien d'autre que la conséquence de leurs propres carences. Mais nous souhaitons surtout qu'elle fasse office d'aiguillon pour tous ceux qui choisiront d'agir.

Quelles sont donc les problématiques de santé spécifiques des étudiants ?

De manière générale, les résultats de notre enquête montrent que les étudiants se portent bien et sont en bonne santé, ce qui pourrait contribuer à alimenter le lieu commun précédemment évoqué. Cependant, si l'on regarde de près, il existe des tendances lourdes et alarmantes, qui nécessitent des réponses et une action déterminée.

Un profond mal être étudiant

Le premier élément que je souhaiterais mettre en exergue, c'est l'existence d'un « mal-être étudiant ». Il n'est pas une réalité pour l'ensemble des étudiants, mais la pensée suicidaire qui a touché près de 17 % des étudiants révèle néanmoins la profondeur de ce mal-être. Celui-ci demeure non pris en charge, puisque nombre des étudiants concernés se sont enfermés dans leur solitude en n'en parlant à personne. Le passage à l'acte est certes moins important, mais son existence même suffit à assurer de la réalité de cette tendance. Dès lors, une question nous interpelle : comment peut-on, à l'aube de sa vie, penser à quitter le monde ? Question lourde, dont les réponses sont nécessairement multiples car relevant de l'intime et des situations personnelles. Il est néanmoins certain que les périodes de transition d'un cycle d'études à l'autre ou d'une région à l'autre, une extrême fragilité financière, ou des formes de violence rencontrées dans une relation affective sont parmi les facteurs explicatifs.

Les difficultés de transition de l'enseignement secondaire à l'enseignement supérieur.

Le passage du lycée à l'enseignement supérieur constitue pour les jeunes un profond changement. Ayant connu dans l'enseignement secondaire un encadrement et un suivi très importants, les étudiants qui entrent à l'université sont « lâchés » dans « une promo » de 800 où, paradoxalement, on se sent bien seul au milieu de tout le monde. On ne retrouve pas nécessairement les mêmes personnes dans les TD ou les amphis, et c'est seulement à partir du master 2 que l'encadrement redevient similaire à celui qui existe au lycée, soit paradoxalement au moment où les étudiants sont les plus autonomes et les plus aguerris pour évoluer au sein du monde universitaire. Ce propos pourrait être nuancé car il concerne d'abord les universités et pas les BTS ou les IUT, mais rappelons que les effectifs des premiers cycles universitaires constituent les effectifs étudiants les plus importants. En outre, les étudiants de DUT et de BTS ont, et c'est heureux, l'opportunité d'intégrer l'université à partir de la troisième année de licence, et sont dès lors bien souvent soumis aux mêmes difficultés. L'accompagnement dans l'enseignement supérieur constitue donc un premier défi majeur pour contrer ce mal-être. Au-delà de l'encadrement qu'il faut nécessairement revaloriser, et qui de surcroît améliorerait la qualité des formations, il est essentiel de remettre en place des systèmes de tutorat entre « les dernières années » et « les premières années », pour construire des solidarités entre étudiants, et de plonger dans l'ambiance de l'université pendant une semaine les lycéens de terminale, ce qui pourrait finalement contribuer à inviter les enseignants à se remettre dans les situations d'étudiants…

Ce mal-être étudiant se retrouve également dans les classes prépas, dans les formations de préparation aux concours, ou encore à l'entrée des formations médicales. Pour ces dernières, on assiste à de véritables machines à broyer des étudiants, par le biais d'une sélection qui fait beaucoup de victimes. Rappelons ici que seulement 10 % des étudiants qui préparent le concours d'entrée en médecine sont reçus. Pour ceux qui échouent, la reconnaissance de ces deux années de préparation est minime (et pourtant, combien de choses ont-ils appris !). Ce concours génère donc une pression considérable, et le « mal-être » qui en est consécutif est souvent perçu comme le dommage collatéral d'une « légitime sélection ». Cependant, ce dommage coûte cher, pour une politique de sélection dont nous savons tous et en particulier les acteurs de santé, qu'elle n'est pas la solution, au regard des besoins en matière de démographie médicale.

De la même manière les préparations aux concours de la fonction publique, notamment le CAPES, sont légitimement des concours d'excellence. Mais peut-on continuer à briser des candidats en leur annonçant deux mois avant le concours le nombre de postes ouverts, en particulier quand il est à la baisse (-26 % en moyenne en 2005) ? En plus de l'inégal traitement d'une promotion à l'autre qui résulte d'un tel procédé, on brise des candidats au nom d'une gestion « à la petite semaine » des effectifs de la fonction publique. Il ne s'agit pas ici de remettre en cause les mécanismes nécessaires du système des concours, mais bien de faire comprendre que ceux-ci, au fil du temps, ne sont plus pensés dans le respect des candidats qui les préparent. Ce manque de respect crée dès lors de l'incertitude et de l'angoisse.

Les difficultés liées à l'insertion professionnelle

Autre transition génératrice de mal-être : celle de la fin des études vers la vie professionnelle. Le taux de chômage des jeunes est en soi un début d'explication. Des études pour quoi faire ? À quoi bon obtenir des diplômes ? La question, là encore, est terrible. Alors que les études constituent l'occasion exceptionnelle d'un épanouissement personnel, elles sont aujourd'hui marquées par un défaitisme profond face à l'avenir. Certains, dans le débat politique, sont tentés de dire qu'il faut mettre fin à cette « désillusion » en instaurant une sélection encore plus précoce, pour mettre en adéquation l'offre de formation avec le marché de l'emploi. C'est indéniablement faire fausse route, car nous avons la conviction profonde que nos diplômes ont de la valeur et constituent un précieux sésame pour l'entrée dans la vie active. Néanmoins, il faut là encore accompagner la transition. Ne pas trouver de stage est facteur de stress, faire des stages avec une promesse d'embauche qui n'est pas tenue est facteur de stress, envoyer 50 curriculum vitae sans recevoir aucune réponse est facteur de stress... Cette transition se doit donc d'être accompagnée, construite, car on ne passe pas d'un monde à l'autre, celui de la formation au monde du travail, simplement comme on traverse une route. Répondre à cette question, c'est donc agir pour prévenir le mal-être étudiant, c'est ne pas laisser les étudiants dans une insupportable instabilité. Prenons l'exemple des stages : dans certaines formations, les enseignants s'assurent que tous les étudiants trouvent un stage en intervenant eux-mêmes auprès des entreprises pour contrer les discriminations, les effets de pistons... Mais dans d'autres formations, c'est l'abîme, l'étudiant se retrouve seul, cherche pour parfois trouver, mais parfois aussi tomber à côté... Là encore, il y a là une question de respect envers les étudiants s'inscrivant dans ces diverses formations.

Le nécessaire accompagnement de la mobilité

Transition encore d'un territoire à l'autre : notre pays possède une offre de formation importante et de haut niveau, qui invite les étudiants à une mobilité régionale du début à la fin des études. Ce phénomène est positif, car il offre pour les étudiants de larges perspectives d'ouverture. Souhaitons d'ailleurs qu'il s'étende plus largement à l'Europe (en 2005, il y avait seulement 13 000 bourses Erasmus...). Changer de ville, changer de région, c'est s'approprier un nouveau territoire qui peut parfois s'avérer hostile si personne ne prend en charge l'accueil. Le cas des étudiants domiens est emblématique : l'offre de formation supérieure étant en cours de développement en Outre-Mer, beaucoup viennent étudier en métropole, mais tous nous témoignent des difficultés rencontrées en matière d'adaptation, quand certains ne repartent pas à peine un mois plus tard faute d'avoir été suffisamment accompagnés par la ville ou l'université... De la même manière, certains étudiants issus de milieux ruraux ou d'une ville de taille inférieure à celle qui les accueille pour leurs études supérieures connaissent parfois des difficultés d'adaptation génératrices de mal-être. Là encore nous pouvons agir : la ville de Rennes par exemple organise début septembre un festival « tam-tam », à l'initiative du Centre Régional Information Jeunesse et de son principal animateur Gwen Hamdi, à l'occasion duquel l'ensemble des associations étudiantes accueillent les nouveaux venus, aux côtés d'autres intervenants. Lors de cette manifestation, l'offre culturelle et sportive de la ville est présentée, et l'intégration des étudiants se voit dès lors facilitée par la mise en place d'une telle initiative. Voilà une réalisation originale, qui permet d'accueillir au mieux, et de faciliter la transition. Il est à l'inverse fréquent que des collectivités se refusent à réaliser ce type de manifestation, objectant que les étudiants sont rarement inscrits sur les listes électorales de leur ville d'accueil... Le cynisme de certains, pourtant censés incarner l'intérêt général, n'est hélas pas sans conséquence pour l'ensemble des étudiants.

Le poids des difficultés financières

Autre aspect permettant d'expliquer les phénomènes de mal-être et d'anxiété rencontrés par les étudiants : les questions financières. En effet, la précarité étudiante est une réalité qui ne doit pas être sous-estimée. L'impact d'un interdit bancaire, le poids des découverts liés à une rentrée dont le coût est par petite touche (3 % par an) en hausse constante, les bourses versées en retard, sont autant d'éléments nécessairement générateurs d'angoisse. La recherche du logement ou plutôt la « quête » d'un logement, sur fonds d'une insupportable concurrence qui s'installe entre étudiants dans une cage d'escalier, en est un autre : l'issue en est d'ailleurs souvent la victoire de celui qui a les meilleurs soutiens familiaux, seuls à même d'apporter la caution systématiquement demandée pour toute location. Il devient en outre fréquent, et la presse s'en fait parfois écho, que des organismes caritatifs comme le

Secours Populaire interviennent directement auprès des étudiants. Tous ces éléments conduisent à une fuite en avant qui pousse souvent à l'isolement, peut-être par peur de perdre sa fierté.
Des bourses versées dès la rentrée, l'instauration d'un système de cautionnement solidaire, des aides sociales revalorisées et construites de manière différente pour prendre en compte la situation personnelle de l'étudiant et plus seulement celle de sa famille, un plus grand accompagnement des banques à l'égard des étudiants sont autant de réponses qui contribueraient à sécuriser les étudiants et à endiguer le mal-être.
Au-delà, il existe évidemment d'autres facteurs explicatifs du mal-être, comme les ruptures familiales ou affectives, ou encore les discriminations liées à l'identité sexuelle, ce que démontre malheureusement notre enquête.

Agir contre la solitude étudiante

Dans tous les cas, vaincre la solitude étudiante doit raisonner comme un défi. Elle impose de construire tous les mécanismes de socialisation et d'accueil. Évidemment, tout cela ne se décrète pas, mais aujourd'hui on peut construire. Il nous semble en premier lieu fondamental de reconstruire des lieux d'écoute tels que les BAPU (Bureau d'aide psychologique universitaire), qui chaque année disparaissent un peu plus. Il est également nécessaire d'unifier ou de mettre en réseau les structures existantes pour créer davantage de lisibilité. L'université Montpellier III par exemple, qui accueille près de 40 % d'étudiants boursiers, a sous l'impulsion de son président Jean-Marie Miossec construit un « espace sanitaire et social » regroupant la MPU, les assistantes sociales, les services d'orientation, les locaux des associations étudiantes. Ce réseau unifié permet de créer sur un territoire immense qu'est le campus un point identifié où les étudiants bénéficient d'un ensemble cohérent prêt à les accueillir. Les collectivités locales peuvent jouer un rôle très important, pour citer une nouvelle fois Montpellier, les étudiants y bénéficient d'un espace d'accueil regroupant EDF, les opérateurs de téléphone, la CAF, la mairie… pour les accompagner au mieux dans leurs démarches d'installation dans la ville.
Cette solitude étudiante est également un défi lancé aux étudiants eux-mêmes. En effet, alors que parfois lors de la lecture par le chargé de TD de la liste des étudiants, un nom manque à l'appel sans que personne ne sache pourquoi, il nous appartient de détecter cette solitude, de l'approcher pour éviter la fuite en avant, voire l'irréparable… Il est certain qu'en créant des facilités pour l'engagement des étudiants, tant d'un point de vue matériel avec des locaux et des moyens à disposition, qu'au niveau de la reconnaissance dans nos cursus, de l'accès par exemple aux concours dits de « troisième voie » dans la fonction publique, nous aurons autant de points d'appui pour tisser le nécessaire lien de solidarité. Le cas grenoblois est de ce point de vue exemplaire : les trois universités ont mutualisé leurs moyens pour créer « EVE » (Espace Vie Étudiante), une structure qui permet d'accélérer l'engagement étudiant, car tous les projets étudiants y sont accompagnés matériellement. À la différence des autres maisons de l'étudiant, les étudiants sont les gestionnaires de EVE, et donc les responsables. Jusqu'à peu, Hélène Vincent, doctorante en économie, présidait cette structure. Ce souci qu'ont eu les présidents d'université de laisser les étudiants faire est à notre sens une réponse audacieuse dans l'exercice de la citoyenneté étudiante, et courageuse dans l'accompagnement des étudiants dans la construction d'une nécessaire solidarité.
Ce mal-être, cette solitude des étudiants et la fuite en avant qui peut en découler avec son cortège de drames recouvrent donc une réalité que l'enquête nationale sur la santé des étudiants met en lumière. Elle ne surprendra pas, hélas, les acteurs de terrain qui sont en première ligne : personnels des CROUS, assistantes sociales, médecines préventives universitaires…

Mieux s'adapter au « temps des étudiants »

Un autre aspect mérite une attention particulière : c'est ce que j'appellerais le « temps des étudiants ».

On identifie très bien ce temps, sur l'année : du mois d'octobre au mois de mai, ce sont les cours, en juin, les examens, voire le repêchage si nécessaire. Sur la semaine, du lundi au jeudi soir, ce sont les cours, le jeudi soir les étudiants descendent dans les rues, fréquentent les bars, organisent des soirées, font la fête, et les week-ends, ils emplissent les TER pour rentrer chez leurs parents, avec leurs sacs à dos pour économiser une lessive…
Si ce temps est donc très bien identifié, il semble néanmoins au regard des résultats de l'enquête que ce rapport au temps pèse lourd car 30 % des étudiants et 47 % des étudiantes se sont sentis fatigués durant l'année.
Ils nous apparaît nécessaire d'apporter ces données au débat public et de nous efforcer d'en livrer des éléments d'analyse.
Deux aspects nous semblent importants à prendre en compte : le premier est la construction des emplois du temps des étudiants, le second le rythme des examens.
On parle beaucoup des rythmes scolaires pour les enfants du primaire et du secondaire, notamment dans les débats qui traversent le Conseil Supérieur de l'Éducation ; on évoque également l'organisation de la semaine de travail pour les salariés dans les négociations sociales. En revanche, on ne parle jamais de l'organisation d'une semaine universitaire du point de vue du rythme des étudiants, et pourtant tous les ans, le CÉVU (Conseil des Études et de la Vie Universitaire) vote le calendrier universitaire. Au regard de l'enquête, ce sujet mérite néanmoins une attention particulière. En effet, la construction d'un emploi du temps universitaire se fait en fonction de deux critères : les salles disponibles d'abord, les emplois du temps des enseignants ensuite. La fâcheuse conséquence de cette organisation est sans nul doute la mise en œuvre d'emplois du temps incohérents du point de vue de l'étudiant. Des cours le lundi matin de 8 heures à 10 heures, et l'après-midi de 18 heures à 20 heures, une journée pleine le mardi, repos le mercredi, un jeudi identique au lundi et un vendredi égal au mardi. Cette organisation de la semaine, on s'en rend compte, est peu respectueuse des rythmes biologiques. De la même manière, il y a peu d'interrogations sur le poids horaire très important des études de DUT. Il ne s'agit pas ici de dire qu'il faut réduire le nombre d'heures de cours, mais n'est-il pas nécessaire de répartir autrement ce temps d'enseignement ?
En outre, la mise en place du LMD (licence/master/doctorat) a contribué à une inflation du temps consacré aux examens, faisant que chaque fin de semestre se conclut par une multitude de petites épreuves, au point que selon certains enseignants, les examens terminaux occupent près d'un quart du temps universitaire. Les examens sont un facteur de stress nettement identifié : il est nécessaire de les accompagner. Cette forte pression qui existe à la fin du semestre ne procède plus uniquement de l'inquiétude liée au succès ou à l'échec, mais également aux modalités d'organisation des épreuves. Ainsi, pour de nombreux étudiants, se développe le recours aux « tubes à illusions » que propose le marché lucratif des vitamines et autres poudres de perlimpinpin.
Il est donc fondamental au regard de l'état de santé des étudiants, de reposer la question du rythme étudiant au niveau de l'organisation de la semaine et de l'année. Cette réflexion doit également se faire à l'aune de l'évolution de nos territoires : nous l'avons dit, le temps consacré au transport s'accroît pour les étudiants, et cette variable doit être intégrée, en favorisant notamment la construction de logements étudiants à proximité des lieux d'études ; nous parlons ici de l'offre publique de logement, et non pas de l'offre privée, qui s'appuie sur la spéculation foncière et le rendement intéressant représenté par le logement étudiant.

Le droit des femmes, une modernité qui s'oublie…

Il y a 30 ans, la MNEF menait avec le Planning Familial un combat majeur dans notre histoire sociale et dans celle des étudiantes pour ce qui nous concerne plus spécifiquement : celui du droit à dispo-

ser de son corps. Ainsi, les locaux de la mutuelle étaient-ils utilisés pour pratiquer des IVG clandestins, les militants mutualistes de la MNEF affrétaient-ils des bus pour les pays étrangers dans lesquels il était possible d'avoir légalement recours à l'IVG. Néanmoins, 30 ans après l'adoption de la loi Veil, que reste-t-il aujourd'hui de cette conquête de la modernité ?
Il apparaît que les jeunes femmes utilisent pour 60 % la pilule comme contraceptif régulier. Ce chiffre apparaît faible, d'autant plus que l'on note que 35 % des femmes interrogées disent avoir déjà eu recours à la pilule du lendemain, et que 5 % ont pratiqué un IVG. Parmi ces dernières, près d'une étudiante sur cinq reconnaît avoir eu des difficultés d'accès à l'IVG. On mesure bien que malgré l'existence de droits en matière de contraception, ceux-ci peinent à être complètement effectifs : l'usage de la pilule du lendemain, les recours à l'IVG démontrent que l'accès à la contraception demeure loin d'être acquis. Il apparaît de ce point de vue nécessaire de favoriser le remboursement de l'ensemble des contraceptifs à 100 % par la sécurité sociale. En effet, la pilule a un coût qui est généralement assumé par les jeunes femmes elles-mêmes, et ce coût peut dans certains cas constituer un obstacle dans l'accès à la contraception. Il est également surprenant que la décision courageuse de mettre à disposition la pilule du lendemain dans les infirmeries scolaires ne se soit pas prolongée dans les médecines préventives universitaires. Le plus grave demeure, à notre sens, les difficultés d'accès à l'IVG évoquées précédemment : ce chiffre est particulièrement préoccupant quant à l'offre de soins en la matière. L'existence de cette prise en charge doit faire l'objet d'une attention particulière du point de vue de la carte sanitaire, pour éviter tout dépassement du délai de 12 semaines.
Des éléments tout aussi préoccupants concernent les jeunes hommes, notamment en matière de sensibilisation à la sexualité, dont le premier vecteur demeure le film à caractère pornographique. Ce résultat met en évidence la frilosité de l'enseignement secondaire à mettre en œuvre une réelle politique d'éducation à la sexualité. Il convient de rappeler que sur ce sujet, la courageuse circulaire de 2002 de Jack Lang, Ministre de l'Éducation Nationale, est malheureusement jusqu'à présent restée lettre morte. Il y a pourtant là un enjeu majeur, d'autant plus qu'en matière de protection face au sida, on observe aujourd'hui un relâchement des comportements de prévention. Ce phénomène est d'autant plus inquiétant que 15 % des étudiants disent ignorer le mode de contraception de leur compagne, ce qui tendrait à démontrer aussi, qu'une forme de machisme latent n'épargne pas les universités.
L'enjeu sur ce sujet est donc double : améliorer radicalement la politique d'éducation à la sexualité dans l'enseignement secondaire, et favoriser par tous les biais l'accès à l'ensemble des moyens de contraception.
Pour sa part, la LMDE, qui se revendique comme féministe, va permettre à partir de septembre 2006 la tenue d'accueils du Planning Familial dans ses locaux. En tant que mutuelle, nous allons rembourser l'ensemble des contraceptifs à hauteur de 55 euros/ an. Enfin, nous allons accompagner, avec le mouvement d'éducation populaire Léo Lagrange et l'association Sida Info Service, les établissements secondaires qui le souhaitent dans l'éducation des élèves à la sexualité. Nous considérons que ceci demeure du ressort des pouvoirs publics : néanmoins, nous ne saurions accepter les reculs latents en matière de droit des femmes à disposer de leur corps.

Les étudiants victimes du désordre libéral

Nous venons de voir qu'en matière d'accès à la contraception, la problématique de l'offre de soins est cruciale. A titre d'exemple, en Île-de-France, le nombre de gynécologues conventionnés secteur I (c'est-à-dire ne pratiquant pas de dépassement d'honoraire) est de 360, alors qu'il y a près de 400 000 jeunes femmes de 18 à 25 ans. La problématique de l'accès aux soins pour les étudiants constitue donc un enjeu majeur en matière de santé des étudiants. On évoque à juste titre les déserts médicaux en zone rurale ou en zone urbaine sensible, mais dans les grandes agglomérations il existe une autre

forme de pénurie de médecins, ceux qui ne pratiquent pas de dépassements d'honoraire. À l'image de la gynécologie en Île-de-France, des villes universitaires comme Aix-en-Provence, Paris ou Nice n'offrent qu'un nombre insuffisant de médecins, conventionnés secteur I, ne prenant pas de dépassements d'honoraires. Les étudiants sont victimes de ce désordre libéral : prenons l'exemple de la prise en charge d'une grippe à Paris, au lieu de payer 20 euros (tarif conventionné), un étudiant peut pour se soigner être amené à payer 40 voire 50 euros. Il devient urgent pour tous les décideurs politiques d'agir sur l'offre de soins, de façon à garantir à tous un accès de qualité, sans discrimination financière. Le système du paiement à l'acte est en train de remettre en cause les principes de solidarité fondateurs de l'Assurance-maladie. Pour notre part, nous proposons l'instauration d'un forfait pour les médecins libéraux, en complément d'un accompagnement préventif des étudiants. L'enjeu est de leur offrir une prise en charge spécifique et adaptée à leurs besoins en matière de santé.
En outre, il est urgent de redonner la priorité aux médecines préventives universitaires, trop souvent délaissées par les arbitrages budgétaires successifs. Il convient également de conforter leurs missions, notamment en matière de prescriptions, de suivi des étudiants et particulièrement des étudiants étrangers qui dépendent lors de leur arrivée en France de l'Office des Migrations Internationales. Les médecines préventives doivent constituer une des principales pierres du dispositif de santé des étudiants.
Autre défi qui se pose en matière d'accès aux soins : le périmètre de remboursement. Il apparaît contraire aux principes de solidarité de taxer de 1 euro chaque étudiant lorsqu'il va chez le médecin, alors qu'il n'a pas de revenu. L'accès aux soins compromis pour raisons financières est en constante progression : il faut noter que plus de 13 % des étudiants n'ont pas de complémentaire santé. Le coût croissant de celles-ci, du fait du transfert de charge du régime obligatoire vers le régime complémentaire, contraint certains étudiants à faire un arbitrage financier les conduisant à renoncer à des soins.
En outre, la population étudiante présente des besoins particulièrement forts en matière d'optique : ils concernent un étudiant sur deux. C'est pourquoi nous plaidons pour une prise en charge à 80 % de l'optique par la Sécurité sociale.

Agir pour la santé des étudiants

On le voit bien, à l'aune des différents aspects évoqués (mal-être, « temps des étudiants », contraception, accès aux soins) : il existe des spécificités en matière de santé des étudiants, sur lesquelles l'ensemble des acteurs se doivent d'agir. Nous appelons de nos vœux une forte mobilisation en faveur de la santé des étudiants, avec la conviction que c'est en mettant la prévention en avant, en tenant un discours adapté, et en s'appuyant sur les étudiants eux-mêmes que nous améliorerons l'état sanitaire des étudiants.
Parler de santé aux jeunes en général et aux étudiants en particuliers, c'est en effet utiliser le bon discours. Certains continuent de se perdre dans les méandres d'un discours moralisateur qui est aussi insupportable qu'inefficace. Le plus emblématique est celui majoritairement tenu en matière de prévention des drogues, en particulier sur le cannabis. Ce discours moralisateur est en effet incarné par la législation de 1970, l'une des plus sévères au monde, à l'heure où un étudiant sur deux fume du cannabis… Triste échec pour les moralisateurs ! Il est au contraire plus que jamais nécessaire de construire les messages de prévention sur la responsabilisation. Sur le cannabis par exemple, il s'agit bien évidemment, de mettre en évidence les troubles engendrés par sa consommation régulière mais de ne pas sombrer dans une accusation de délinquant ou de criminel.
Nous l'avons déjà évoqué : la dimension éducative doit être au cœur de l'approche en matière de santé, la période de la vie étudiante constituant un temps d'apprentissage important, y compris en matière de santé. Principale mutuelle étudiante, nous avons la conviction que les messages élaborés et véhiculés par les pairs sont les plus efficaces : les étudiants peuvent dès lors constituer eux-mêmes de puissants médiateurs assurant la promotion de leur santé, en leur permettant de toujours mieux maîtriser leurs rapports aux risques.

Il est d'ailleurs intéressant de noter que les structures agissant autour des thématiques de santé constituent des lieux d'engagement pour les étudiants (sida, prévention routière, tabac...).
Par exemple, en matière d'usage de l'alcool, plutôt que de céder à la facilité d'un discours construit sur l'interdit dont on sait par avance qu'il sera contourné, il convient de mener des actions centrées sur la responsabilisation. Les universités, les écoles, accueillent des soirées étudiantes qui constituent des moments de convivialité : pourquoi ne pas conditionner le prêt des locaux à l'engagement par les organisateurs de mettre en place tout au long de ces soirées des opérations de prévention ? Cette approche serait plus constructive que celle basée sur des interdits purs et simples, qui ne font que déporter les problèmes dans d'autres lieux.
En matière d'addiction, il devient urgent de contrer les forces de l'argent, ou plus précisément celles du marketing qui cherchent à prendre le contrôle de la santé des étudiants. L'enquête met en évidence la croissance de l'usage des premix (boissons sucrées très alcoolisées), dont la consommation, encouragée à l'aide de la publicité, de gadgets, de financement de soirées étudiante, menace lentement mais sûrement la santé publique. Ce phénomène est à l'image du tabac, dont les marques, par une stratégie de contournement, s'installent dans les consciences. Rappelons qu'un fumeur sur deux le devient pendant sa vie d'étudiant. Si l'interdit doit exister, c'est sans doute dans les établissements d'enseignement supérieur et dans les lieux festifs. Il est fondamental que le service public d'enseignement supérieur soit extrêmement vigilant quant à l'ensemble des stratégies marketing qui font peu de cas de la santé des étudiants, ou se servent des futurs médecins pour promouvoir leurs stratégies futures : la plupart des soirées étudiantes en médecine sont financées par l'industrie pharmaceutique.
Notre système de santé marche aujourd'hui sur la tête : 97 % des dépenses de Sécurité sociale consacrées à la santé sont dévolues au curatif, pour 3 % au préventif.
Bouleverser ce rapport constitue sans doute le changement le plus prometteur pour continuer à faire progresser l'espérance de vie, diminuer le taux de mortalité prématurée, qui demeure l'un des plus élevés d'Europe, et surtout réduire le déficit de l'Assurance-maladie, en construisant un modèle de santé publique fondée sur des politiques de promotion de la santé et de réduction des risques. Déficit qui sera d'ailleurs, si les choses ne se modifient pas, un triste cadeau pour notre génération...
Promouvoir la prévention chez les étudiants, s'inscrit donc dans cette logique. Elle sera un succès à condition de tenir un discours qui fait appel à l'intelligence de chacun, de le décliner sur les territoires étudiants (lieux d'études, plages, soirées...), dans les temps étudiants (études, nuits, vacances, etc.), et de faire le pari d'associer les étudiants eux-mêmes.
L'existence d'un régime étudiant de sécurité sociale depuis près de 60 ans permet aux étudiants d'être autonomes du point de vue de leur santé, et d'agir en tant qu'acteurs en la matière. À travers cette enquête, la LMDE entend démontrer que l'existence de ce régime est importante pour l'autonomie des étudiants, mais qu'il est aussi un outil au service de notre citoyenneté, contribuant à irriguer le débat démocratique. Au moment de conclure cette préface, nous voyons que la problématique sanitaire des étudiants est corrélée à la problématique sociale. Il est certain que cette enquête apportera un éclairage nouveau aux débats démocratiques du conseil d'UFR, aux débats des CÉVU, au cours desquels de nombreux enseignants continueront à franchir le Rubicon du mandarinat pour se consacrer au succès de tous les étudiants, aux débats du CNESER dont l'imminent président apprécie la volonté des étudiants de défendre l'université, aux débats du Parlement enfin. Écarter ces sujets en les considérant comme secondaires, comme c'est le cas depuis de trop nombreuses années, c'est finalement mépriser ce que sont les étudiants dans la société, ce qu'ils lui apportent. La LMDE sera présente dans ces débats, car elle porte la contribution des étudiants sur les questions relatives à la santé. L'équation que nous voulons proposer à tous ceux qui sont prêts à agir pour faire que les années d'étudiants demeurent dans les mémoires individuelle et collective les plus belles années de la vie est la suivante : **Faire des étudiants les acteurs de leur santé à part entière pour agir sur le sanitaire, en faire les acteurs réels du système d'enseignement supérieur pour agir sur le social.**

Michael Delafosse, Président de la LMDE

INTRODUCTION

par Damien Berthilier,
Président de l'observatoire EPSE

Devant l'absence de structure nationale d'expertise de la santé des étudiants, la LMDE a créé l'observatoire *« Expertise et prévention pour la santé des étudiants »*(EPSE). Cet observatoire a pour ambition de dresser, en collaboration avec les pouvoirs publics et les milieux universitaires et de santé, un état des lieux de la santé étudiante. Dès lors, il contribue, aux côtés de l'Observatoire de la vie étudiante (OVE) à la meilleure connaissance des conditions de vie des étudiants.
Des partenaires ont à ce jour choisi de participer à cet observatoire aux côtés de la LMDE : la Fédération de la Mutualité française (FNMF), la Mutuelle générale de l'Éducation nationale (MGEN), la Fédération des Mutuelles de France (FMF), l'Union nationale des étudiants de France (UNEF), la Fédération des conseils de parents d'élèves (FCPE), et l'Union nationale lycéenne (UNL).
L'observatoire a, dès sa fondation, reçu le soutien financier du Ministère de l'Éducation nationale, et bénéficie de subventions de la part du Ministère de la santé et de collectivités locales pour la réalisation de ses enquêtes.
Les évolutions de la société et le sentiment de la jeunesse de ne pas y trouver sa place, devraient conduire les acteurs publics et sociaux à mieux comprendre les causes et les conséquences d'un « mal-être » aujourd'hui mal défini. En interrogeant les étudiants on peut et on doit mieux cerner ce qui les conduit à craindre l'avenir, à le compromettre en reportant des soins, et parfois à vouloir l'éviter en songeant au suicide.
Approfondir nos connaissances sur la santé de la population étudiante est un exercice qui ne doit rien sacrifier au court terme et qui doit être conduit de façon rigoureuse et scientifique. Ce n'est que dans la confrontation et la répétition des enquêtes que l'on pourra vérifier les hypothèses soulevées et permettre l'émergence de solutions. Les enquêtes quantitatives seront complétées par des enquêtes qualitatives de terrain. Elles seront répétées pour mesurer les évolutions dans le temps.
Pour garantir la rigueur scientifique dans la conduite de ses travaux, l'observatoire EPSE s'est doté d'un comité scientifique réunissant des spécialistes (chercheurs, médecins, professionnels de la santé et de la prévention) regroupant différentes disciplines étudiées.

La première enquête nationale sur la santé des étudiants

La population étudiante est hétérogène en même temps qu'elle regroupe des individus aux comportements similaires. Car si elle n'est pas à elle seule la jeunesse, elle en partage les mêmes problématiques : besoin d'autonomie et d'émancipation mais confrontation à un avenir incertain voire à la précarité, nécessaire exploration des possibles et besoins d'expérimentations en matière de sexualité ou de consommation de drogues par exemple.
Pour dresser un tableau global et précis de la santé des étudiants, l'observatoire a lancé en 2005, une grande enquête nationale qui sera répétée tous les trois ans. Ainsi, à l'instar de l'enquête de l'OVE sur les conditions de vie des étudiants, il sera possible de mesurer dans le temps l'évolution des comportements. Cette enquête généraliste sera complétée par d'autres enquêtes thématiques, comme ce fut

le cas en juin 2004 avec l'enquête sur le tabagisme étudiant.
Cet ouvrage présente la synthèse des résultats de cette première enquête.
Cette enquête a été menée par courrier auprès de 9 228 étudiants répondants. Ces questionnaires comportaient 188 questions permettant d'aborder les différents sujets liés à la santé et aux facteurs de risque susceptibles d'engendrer des dégradations de la santé des étudiants et corrélées à leur situation sociale. Plus particulièrement, les thèmes de l'accès aux soins, du mal-être, de la sexualité, et des addictions ont été mis en exergue.
Le traitement des questionnaires fournit des données inédites et d'une ampleur considérable. Nous avons fait le choix de présenter dans un premier temps une synthèse, par définition incomplète, mais qui fait ressortir les éléments les plus saillants. L'observatoire pourra produire des résultats plus affinés et procédera à des enquêtes locales.
Les résultats de ces travaux présentés ci-après se décomposent en deux parties : une analyse nationale et une approche régionale. La partie régionale développe et compare, pour chaque région métropolitaine (hors Corse), les éléments les plus intéressants relevés dans la synthèse nationale. Entre ces deux parties, les résultats sont confrontés à l'expertise de différents acteurs de la communauté universitaire et scientifique.
Cet ouvrage grand public édité par *Rue des écoles* est le premier d'une longue série. En effet, l'observatoire EPSE et la LMDE ont pour ambition de nourrir une collection de publications d'expertise sur le milieu étudiant. Prochainement, les résultats de l'enquête sur le handicap à l'université feront l'objet d'une nouvelle publication. Les prochaines enquêtes thématiques ainsi que la deuxième enquête nationale sur la santé des étudiants compléteront cette première édition.
Ce livre est un outil à la disposition de tous : étudiants, chercheurs, présidents d'universités, professionnels de la santé, décideurs publics de l'État et des collectivités territoriales, partenaires sociaux... De la simple curiosité à la recherche scientifique, il sera utile à tous ceux qui s'intéressent au monde étudiant et qui veulent mieux comprendre leur état de santé, un des composants essentiels de la réussite universitaire et personnelle.
Puissent ces résultats régionaux et nationaux contribuer à la prise de décisions publiques et apporter les éléments de réflexion pour les politiques d'organisation du système de soins et des études, les politiques de prévention, de logement, d'aide à l'autonomie des jeunes.
Je tiens à remercier tous ceux qui ont permis la parution de cet ouvrage et la réalisation de l'enquête.
Je remercie les membres du conseil d'administration de l'observatoire EPSE et partenaires infaillibles, au premier rang desquels la LMDE, son président et l'ensemble des collaborateurs qui n'ont pas compté leur temps pour réaliser ces travaux. Merci aux membres du comité scientifique, particulièrement à ceux qui ont participé à la relecture des questionnaires et de la synthèse. Mes remerciements appuyés aux ministères de l'Éducation nationale et de la Santé pour leur soutien financier et la contribution du directeur de l'enseignement et du directeur général de la santé. Je remercie enfin les éditions de la Vie Universitaire qui nous ont permis, dans des délais très courts, d'éditer cet ouvrage précurseur !

PREMIÈRE PARTIE

ENQUÊTE NATIONALE

MÉTHODOLOGIE

Avertissement

Le document qui suit est une analyse des données obtenues dans le cadre de l'Enquête Nationale sur la Santé des Etudiants (ENSE) réalisée pour la première fois par La Mutuelle des Etudiants et son observatoire Expertise et Prévention pour la Santé des Etudiant (EPSE).
L'ENSE cherche à établir une photographie de l'état de santé des étudiants de France. Malgré son importance, l'analyse des chiffres reste parcellaire mais témoigne de la richesse des données recueillies.
Par le respect d'une représentativité par sexes, par âges et par académies dans notre échantillon, en gardant à l'esprit que seuls les étudiants ayant fait la démarche de répondre à l'enquête – et ce de manière parfaitement anonyme - ont été pris en compte, cette étude peut devenir un outil d'aide à la décision pour tous les établissements, collectivités locales ou territoriales qui souhaitent s'engager sur des projets relatifs à la santé de la population étudiante.
La Mutuelle des Etudiants et son observatoire EPSE peuvent répondre aux sollicitations qui viseraient à analyser régionalement des aspects de la vie et de la santé étudiantes explorés dans l'ENSE.

La population cible

Il s'agit de 50 000 affiliés et/ou adhérents au régime de sécurité sociale étudiante à La Mutuelle des Etudiants.
Les affiliés sont les étudiants étant inscrits à La Mutuelle des Etudiants au régime obligatoire de sécurité sociale.
Les adhérents sont les étudiants ayant souscrit pour l'année en cours à une complémentaire santé, en plus de la sécurité sociale obligatoire.
Le fichier des 50 000 personnes a été choisi de manière aléatoire dans le fichier de La Mutuelle des Etudiants, en le stratifiant par sexes, académies et tranches d'âge selon la répartition réelle dans l'enseignement supérieur (données du Ministère de l'enseignement supérieur).

L'organisation du questionnaire

Le questionnaire a été élaboré par La Mutuelle des Etudiants puis validé par le conseil scientifique de l'Observatoire Expertise et Prévention pour la Santé des Etudiants (EPSE).
Il comporte 188 questions réparties dans quinze chapitres comme suit :

- « Votre mode de vie » : *questions 1 à 13 ;*
- « Votre entourage » : *questions 14 à 20 ;*
- « Vos loisirs » : *questions 21 à 30 ;*
- « Comment allez-vous ? » : *questions 31 à 66 ;*
- « Vous et la consommation de tabac » : *questions 67 à 75 ;*
- « Vous et la consommation d'alcool » : *questions 76 à 81 ;*
- « Vous et le consommation de cannabis » : *questions 82 à 93 ;*
- « Vous et la consommation d'autres drogues » : *questions 94 et 95 ;*
- « Vos habitudes alimentaires » : *questions 96 à 106 ;*

- « Votre vie affective et sexuelle » : *questions 107 à136 ;*
- « Questions réservées aux femmes » : *questions 137 à 147 ;*
- « Le système de santé et vous » : *questions 148 à 166 ;*
- « Questions de société » : *questions 167 à 169 ;*
- « Vous et vos études » : *questions 170 à 182 ;*
- « Renseignements signalétiques » : *questions 183 à 188.*

Ce questionnaire, certes long, a pour volonté d'avoir une approche globale de la santé, traitant à la fois de données objectives, subjectives, des conditions de vie, des représentations…

Il a pour but de pouvoir, sans a priori, mettre en évidence les relations qui peuvent exister entre divers phénomènes touchant les étudiants ayant trait tant au domaine sanitaire que social.

L'Ifop, fort de sa compétence d'institut de sondage, a également validé le questionnaire, vérifié l'aménagement des questions et la cohérence de la succession des différents thèmes.

Le test du questionnaire

Le questionnaire a été testé auprès d'un échantillon d'une cinquantaine d'étudiants. Il a été bien compris et jugé intéressant. Les étudiants avouent avoir été surpris par sa longueur puis il s'est avéré que celle-ci ne constituait pas un obstacle, ils ont été curieux d'y répondre.

Le retour du questionnaire

50 000 questionnaires ont été envoyés par courrier et le taux de retour, jugé très satisfaisant et supérieur aux hypothèses de retour qui avaient été faites, a atteint 20,1 %, soit plus de 10 000 répondants.

Notons que, pour garantir une parfaite confidentialité et l'anonymat, les questionnaires n'ont pas été identifiés.

En effet, la sensibilité de certaines questions exigeait le respect de l'anonymat, qui a été également garanti par l'Ifop.

Le taux de non-réponses au sein des questionnaires a été très faible, y compris pour les questions touchant à l'intime ou aux consommations de substances illicites.

Il existe une différence entre l'effectif reçu et l'échantillon traité car certains questionnaires ont été renvoyés incomplets, d'autres ne comportaient pas les données signalétiques nécessaires à l'identification de la population (sexe, âge, académie d'études).

L'échantillon traité est donc de 9 228 questionnaires.

Le choix du redressement

Un redressement a été effectué sur les critères du sexe et de l'âge, selon les données du Ministère de l'Education Nationale concernant les caractéristiques de la population étudiante pour l'année universitaire 2003-2004.

Les filles ont été plus nombreuses que les garçons à répondre à notre questionnaire mais les académies sont représentées dans des proportions proches de la réalité. Nous devons cependant regretter le très faible taux de retour des DOM-TOM qui ne permettra pas une exploitation régionale.

Notons que les données recueillies ici portent sur les 9 228 étudiants de La Mutuelle des Etudiants qui ont répondu à l'enquête. Certaines études soulignent le biais qui peut exister lors de la passation autoadministrée avec un envoi par voie postale : les personnes qui se sentent les plus concernées vont plus répondre que les autres.

La structure des répondants et les critères choisis

Le sexe

45 % d'hommes et 55 % de femmes. Ce résultat a été redressé car la part de femmes ayant répondu est supérieure à celle des hommes. En effet, parmi les étudiants ayant répondu à l'enquête, on recense 70 % de filles et 30 % de garçons.
Le tableau suivant permet de comparer la répartition par sexes des étudiants dans l'enseignement supérieur selon les données du Ministère, parmi les affiliés et adhérents de La Mutuelle des Etudiants et parmi les répondants à l'enquête.

	Hommes	Femmes
Etudiants (critères de redressement)	45,1 %	54,9 %
Affiliés adhérents LMDE(enquêtés)	44,5 %	55,5 %
Répondants ENSE	30 %	70 %

L'âge

On recense un peu plus d'étudiants entre 20 et 22 ans que d'étudiants plus âgés parmi les affiliés et adhérents de La Mutuelle des Etudiants.
Les réponses ont donc été redressées selon la répartition par tranches d'âge des étudiants dans l'enseignement supérieur, comme le montre le tableau suivant.

	19 ans et moins	De 20 à 22 ans	De 23 à 25 ans	26 ans et plus
Etudiants (critères de redressement)	25,8 %	40,1 %	17,7 %	16,4 %
Affiliés adhérents LMDE (enquêtés)	17,4 %	49%	25,4 %	8,2 %
Répondants ENSE	22,8 %	49,1 %	19,2 %	8,8 %

La répartition des réponses par académies

Académie (région)	Répartition au sein de l'échantillon*	Répartition réelle**	Différence	Taille de l'échantillon
Aix-Marseille (PACA)	4,2 %	4,78 %	0,58	386
Amiens (Picardie)	1,8 %	1,94 %	0,14	165
Besançon (Franche-Comté)	1,6 %	1,59 %	- 0,01	152
Bordeaux (Aquitaine)	4,5 %	4,42 %	- 0,08	418
Caen (Basse-Normandie)	2 %	1,70 %	- 0,3	183
Clermont-Ferrand (Auvergne)	2,2 %	1,89 %	- 0,31	203
Corse	0,1 %	0,22 %	0,12	13
Créteil (Ile-de-France)	4,5 %	5,85 %	1,35	419
Dijon (Bourgogne)	2 %	1,84 %	- 0,16	187
Grenoble (Rhône-Alpes)	4,5 %	3,94 %	- 0,56	413
Lille (Nord-Pas-de-Calais)	7,2 %	6,83 %	- 0,37	669
Limoges (Limousin)	0,9 %	0,98 %	0,08	83

Lyon (Rhône-Alpes)	7,0 %	6,33 %	- 0,67	649
Montpellier (Languedoc-Roussillon)	4 %	4,19 %	0,19	368
Nancy-Metz (Lorraine)	4,4 %	3,59 %	- 0,81	408
Nantes (Pays de la Loire)	6,2 %	4,74 %	- 1,46	575
Nice (PACA)	2 %	2,39 %	0,39	189
Orléans-Tours (Centre)	3,1 %	2,71 %	- 0,39	287
Paris (Ile-de-France)	9,9 %	11,81 %	1,91	914
Poitiers (Poitou-Charentes)	2,3 %	2,15 %	- 0,15	211
Reims (Champagne-Ardenne)	1,8 %	1,80 %	0	166
Rennes (Bretagne)	5,8 %	4,80 %	- 1	539
Rouen (Haute-Normandie)	2,6 %	2,38 %	- 0,22	236
Strasbourg (Alsace)	3,1 %	3 %	- 0,1	290
Toulouse (Midi-Pyrénées)	5,1 %	5,01 %	- 0,09	467
Versailles (Ile-de-France)	6,8 %	7,52 %	0,72	628
Guadeloupe et Martinique (départements d'outre-mer)	0,1 %	1,6 %	1,5	10

* ENSE, LMDE. ** Ministère de l'Education Nationale, année universitaire 2004-2005.

Le coefficient de corrélation entre ces deux répartitions est de 0,877, ce qui signifie que la répartition par académies dans l'enseignement supérieur selon les données de Ministère de l'éducation Nationale et la répartition de notre échantillon sont fortement corrélées.

Nous considérerons donc que notre échantillon est représentatif de la population étudiante selon le sexe, l'âge et la répartition académique.

REVENU ET POUVOIR D'ACHAT

La situation financière des étudiants

L'ENSE comporte des questions sur les conditions de vie des étudiants et particulièrement sur leurs moyens financiers.

Les étudiants sont une population à contrainte budgétaire forte, quelles en sont les conséquences ? Observe-t-on une précarisation du monde étudiant ? Il ressort des différentes questions que les étudiants ont des activités et un niveau d'autonomie conditionnés par leur revenu et l'exercice d'une activité professionnelle.

Il faut noter que 33 % des étudiants de l'échantillon déclarent bénéficier d'une bourse ou d'une allocation, ce qui est supérieur de trois points aux chiffres communiqués par le CNOUS (Centre National des Œuvres Universitaires et Scolaires)[1].

Le montant moyen des revenus déclaré par les étudiants est faible

27 % des étudiants disposent de moins de 200 € par mois et 33 % de 200 à 399 € par mois, soit 60 % des étudiants ayant moins de 400 € par mois.

L'Ove a constaté que 50 % des étudiants déclaraient un revenu de moins de 410 €, notre chiffre est donc légèrement au-dessous.

Cette différence peut provenir de la part plus importante de boursiers dans notre échantillon.

Plus globalement, les trois quarts des étudiants ont moins de 600 € mensuels. Les étudiants qui ne vivent plus chez leurs parents et qui exercent une activité professionnelle sont plus nombreux à déclarer des revenus plus élevés. Cela n'est donc pas forcément le signe d'un pouvoir d'achat plus important puisque les étudiants « décohabitants » ont plus de charges que ceux qui vivent chez leurs parents, à commencer par le loyer.

Notons tout de même que le montant des revenus monétaires des étudiants, qui plus est de manière agrégée, tend à être sous-évalué car leurs revenus laissent généralement une place importante aux ressources en nature.

Les parents : première source de revenus déclarés

75 % des étudiants interrogés déclarent recevoir des revenus de leurs parents. Dans notre enquête, nous ne demandons pas le niveau de cette contribution financière. Cependant, plus les étudiants sont âgés, moins ils sont nombreux à déclarer comme source de revenus les versements de leurs parents. Ils sont 85 % jusqu'à 19 ans à la mentionner contre 75 % entre 23 et 25 ans et 52 % pour les 26 ans et plus.

Les enfants dont les parents appartiennent aux catégories socioprofessionnelles supérieures sont ceux qui déclarent le plus l'aide de leurs parents (plus de 80 % des étudiants dont les parents exercent une profession libérale ou sont cadres supérieurs). En revanche ceux qui déclarent que leur source de revenus principale est le salaire d'une activité professionnelle sont assez également représentés parmi toutes les catégories socioprofessionnelles (CSP). Cela signifie que même les étudiants dont les parents appartiennent à des CSP élevées travaillent pour payer leurs études.

1. « Depuis 2001, trois étudiants sur dix sont boursiers », note d'information 05.32. MENESR, nov. 2005.

On observe également que plus le niveau de revenus mensuels des étudiants est élevé et plus leur source de revenu principale provient d'une activité professionnelle. En somme, le niveau du budget d'un étudiant traduit son degré d'autonomie financière vis-à-vis de ses parents.

Un niveau de revenu proportionnel à la durée de l'activité professionnelle

33 % des étudiants exercent une activité professionnelle, dont seulement un tiers durant moins de 7 heures hebdomadaires et un autre tiers pour un temps de travail supérieur à 14 heures par semaine. Plus le budget de l'étudiant est élevé plus son temps de travail croît. Ainsi 57 % des étudiants qui disposent de plus de 1 000 € par mois travaillent 28 heures par semaine ou plus. Parmi ceux qui ont entre 800 et 1 000 € par mois, ils sont un tiers à travailler plus de 28 heures par semaine et 27 % travaillent entre 14 heures et 28 heures.
On peut ainsi dire que l'aspiration des étudiants à l'autonomie financière se concrétise grâce à l'exercice d'une activité rémunérée. La fréquence de la contribution des parents, inversement proportionnelle à l'avancée dans les études, montre que l'acquisition de l'autonomie repose surtout sur l'étudiant et lui seul.
Aussi il est indéniable que l'accroissement du temps de travail des étudiants se fait souvent au détriment de leurs études (travail personnel ou cours magistraux).

Aux contraintes financières il faut ajouter le temps de trajet

Sur les temps de trajet, on n'observe pas de spécificités par sexes ou par cycles d'études. Dans un premier temps, nous avions envisagé que les étudiants de premier cycle qui logent plus souvent chez leurs parents ne seraient pas forcement à proximité de leur établissement et auraient ainsi un temps de trajet plus long que les étudiants décohabitants, or cela ne se vérifie pas. Hormis les étudiants inscrits en doctorat, les moyennes constatées sont similaires.

Graphique 1

Répartition des étudiants selon leur temps de trajet pour se rendre sur leur lieu d'études

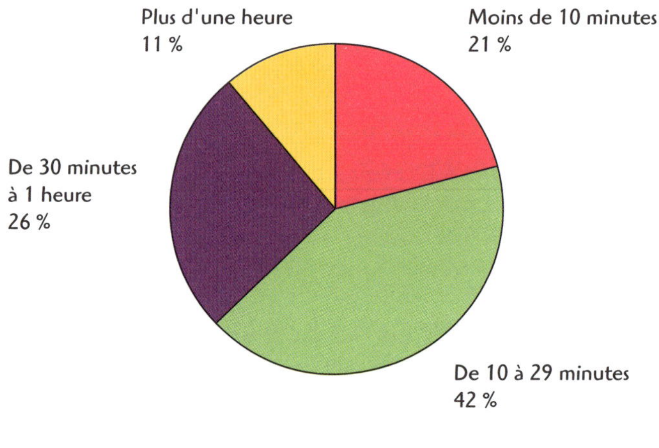

En fonction du domicile, ce sont les étudiants vivant en cité universitaire qui mettent le moins de temps pour se rendre sur leur lieu d'études. 21 % d'entre eux mettent moins de 10 minutes et 42 % de 10 à 29 minutes.

Les étudiants qui mettent le plus de temps se distinguent par le fait qu'ils vivent avec leurs deux parents ou un seul d'entre eux :
• 53 % des étudiants habitant avec leurs parents mettent au moins une demi-heure (dont 14 % qui mettent plus d'une heure), contre 37 % d'étudiants en moyenne.
• 55 % de ceux qui habitent avec leur père (dont 12 % plus d'une heure)
• 54 % de ceux qui habitent avec leur mère, sachant que ce sont ces étudiants qui pour 17 % d'entre eux habitent à plus d'une heure de leur lieu d'études et sont donc davantage confrontés à des temps de transport long.
Ce phénomène touche l'ensemble des étudiants et particulièrement les étudiants d'Ile-de-France, traduisant ainsi les difficultés à se loger dans un contexte où le marché de l'immobilier est tendu (pénurie de locations et prix élevés), cette situation ne pouvant être prise en charge par les pouvoirs publics au regard du nombre de logements étudiants à disposition des CROUS, comme le montre le tableau suivant.

Tableau 1

Répartition des lits gérés par les CROUS dans les académies franciliennes

	Nombre de lits des CROUS pour 100 étudiants
Versailles	6,4 %
Créteil	3,8 %
Paris	0,7 %
Moyenne nationale	8,7 %

Source : Rapport Anciaux sur le logement étudiant, octobre 2003.

On constate d'ailleurs que dans notre échantillon les étudiants résidant en cité universitaire sont seulement 5 % dans l'académie de Paris alors qu'ils sont 10 % en moyenne en France. Paris est l'académie dans laquelle cette part est la plus faible. De plus, 25 % des étudiants n'ont pas leur permis de conduire. Parmi eux, 39 % invoquent le manque de moyens financiers. On note que plus les étudiants sont âgés, plus ils sont nombreux à invoquer cette raison.

Une situation familiale qui apparaît correcte

Le graphique page suivante présente la part de chaque catégorie socioprofessionnelle des pères et des mères de nos répondants.
73 % des pères d'étudiants sont en activité contre 3 % au chômage : 27 % des pères sont cadres supérieurs ou professions libérales, 22 % professions intermédiaires et 19 % employés.
14,5 % des étudiants ont un père ouvrier.
La même analyse peut être faite pour les mères avec des situations professionnelles différentes : 15 % sont professions libérales ou cadres supérieurs, 20 % professions intermédiaires et 41 % employée.
3,7 % des étudiants ont une mère ouvrière.
Comme chez les pères, les mères sont peu nombreuses à être au chômage en regard des données en population générale. En effet, l'INSEE indiquait que en mai 2005, 9,3 % des hommes et 11,2 % des femmes étaient au chômage.[2]
Notons que parmi les parents des étudiants, les hommes sont plus nombreux à être en activité que les femmes, avec une différence de 5 points.

2. www.insee.fr.

Graphique 2

Catégorie socio-professionnelle du père et de la mère

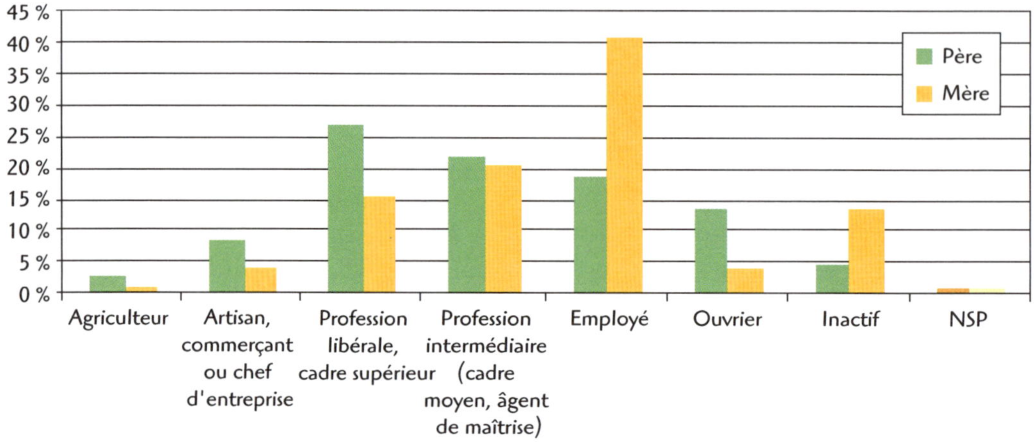

Quels loisirs et quelles contraintes ? Une génération rivée sur l'écran

Essayons d'analyser les activités extra-universitaires pratiquées par les étudiants. Par quoi sont-elles conditionnées principalement ? Les pratiques sont-elles homogènes ? L'appréhension de ses activités permet-elle de mieux caractériser cette génération ? Il semble que la pratique de certaines activités est contrainte par leur budget et des stéréotypes culturels. Les différents loisirs proposés dans le questionnaire permettent pour chacun d'eux d'identifier un pratiquant régulier type. A l'inverse il existe un non-pratiquant commun à tous ces loisirs : l'étudiant qui manque de temps.

La télévision, le loisir favori

La télévision est un des loisirs favoris des étudiants, puisque 23,3 % d'entre eux regardent la télé plus de deux heures par jour et 41,4 % tous les jours moins de deux heures par jour. L'Observatoire de la vie étudiante observe que ce phénomène tend à se développer, puisqu'en 1994 seulement 32,3 % des étudiants regardaient la télévision quotidiennement alors qu'ils étaient déjà 50,6 % en 2003[3]. Nos chiffres semblent confirmer cette tendance.

Notons que les femmes sont plus nombreuses que les garçons à être des téléspectatrices quotidiennes (68 % contre 60 %). Parmi ceux qui ne regardent pas la télévision, ils évoquent à 30 % le manque de temps (21 % pour les garçons) et à 41 % l'absence d'intérêt, alors que les garçons sont 51 % à avancer cette raison.

Notons que regarder la télévision est également l'activité la plus pratiquée avec les parents : 44 % de l'ensemble des étudiants pour 50 à 64 % de ceux qui vivent chez leurs parents.

Internet et les jeux vidéo : une pratique plutôt masculine

Internet

51 % des hommes surfent quotidiennement sur Internet pour seulement 38 % des femmes. Notons également qu'elles sont deux fois plus nombreuses que les hommes à ne jamais utiliser Internet (6 % pour 3 %).

3. Enquête Conditions de vie, Observatoire de la vie étudiante (OVE), 2004.

Ce sont les enfants d'agriculteurs (32 %), d'ouvriers (34 %) qui utilisent le moins Internet quotidiennement, alors que les enfants de cadres supérieurs et de profession libérale sont 51 % à surfer chaque jour.
L'amplitude entre les académies est élevée : à Paris et en Ile-de-France, c'est en moyenne 52 % des étudiants qui se connectent quotidiennement sur Internet, alors qu'ils sont moins de 35 % dans les académies de Rennes, Reims, Besançon, Limoges et Poitiers.
Les raisons de la non-pratique d'Internet sont pour 27 % le manque de temps, 16 % l'insuffisance de moyens financiers (22 % pour les enfants d'agriculteurs et d'ouvriers), 18 % le manque d'intérêt, 27 % disent ne pas y avoir accès. Notons que les raisons sont avancées dans des proportions identiques par les filles et les garçons.

Graphique 3

Comparaison de la fréquence de pratique d'Internet, de la télévision et des jeux vidéo par sexes

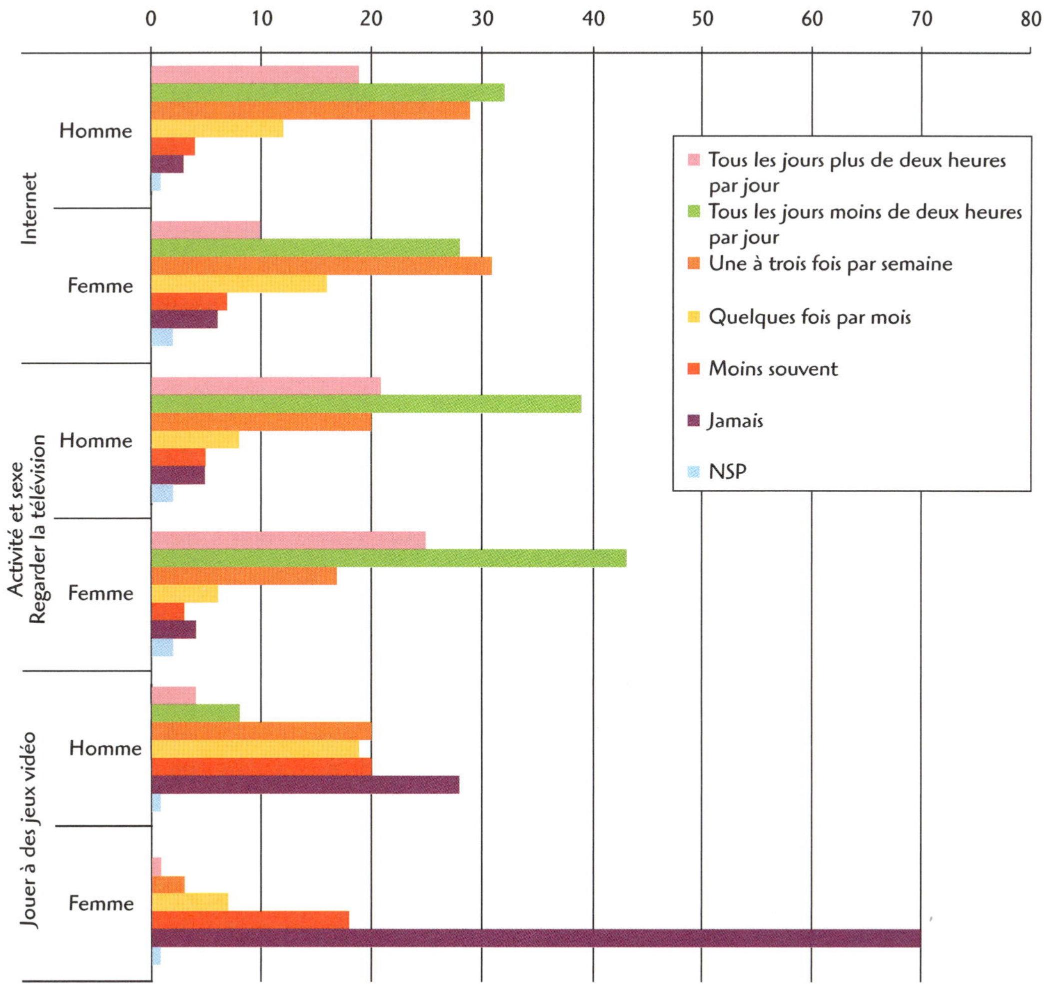

Les jeux vidéo et consoles

Jouer à des jeux vidéo est incontestablement un loisir de garçon : 12 % de joueurs quotidiens pour 1 % de filles ; 39 % de garçons y jouent plusieurs fois par mois pour 10 % de filles. 70 % des filles n'y jouent jamais contre 28 % des garçons. Parmi ceux qui ne jouent pas, les femmes sont 75 % à dire que ça ne les intéresse pas pour 44 % des hommes. 27 % y joueraient volontiers davantage s'ils avaient plus de temps (pour 10 % des filles).

C'est également une activité post-ado : 35 % des moins de 19 ans jouent régulièrement contre 19 % des plus de 26 ans.

La lecture : une activité socialement marquée

Dans le questionnaire, il était demandé aux étudiants à quelle fréquence ils lisaient des ouvrages sans rapport avec leurs études.

- 18 % des garçons et 21 % des filles lisent quotidiennement ;
- 18 % lisent au moins une fois par semaine ;
- 52 % lisent quelques fois par mois et moins souvent ;
- 11 % des garçons et 7 % des filles ne lisent jamais.

Ce sont les enfants des professions libérales qui sont le plus nombreux à lire quotidiennement et ceux d'ouvriers les moins nombreux. Quant aux enfants d'agriculteurs, ils sont les plus nombreux à ne jamais lire.

Par filières on observe que les élèves de BTS, d'IUT et d'AES ou économie lisent le moins quotidiennement. En médecine ils sont 11 % à ne jamais lire. Ce sont ceux de lettres, langues, sciences humaines et droit qui lisent le plus souvent.

Pour expliquer cette faible pratique de la lecture, 72 % des filles et 54 % des garçons évoquent le manque de temps. 25 % des garçons et 9 % des filles évoquent l'absence d'intérêt pour la lecture.

Les films en cassette vidéo ou en DVD

Regarder des films est assez fréquent chez les étudiants, puisque 27,7 % en regardent une à trois fois par semaine et 42,5 % quelques fois par mois.

Le sport

49 % des hommes et 35 % des filles pratiquent une activité sportive au moins une fois par semaine. 29 % des garçons et 44 % des filles ne pratiquent quasiment jamais de sport. Ces derniers se recrutent principalement chez les enfants d'ouvriers et d'agriculteurs. C'est en BTS, en lettres et en sciences humaines qu'on trouve le moins de sportifs, et en sciences et dans les grandes écoles qu'ils sont le plus nombreux. C'est à Clermont-Ferrand, Grenoble, Montpellier et Toulouse que l'on rencontre le plus grand nombre de sportifs réguliers.

42 % des garçons et 37 % des filles qui ne font pas de sport avancent comme raison principale l'absence de temps, 20 % des filles déclarent aussi ne pas vouloir y aller seule.

L'engagement associatif

80 % des hommes et 86 % des femmes déclarent ne pas avoir d'activité associative. C'est en sciences humaines que l'on rencontre le plus grand nombre de militants associatifs. Comme raison de cette absence d'engagement, les femmes avancent à 51 % le manque de temps alors que les garçons sont 40 % à faire valoir cette raison. En revanche, elles ne sont que 26 % à évoquer l'absence d'intérêt alors que les garçons sont 41 %.

Le cinéma, théâtre et concert : moins pratiqués par manque d'argent

38,5 % des étudiants vont au cinéma au moins quelques fois par mois, les autres y vont moins souvent. C'est en Ile-de-France qu'on va le plus au cinéma (46,6 % pour l'académie de Paris et 48,6 % pour celle de Créteil). Le cinéma est l'activité pour laquelle le manque de moyens financiers vient

très largement en tête des raisons invoquées pour expliquer la faible fréquentation (53 % pour les filles, 47 % pour les garçons), suivie par le manque de temps (25 %).
33 % des étudiants ne vont jamais au musée (37 % des hommes contre 30 % des femmes). La raison principale invoquée par les hommes est l'absence d'intérêt (35 % contre 20 % pour les femmes) et celle invoquée principalement par les femmes est le manque de temps.
34 % ne vont jamais en concert, 53 % des femmes pour raisons financières contre 41 % des hommes, 18 % des hommes contre 9 % des femmes par absence d'intérêt.
58 % des étudiants (avec 9 points de plus chez les hommes que chez les femmes) ne vont jamais au théâtre, 36 % des femmes pour raisons financières (contre 22 % des hommes), 39 % des garçons par manque d'intérêt contre 22 % des femmes.

Les sorties en boîte de nuit
27 % des hommes et 22 % des femmes vont en boîte de nuit au moins quelques fois par mois et 30 % des hommes et 35 % des femmes n'y vont jamais. Ce sont les étudiants de lettres, de langues et de sciences humaines qui sont le plus nombreux à ne jamais y aller et ce sont ceux des IUT et des grandes écoles qui sont le plus nombreux à y aller régulièrement.
La *rave party* est parmi les activités proposées la moins pratiquée : 93,8 % des étudiants ne la pratiquent jamais.
Lorsqu'on interroge les étudiants sur les raisons de non-pratique des activités culturelles, l'accès au concert de musique, au cinéma, au théâtre est impossible pour des raisons financières pour respectivement 48 %, 50 % et 29 % des étudiants qui jugent ne pas assez y aller.

Les vacances : plus d'un étudiant sur dix ne part jamais
33 % des étudiants déclarent partir plusieurs fois par an, 35 % une fois par an et 18 % une fois ou moins d'une fois tous les deux ans.
13 % des étudiants ne partent jamais en vacances. Il est à noter que, parmi plus des trois quarts des étudiants qui ne partent jamais, la principale raison invoquée est financière.
Les étudiants les plus âgés, ceux qui vivent seuls et ceux dont les parents sont ouvriers, agriculteurs et inactifs sont surreprésentés parmi ceux qui ne partent jamais.

Discussion

Les finances apparaissent clairement comme un élément contraignant de la vie des étudiants.
Une majorité d'étudiants doit travailler, souvent aux dépens de ses études. Le manque de temps, très souvent invoqué comme une raison de la non-pratique de certaines activités, en est peut-être une conséquence.
Le temps de trajet important, particulièrement pour les étudiants vivant chez leurs parents témoigne de la difficulté à trouver un logement proche de son lieu d'études.
Sur le plan de leur protection sociale, on note que ceux qui n'ont pas de complémentaire santé et qui travaillent (14 % de ceux qui travaillent) sont 43 % à déclarer que c'est parce que c'est trop cher.
S'il arrive souvent aux étudiants d'être angoissés, les finances apparaissent comme la seconde cause de cette angoisse (pour 23 % d'entre eux) après leurs études et plus particulièrement pour les plus autonomes (31 % de ceux qui travaillent, 28 % des 23-25 ans et 36 % des 26 ans et plus).
Il ressort de l'ensemble de ces données que les étudiants subissent pour la plupart des contraintes d'ordres divers les amenant à ne pas profiter pleinement du temps laissé par leur cursus.

LA CONSOMMATION DE SUBSTANCES PSYCHO-ACTIVES DES ÉTUDIANTS

LA CONSOMMATION DE TABAC DES ETUDIANTS

Pour mémoire... quelques données de référence

En 2000, 7,5 millions d'hommes et 5,2 millions de femmes déclaraient fumer au moins une cigarette par jour. L'usage actuel des jeunes Français se situe dans la moyenne européenne, pour les garçons comme pour les filles. La France, qui est passée des pays de tête à la moyenne entre 1999 et 2003, est ainsi un des rares pays européens à avoir vu le tabagisme actuel chuter de dix points en quatre ans (33 % en 2003 contre 44 % en 1999). Parmi les 18-75 ans, plus d'un tiers des individus se déclarent actuellement fumeurs de tabac. Les hommes sont plus souvent fumeurs que les femmes (38 % contre 31 %). Environ la moitié des fumeurs actuels consomment plus de 10 cigarettes par jour (55 % pour les hommes et 45 % pour les femmes). La proportion d'usagers actuels de tabac chez adultes est à son maximum à 20-25 ans et diminue fortement avec l'âge, en particulier après 45 ans. On sait que les hausses importantes du prix des cigarettes a entraîné une baisse de la consommation : elle est nette chez les étudiants entre 2003 et 2004. Dans la population générale, en 2005, 29,9 % des Français disent fumer contre 33,1 % en 2000 (INPES).

L'évolution de la consommation de tabac chez les femmes est très différente de celle des hommes. Le tabac, très majoritairement masculin, a été progressivement adopté par les femmes, ce qui entraîne une atténuation des différences entre comportements masculins et féminins à l'égard du tabac.

La proportion de fumeuses régulières a diminué dans la population de 18 et 24 ans, a augmenté nettement entre 25 à 49 ans et est restée pratiquement stable à partir de 50 ans.

Dans la population générale, 33,3 % des hommes fument contre 26,6 % des femmes (INPES). Chez les plus jeunes (avant 20 ans) la proportion de fumeurs est identique chez les hommes et les femmes.

Prévalence de la consommation de tabac : l'enquête 2004 confirmée

La Mutuelle des Etudiants a interrogé les étudiants sur leur consommation de tabac en 2002, en 2004[4] et en 2005.

L'enquête menée en 2002 recensait 31,8 % de fumeurs réguliers, celle de 2004, 21,5 % puis 21,8 % en 2005.

Notons que les deux premières enquêtes ont été réalisées par téléphone et que l'ENSE a été réalisée par courrier.

L'observatoire de la vie étudiante réalise tous les trois ans depuis 1994 une enquête sur les conditions de vie des étudiants et réserve également une question à la consommation de tabac, il est donc possible de dresser une évolution de la prévalence de la consommation régulière de tabac au sein de la population étudiante.

Les deux vagues de hausses des prix du tabac intervenues en janvier puis en octobre 2003 ont eu un impact sur les ventes : elles ont diminué de 14 % entre 2003 et 2004[5], elles ont manifestement eu éga-

4. *Comment vivent et se soignent les étudiants*, LMDE, 2002.
5. *Données sur la situation sanitaire et sociale en France*, 2004, Dress.

lement un impact sur la part de fumeurs réguliers au sein de la population étudiante. Cependant, il semble que cet effet soit limité dans le temps puisque, depuis un an, la part de fumeurs au sein de la population étudiante n'a pas diminué.

Notons que le Baromètre santé de l'Inpes réalisé en 2005 constate que « la consommation de tabac continue sa décroissance chez les 12-75 ans ». Ainsi, la proportion de ceux qui déclarent fumer « ne serait-ce que de temps en temps » est passée de 33,1 % en 2000 à 29,9 % en 2005[6].

La baisse de la consommation de tabac que nous avons mise en évidence chez les étudiants entre 2000 et 2005 concerne donc plus largement le reste de la population.

Graphique 4

Evolution de la part de fumeurs réguliers parmi les étudiants

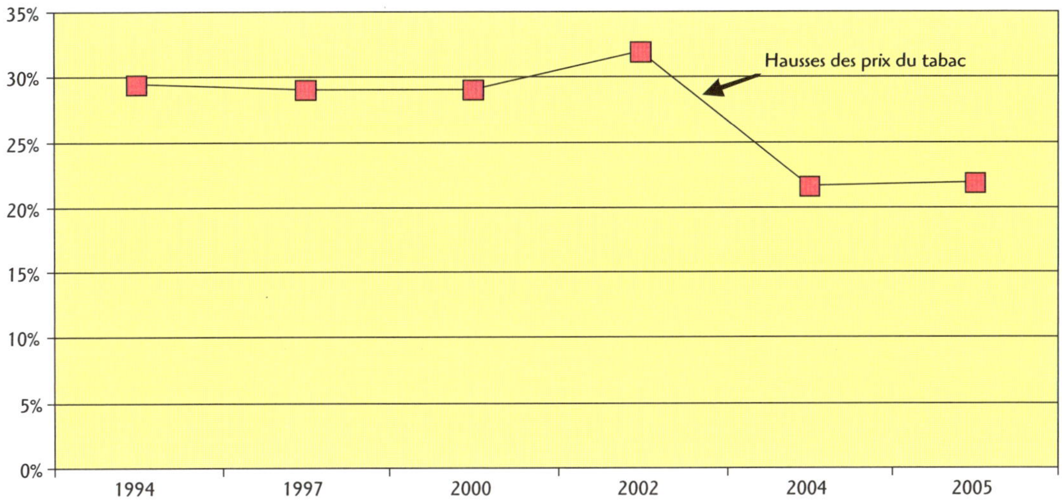

Source : ENSE, LMDE, 2005 et OVE 2004.

Autant de fumeurs que de fumeuses

On constate que la part de fumeurs réguliers parmi les filles et les garçons ne présente pas de différence significative. En revanche, on recense plus d'anciennes fumeuses (7,2 % des femmes et 5 % des hommes) et plus d'hommes n'ayant jamais fumé (34,5 % contre 30,7 % des étudiantes).

Le baromètre santé des 12-25 ans publié en 2000[7] observait le même phénomène sur la tranche d'âge des 12-19 ans (dont les plus âgés constituent probablement une partie de la population étudiante que nous avons interrogée) : plus de filles expérimentent le tabac. Mais, à la lecture du baromètre santé 2005, nous retiendrons également une baisse importante du tabagisme chez les jeunes de 14 à 19 ans depuis 2000 et spécialement chez les filles de cette tranche d'âge[8].

6. Guilbert Ph., Gautier A. (sous la dir.). *baromètre santé 2005, premiers résultats.* Saint-Denis, INPES, coll. Baromètres santé, 2006 : 176 p.
7. *Baromètre santé 2000, les comportements des 12-25 ans.* INPES, 2004
8. *Baromètre santé 2005, premiers résultats*, INPES, 2006.

Tableau 2

Consommation de tabac des étudiants selon le sexe,

	Homme	Femme	Total
Tous les jours, au moins une cigarette	21,5 %	22,2 %	21,8 % (2015)
Occasionnellement	11 %	11,3 %	11,2 % (1031)
J'ai été fumeur(se), mais j'ai totalement arrêté	5 %	7,2 %	6,2 % (573)
J'ai essayé mais je ne suis jamais devenu fumeur(se)	26,8 %	27,6 %	27,2 % (2513)
Je n'ai jamais fumé	34,5 %	30,7 %	32,4 % (2990)
NSP	1,2 %	1 %	1,1 % (101)
Total	100 %	100 %	100 % (9223)

Source : ENSE, LMDE, 2005.

On remarque que le nombre d'étudiants ayant expérimenté sans être devenus fumeurs réguliers ou occasionnels est très supérieur au résultat de l'enquête tabac déjà conduite par la LMDE (27 % contre 6,6 %). La part de fumeurs occasionnels est également supérieure. La part d'étudiants n'ayant jamais expérimenté la cigarette passe à 33 % alors qu'elle était de 61 % dans notre précédente enquête réalisée par téléphone. Même si la part de fumeurs réguliers ne représente pas la majorité des étudiants, en revanche ceux ayant expérimenté sont plus des deux tiers.

Les caractéristiques des étudiants fumeurs réguliers

Des fumeurs réguliers un peu plus âgés en moyenne

Tableau 3

Consommation de tabac des étudiants selon l'âge

	Age moyen
Tous les jours, au moins une cigarette	22,56
Occasionnellement	22,08
j'ai été fumeur(se), mais j'ai totalement arrêté	23,11
J'ai essayé mais je ne suis jamais devenu fumeur(se)	21,44
Je n'ai jamais fumé	21,7
Total	21,95

Source : ENSE, LMDE, 2005.

Les étudiants fumeurs sont en moyenne un peu plus âgés que l'ensemble de nos étudiants et les non-fumeurs sont plus jeunes.
Les anciens fumeurs ont 23,1 ans en moyenne, soit environ un an de plus que l'ensemble des étudiants.

Filière et tabac

Comme l'enquête 2004 le montrait, les étudiants en sciences humaines fument plus que les étudiants des autres filières.
En revanche les étudiants de notre échantillon en classes prépa, en grandes écoles et en sciences fument significativement moins que les autres.

Graphique 5

Consommation régulière de tabac selon la filière

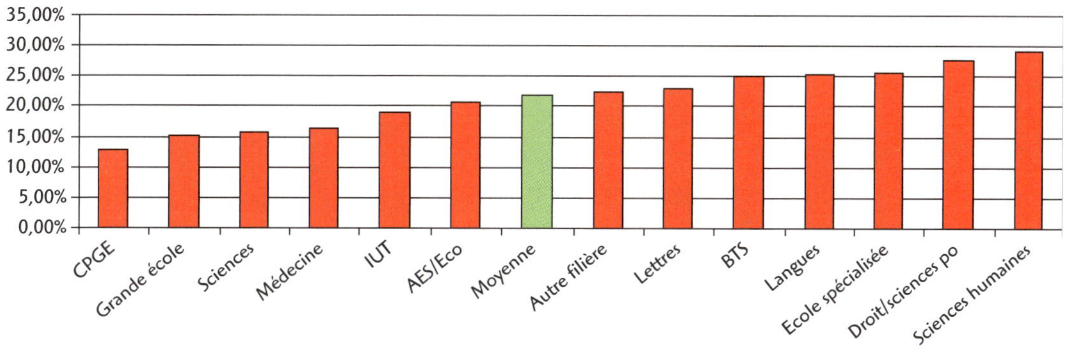

Source : ENSE, LMDE, 2005.

Autonomie et tabagisme semblent fortement liés

Il y a plus de fumeurs réguliers parmi les étudiants qui vivent seuls hors résidence universitaire et parmi ceux qui vivent en colocation (28 %).
Cela confirme un des enseignements de notre précédente enquête : excepté pour les étudiants vivant en résidence universitaire (seulement 14 % de fumeurs), la décohabitation est un facteur de tabagisme. Les étudiants déclarant vivre chez leurs parents sont 18,1 % à fumer et ceux qui vivent seuls, hors résidence universitaire sont 25,6 %

Tableau 4

Part de fumeurs réguliers selon le mode d'habitation des étudiants

Mode d'habitation	Tous les jours, au moins une cigarette % (N)
Avec les parents	18,1 % (486)
Avec la mère	16,6 % (98)
Avec le père	23,8 % (24)
Seul hors résidence universitaire	25,6 % (616)
En résidence universitaire	13,9 % (127)
En colocation	28,8 % (236)
En couple	26,4 % (334)
Avec d'autres personnes	18,4 % (47)
NSP	24,4 % (47)
Total	21,8 % (2015)

Source : ENSE, LMDE, 2005.

6 points d'écart entre ceux qui ne travaillent pas et ceux qui travaillent

Les étudiants n'exerçant pas d'activité professionnelle parallèlement à leurs études sont moins nombreux à être fumeurs réguliers (20 %), alors que ceux qui travaillent sont 26 %, soit 6 points d'écart. Parallèlement, les étudiants n'ayant jamais fumé sont plus nombreux parmi ceux dont les revenus ne sont pas le fruit d'une activité professionnelle.

Graphique 6

Tabac et revenus provenant d'une activité professionnelle

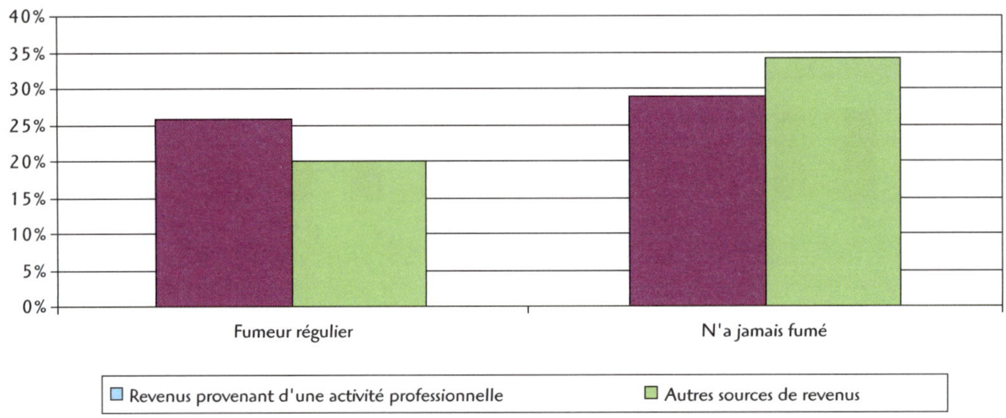

Source : ENSE, LMDE, 2005.

Ce phénomène peut aussi être lié à un effet d'âge et ne concerner les étudiants plus âgés – qui sont ceux exerçant le plus souvent une activité professionnelle -, mais, lorsque l'on isole nos étudiants les plus jeunes (19 ans et moins), on constate également que les fumeurs sont relativement plus nombreux parmi ceux qui exercent une activité professionnelle.

Tableau 5

Part de fumeurs réguliers selon la tranche d'âge et selon le fait d'avoir des revenus d'une activité professionnelle

	19 ans et moins	20-22 ans	23-25 ans	26 ans et plus	Total
Fumeurs réguliers parmi les travailleurs	22 %	26 %	31 %	23 %	26 %
Fumeurs réguliers parmi ceux qui ne travaillent pas	13 %	22 %	24 %	25 %	20 %
Part des fumeurs réguliers dans chaque tranche d'âge	15 %	23 %	26 %	25 %	22 %

Comment les étudiants ont-ils commencé à fumer ?

Il est important de noter que, même si l'on observe 73 % de non-fumeurs chez les moins de 20 ans dans notre échantillon, ils ne sont plus que 64 % chez les 20-22 ans. Plus qu'un effet de génération, ces chiffres sont à rapprocher du constat fait dans l'enquête 2004 : un étudiant fumeur régulier sur deux l'est devenu dans l'enseignement supérieur.

Pourtant lorsqu'on leur demande pour quelle raison ils ont commencé à fumer régulièrement, 64 % des fumeurs quotidiens déclarent « avoir pris cette habitude au lycée ». 18 % déclarent l'avoir prise dans l'enseignement supérieur. Notons que dans l'enquête tabac on leur demandait l'âge de leur première cigarette et l'âge auquel ils avaient commencé à fumer régulièrement.
Ainsi, le tabac peut agir pour certains comme un phénomène de socialisation[9] puisque, parmi les fumeurs réguliers, 39 % déclarent avoir augmenté leurs sorties, donc augmenté leur consommation de tabac, 27,8 % ont fumé régulièrement, incités par d'autres fumeurs.
22,6 % des fumeurs réguliers ont grandi dans un environnement de fumeurs, contre seulement 9,6 % des fumeurs occasionnels.
On observe que, parmi les étudiants qui déclarent que leurs études ne leur plaisent pas, 27 % sont des fumeurs réguliers contre 21 % chez ceux qui y trouvent plutôt un intérêt.

Fumer semble toujours être un luxe pour les étudiants

Dans d'autres analyses de l'ENSE, on a pu se rendre compte que l'impact du revenu sur leurs comportements est difficile à mesurer chez les étudiants par rapport à la population générale.
Or, pour la consommation de tabac, une différence assez nette ressort entre bas et hauts revenus. Parmi les étudiants ayant déclaré disposer de moins de 200 € par mois, on recense 17 % de fumeurs réguliers alors qu'ils sont 27 % parmi ceux ayant entre 600 € et 1 000 €.
Mais les étudiants qui ont les revenus les plus élevés sont aussi ceux qui travaillent le plus : parmi les fumeurs réguliers, 48,1 % de ceux qui ont déclaré un revenu mensuel entre 800 € et 1000 € tirent leurs revenus d'une activité professionnelle contre 36,2 % de ceux qui ont entre 200 et 399 euros mensuels.

Graphique 7

Part de fumeurs pour chaque tranche de revenus mensuels

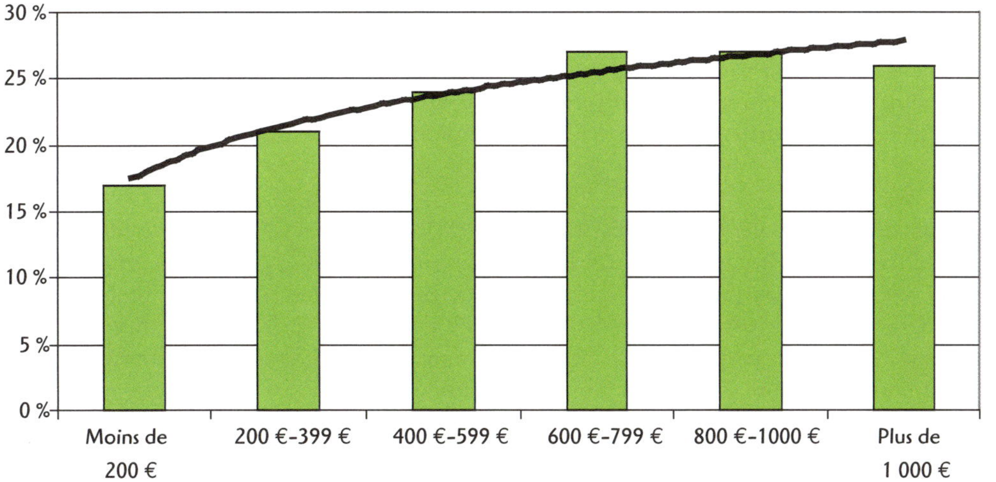

Source : ENSE, LMDE, 2005.

9. *Baromètre santé 2000. Résultats*. INPES, 2001.

Les fumeurs sont moins souvent boursiers : 29 % parmi les fumeurs réguliers contre 33 % dans l'ensemble de l'échantillon.
L'impact du revenu peut aussi expliquer le fait que les étudiants en résidence universitaire fument peu. Ils sont plus souvent issus de CSP modestes, sont souvent boursiers et ont des revenus plus faibles.

Qui fume quoi ?

Dans le questionnaire, les étudiants devaient choisir le type de tabac qu'il consomme le plus souvent, parmi une liste de propositions :
• Les cigarettes sont toujours le mode de consommation privilégié du tabac. Les trois quarts des fumeurs en consomment.
• Le tabac à rouler est le deuxième produit le plus consommé et ce par 21,2 % des fumeurs réguliers. Cette proportion est en augmentation puisqu'en 2004 la part d'étudiants qui fumaient du tabac à rouler était de 18 %.
• Les autres formes (cigarillos, bidies[10], cigares et pipe) sont très marginales dans le milieu étudiant. Seulement 8 étudiants déclarent plutôt fumer des bidies.
• La chicha[11] n'est fumée que par des fumeurs occasionnels (1,7 % d'entre eux, soit 18 étudiants de notre échantillon).
Ces formes de consommation prennent probablement le dessus en tant que consommations occasionnelles. Mais cela ne peut pas être mesuré ici.
Parmi les fumeurs réguliers, la cigarette est davantage consommée par les filles (79 % des fumeuses) que par les garçons (66 % des fumeurs) qui sont aussi attirés par le tabac à rouler (27,5 %).
Les fumeurs occasionnels, pour qui le prix est moins un facteur les décourageant de fumer, consomment moins de tabac à rouler (12,9 %) et plus de cigarettes.

Les fumeurs de tabac à rouler

Parmi eux, il y a plus de garçons : 27,5 % d'hommes en fument contre 18,9 % de femmes. On constate qu'ils sont plutôt fumeurs réguliers.
Alors qu'il sont surreprésentés dans les académies de Nantes (40,9 %) et de Rennes (39,9 %), les fumeurs de tabac à rouler sont sous-représentés à Lille (11,4 %) et en Ile-de-France (16,5 %).
On peut remarquer que ce sont les fumeurs enfants d'agriculteurs qui consomment le plus de tabac à rouler (28 % des fumeurs enfants d'agriculteurs consomment du tabac à rouler et 37 % des fumeurs qui ont une mère agricultrice). Pour les autres catégories socio-professionnelles des parents, la moyenne est à moins de 20 %.
Les fumeurs de tabac à rouler fument plus de cannabis : 33 % en fument tous les jours ou régulièrement. Comme le montre le tableau suivant, le tabac à rouler est moins cher que les cigarettes, admettons donc qu'il est plus souvent fumé par contrainte financière plutôt que par goût. Il ne ressort cependant pas de différence de revenus entre les fumeurs de tabac à rouler et les autres fumeurs, mais on recense plus de boursiers parmi les fumeurs de tabac à rouler : 27 % des fumeurs quotidiens de cigarettes sont boursiers contre 34,7 % des fumeurs de tabac à rouler.

Les fumeurs : moins sportifs et moins en forme

Les étudiants pratiquent peu de sport en général, et ce phénomène est accentué chez les fumeurs réguliers.

10. Cigarettes indiennes à l'eucalyptus, contenant du tabac
11. Ou narguilé : pipe orientale, à long tuyau flexible, dans laquelle la fumée passe par un récipient étanche rempli d'eau avant d'arriver à la bouche.

Tableau 6

Prix d'un gramme de tabac selon le type

Type de tabac	Prix minimum d'un gramme de tabac
Narguilé	9 centimes
Tabac à rouler	12 centimes
Cigarillo	17 centimes
Cigarette manufacturée	28 centimes

Source : Communiqué de l'Institut Gustave-Roussy, centre de lutte contre le cancer, Journée mondiale de lutte contre le tabac 2005.

19,5 % ne pratiquent jamais de sport contre 14,6 % de l'ensemble des étudiants et 28 % en font moins de quelques fois par mois contre 22,6 % en moyenne.
L'Inpes a mis en évidence le fait que la pratique sportive diminue significativement avec l'âge au sein des 12-25 ans et est moins présente chez les fumeurs réguliers.
Les fumeurs sont également moins nombreux à se déclarer en forme physique depuis le début de l'année scolaire : 55,5 % d'entre eux contre 60,7 % de l'ensemble des étudiants.

Tension, insomnies, angoisses, les fumeurs semblent plus exposés

15,9 % des fumeurs réguliers se sont souvent sentis tendus ou agressifs au cours des douze derniers mois, alors que cela concerne 11,2 % des non-fumeurs.
13,1 % des fumeurs ont souvent eu des insomnies au cours des douze derniers mois, alors que ceux qui n'ont jamais fumé sont seulement 8 % dans ce cas.
20,4 % ont souvent été angoissés contre 17 % des non-fumeurs.
Dans toutes ces situations, c'est encore plus marqué chez les femmes. Le graphique suivant illustre la différence entre fumeuses et non-fumeuses.

Graphique 8

Part de femmes, fumeuses ou pas, ayant déclaré être souvent dans ces états au cours des douze derniers mois

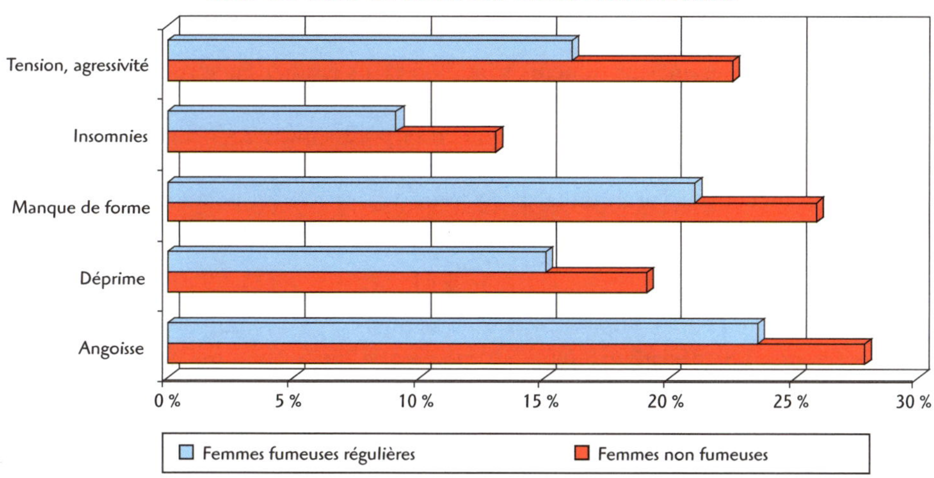

Source : ENSE, LMDE, 2005.

Les fumeurs déclarent avoir une alimentation plus déséquilibrée et cela semble se vérifier

33,8 % des étudiants qui ne fument pas déclarent ne pas avoir une alimentation équilibrée, alors que les fumeurs réguliers sont 43,8 % dans ce cas.
Mais, comme cela a été mis en évidence, ces étudiants sont plus souvent décohabitants. Cependant, lorsque l'on isole les étudiants qui vivent encore chez leurs parents, on remarque que les fumeurs réguliers déclarent plus souvent une alimentation déséquilibrée.
Dans la pratique il semble que cela se confirme, car les fumeurs sont plus nombreux à déclarer ne pas prendre de petit déjeuner : 28,1 % d'entre eux contre seulement 17,3 % des non-fumeurs.
Cela a également été mis en lumière dans le baromètre santé jeunes en 2000.
Ils sont également relativement plus nombreux à sauter le déjeuner (7 % contre 3 % des autres étudiants). Le goûter n'est pas pour les fumeurs une habitude répandue puisque les deux tiers d'entre eux n'en prennent généralement pas. Notons que c'est également une pratique plus répandue chez les étudiants les plus jeunes : 42,2 % des étudiants fumeurs les plus jeunes déclarent généralement prendre leur goûter contre 31,3 % des étudiants les plus âgés.

Tableau 7

Prise des différents repas des étudiants fumeurs et non fumeurs

	Etudiants fumeurs (N = 2 015)		Etudiants non fumeurs (N = 6 076)	
	Oui	Non	Oui	Non
Petit déjeuner	71,3 %	28,1 %	82,2 %	17,3 %
Déjeuner	92,6 %	7,0 %	96,6 %	2,8 %
Goûter	36,3 %	60 %	51,6 %	44,5 %
Dîner	97,4 %	1,8 %	97,5 %	2 %

Source : ENSE, LMDE, 2005.

Tabac et poids

Quelle perception de leur poids ont les fumeurs ? A priori ils ne diffèrent pas des autres étudiants sur ce point.
Cependant il ressort que les anciens fumeurs sont 29,5 % à s'estimer en surpoids contre 21,5 % de l'ensemble des étudiants.
33,6 % des femmes ayant arrêté de fumer s'estiment en surpoids contre 23,7 % de celles n'ayant jamais fumé.
La prise de poids consécutive à l'arrêt du tabac est fréquente, ce résultat peut en être le reflet. Notons cependant que cet indicateur ne donne pas le poids avéré des étudiants mais leur perception de celui-ci, qui est très probablement différente.
Lorsque l'on interroge les étudiants sur la pratique de régimes amaigrissants, il apparaît une très nette différence entre les hommes et les femmes, mais aussi entre les anciens fumeurs et les autres étudiants. Si 45,5 % des femmes ont déclaré avoir fait au moins une fois un régime amaigrissant, elles sont 56,8 % chez les anciennes fumeuses. Pour les hommes, 12,5 % d'entre eux ont déjà fait un régime et ils sont 21,8 % chez les anciens fumeurs.

L'arrêt du tabac

Une envie d'arrêter de fumer qui semble croître chez tous les étudiants fumeurs : près des deux tiers veulent arrêter

L'enquête tabac réalisée en 2004 par LMDE faisait état de 55 % de filles et 44,7 % de garçons qui voulaient arrêter de fumer. Dans l'ENSE, ils sont 60 % en moyenne à vouloir arrêter sans que l'on décèle de différence significative entre les sexes. L'envie d'arrêter de fumer est la même quel que soit l'âge des étudiants concernés.

Par ailleurs le graphique suivant nous indique que ce sont les étudiants qui fument le plus régulièrement qui expriment le plus le désir d'arrêter. En effet cela concerne 64 % des fumeurs réguliers contre 51 % des fumeurs occasionnels.

Graphique 9

Envie d'arrêter de fumer selon la fréquence de consommation.

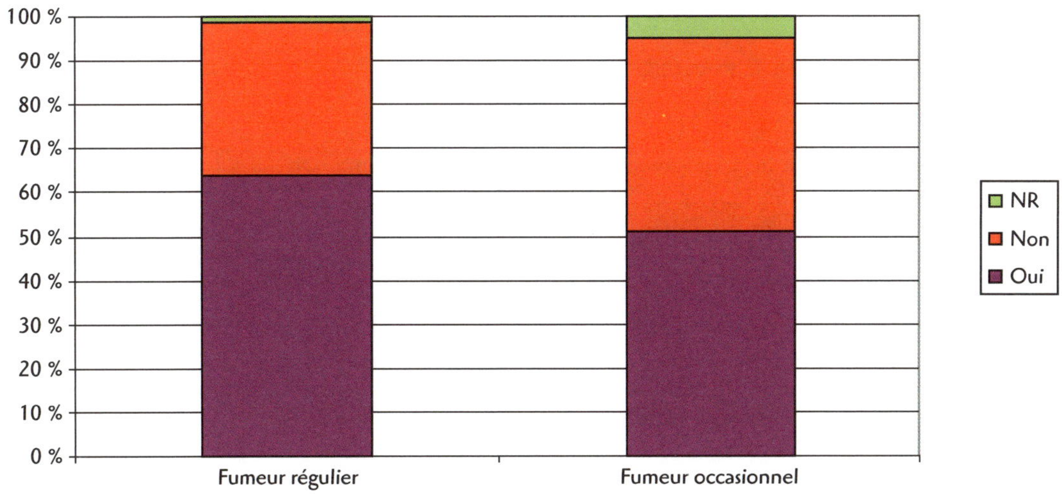

Source : ENSE, LMDE, 2005.

Les motivations pour arrêter de fumer : le prix devient la première motivation

La question 71 proposait aux étudiants fumeurs différentes raisons qui les inciteraient à arrêter de fumer. Parmi l'odeur, le fait de gêner son entourage, les maux de gorge ou le souhait d'avoir un enfant, c'est le prix qui est le plus fréquemment cité.

Pour 77 % des fumeurs, le prix est la première raison citée pour arrêter de fumer et particulièrement pour ceux dont les parents sont agriculteurs qui l'invoquent pour 88 % d'entre eux ainsi que les enfants d'ouvriers (82 %).

Comparés aux fumeurs occasionnels, les fumeurs réguliers sont plus nombreux (81,3 %) à citer le prix comme motivation pour arrêter. C'est d'ailleurs cohérent avec le type de consommation puisque les fumeurs occasionnels fument plus souvent du tabac plus cher, le prix est moins une contrainte pour eux.

La seconde motivation est pour 70 % le souhait d'avoir une meilleure condition physique, surtout évoqué par les garçons (76 % des fumeurs désirant arrêter de fumer).
Pour 57 %, la peur de tomber malade. Ce sont les étudiants ayant principalement vécu dans les grands ensembles ou cités qui invoquent le moins la peur de tomber malade (seulement 47 %). Par contre, ils sont 57 % à invoquer l'odeur, alors que la moyenne chez tous les étudiants désireux d'arrêter est de 44 % seulement.
En 2004, les raisons relatives à l'état de santé étaient citées avant le prix par les étudiants fumeurs réguliers, comme le montre le tableau suivant[12] :

Tableau 8

Les trois principales motivations des fumeurs réguliers pour arrêter de fumer, en 2004 et 2005

	2004	2005
Le prix	65,6 %	81,3 %
La peur de tomber malade	71,7 %	58,9 %
Le souhait d'avoir une meilleure condition physique	82,7 %	73,8 %

Source : Enquête tabac, ENSE, LMDE, 2004 et 2005.

Seul le prix est un argument qui a plus de poids pour les étudiants entre 2004 et 2005. On peut émettre l'hypothèse que ceci est lié à l'augmentation massive de celui-ci.
Les campagnes de prévention sont citées par 13 % des étudiants désireux d'arrêter de fumer, mais par seulement 11,9 % des fumeurs quotidiens.
Les étudiants dont le père est ouvrier citent plus souvent les campagnes de prévention que la moyenne des fumeurs (21 %).
En 2004, 37,7 % des fumeurs citaient les campagnes comme motivation pour arrêter.
Le fait de vouloir arrêter de gêner les proches n'est évoqué que par 30,2 % des fumeurs réguliers.
Comme nous l'avions constaté dans notre précédente enquête, les étudiants désireux d'arrêter de fumer sont surtout motivés par des considérations personnelles. « L'acte de fumer est en effet perçu comme plus individuel » que la consommation d'alcool par exemple[13] (Drees).

Messages et hausse des prix

La perception des mesures de prévention ou de hausse du prix du tabac visant à réduire la consommation tabagique des étudiants ne connaît pas de différence entre les filles et les garçons. Elle varie davantage en fonction des filières, avec une opposition forte entre étudiants en médecine et littéraires.

Les messages : un rôle informatif plutôt que réellement dissuasif

Seulement 27 % des étudiants fumeurs ou anciens fumeurs pensent que les messages sur les paquets inciteront certains fumeurs à arrêter de fumer. 46 % considèrent également qu'ils empêcheront certains jeunes de commencer à fumer, et 55 % pensent que cela n'incitera pas certains fumeurs à moins fumer.

12. N.B. : en 2004 les propositions étaient citées par téléphone aux étudiants interrogés. Cette année, ils ont coché les modalités dans une liste. Cela peut probablement modifier le mode de réponse.
13. « Les attitudes vis-à-vis de l'alcool et du tabac après la loi Evin ». *Etudes et résultats* n° 78, Dress, août 2000.

Les étudiants en langues sont les moins convaincus par l'impact des messages, à l'opposé des étudiants en médecine et en grandes écoles, qui se montrent les plus sensibles.
On le voit, les effets des messages sur la consommation de tabac sont limités aux yeux des étudiants fumeurs ou anciens fumeurs. Plus qu'un réel pouvoir d'incitation au sevrage, les étudiants y voient une source d'information sur les dangers du tabac (pour 74 % des étudiants).
En 2004, 66 % des fumeurs et 49 % des anciens fumeurs jugeaient ces messages inutiles.

La hausse des prix, un effet limité sur les étudiants fumeurs

Pour l'Inpes, dans le baromètre santé 2000, le prix est vu comme « un facteur très motivant pour les jeunes, la pression économique étant forte dans des populations ayant des revenus limités ». Cet argument a-t-il le même impact auprès des étudiants ?
Dans notre enquête, la hausse des prix est vue par 81 % des répondants comme un moyen plus efficace pour réduire la consommation et pour empêcher certains jeunes de commencer (65 %) - en 2004 déjà ils étaient majoritairement de cet avis - mais en pratique la mesure ne semble pas avoir les effets escomptés sur les étudiants.
En effet, 57 % des étudiants fumeurs déclarent n'avoir rien changé à leur consommation depuis les deux vagues de hausse des prix en janvier puis en octobre 2003. Cependant 34 % des étudiants fumeurs ont déclaré avoir diminué leur consommation. Ceci concerne les filles davantage que les garçons, qui sont seulement 31 % à être touchés contre 37 % des filles, et davantage les étudiants de lettres et de langues, qui sont respectivement 43 % et 44 % à avoir diminué leur consommation, que les étudiants de classe préparatoire (20 %).
Notons que la hausse des prix semble avoir eu plus d'impact sur la consommation des fumeurs occasionnels (45 % fument moins) que sur celle des fumeurs réguliers (24,5 %).

Les deux vagues de hausse du prix du tabac en janvier puis en octobre 2003 n'ont finalement pas eu d'effet sur la consommation des trois quarts des fumeurs réguliers. On peut donc de nouveau s'interroger sur la capacité des mesures de répression à avoir un effet sur les consommations de la population jeune et étudiante en particulier.
Les enquêtes de terrain de LMDE sur le tabagisme, qui s'intéressaient notamment au rapport entre l'organisation des lieux et le tabac, mettaient déjà en évidence le fait que pour les étudiants l'interdiction a peu d'effet. Ils réclamaient plutôt des campagnes de prévention, de sensibilisation qui leur expliquent les risques sans les stigmatiser.
Le plan cancer précise que « la hausse des prix du tabac doit contribuer de manière significative à la réalisation de l'objectif (de baisse de 30 % de la consommation chez les jeunes), au même titre que la mise en œuvre d'une politique de prévention plus dynamique »[14].
A l'étude de ces résultats concernant les étudiants, c'est ce dernier aspect qui est attendu.

Les stratégies de substitution en situation de hausse des prix

Face à la hausse des prix, il ressort que les étudiants fumeurs mettent en place des stratégies - temporaires ou non – de contournement :
22,2 % des fumeurs réguliers ont changé de marque de cigarettes suite à la hausse des prix ;
47, 8 % des fumeurs actuels de tabac à rouler ont arrêté les cigarettes depuis la hausse récente des prix, pour passer au tabac à rouler ;
12,8 % des fumeurs de cigarettes sont passés par le tabac à rouler avant de revenir aux cigarettes.

14. www.sante.gouv.fr.

alors que 55,2 % des fumeurs de cigarettes déclarent n'avoir rien changé à leur consommation, les fumeurs de tabac à rouler sont seulement 38 %, comme le met en évidence le graphique 10.

Graphique 10

Modification de la consommation de tabac des fumeurs réguliers après les vagues de hausse des prix de 2003, selon la consommation actuelle

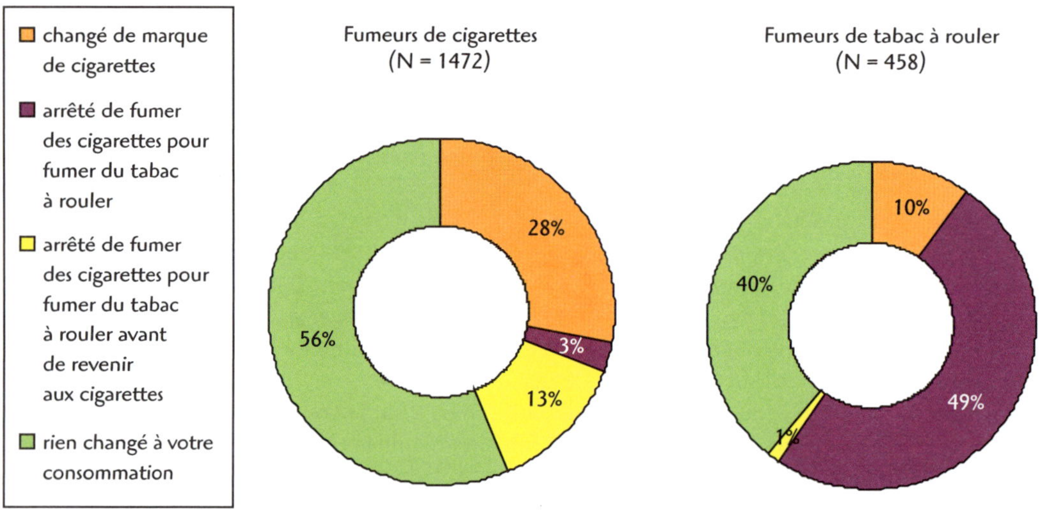

Source : ENSE, LMDE, 2005.

Alors qu'on ne distinguait pas de différence sur la prévalence de la consommation régulière de tabac entre hommes et femmes, ici les réactions sont différenciées entre les sexes : les femmes ont plutôt changé de marque de cigarettes alors que les hommes ont plus souvent opté pour le tabac à rouler.
Alors que les fumeurs réguliers sont 50,9 % à n'avoir pas modifié leurs habitudes de consommation, les fumeurs occasionnels sont 67 % dans ce cas.
Le phénomène de substitution des cigarettes par le tabac à rouler en période de hausse des prix a déjà été démontré en population générale. Chez les étudiants fumeurs, en 2004, une première évaluation avait été faite.
En effet 76 % des fumeurs de tabac à rouler n'en ont pas toujours consommé : ils y ont eu recours plus tard, après avoir consommé des cigarettes et, pour près d'un tiers d'entre eux, ils en consommaient depuis moins d'un an.
Les données de l'ENSE confirment donc cette tendance à la substitution et mettent en évidence les lacunes d'une politique de lutte contre le tabac reposant essentiellement sur les hausses des prix.
En regardant l'effet de la hausse des prix sur les fumeurs qui souhaitent arrêter et les autres, on constate que, parmi ceux qui veulent arrêter, 36,1 % ont déclaré avoir diminué leur consommation avec l'augmentation des prix (contre 31,5 % en moyenne), mais que ceux qui ne veulent pas arrêter de fumer pour le moment sont seulement 23,1 % dans ce cas.
L'effet hausse des prix n'est-il pas plus efficace dans le cas où l'étudiant fumeur est déjà dans une démarche de sevrage ? Quand il est déjà entré d'une manière ou d'une autre dans le cycle de Prochaska ?

Graphique 11

Le cycle de Prochaska

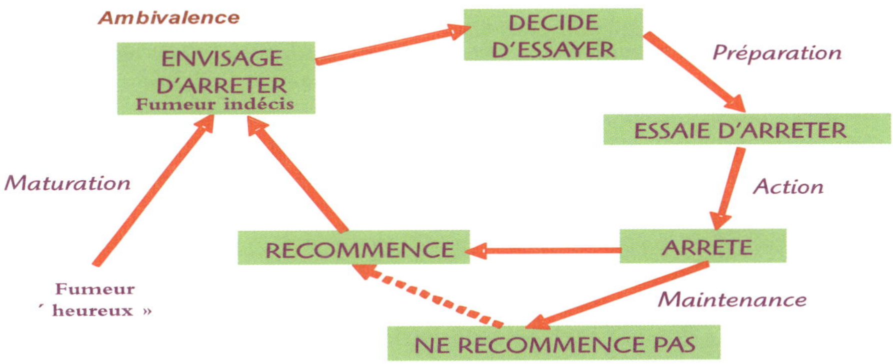

Source : Dr Claire Claude, tabacologue à Ivry-sur-Seine.

Discussion

Un an après l'enquête sur le tabagisme des étudiants, La Mutuelle des Etudiants a souhaité établir l'évolution de la consommation de tabac et mesurer l'effet des politiques menées actuellement pour lutter contre le tabac. Les principaux enseignements de ces résultats sont les suivants.

• **Une stagnation de la prévalence de la consommation.** En effet, la part de fumeurs réguliers au sein de la population étudiante n'a pas bougé entre 2004 et 2005.

• **La confirmation que les fumeurs réguliers sont moins nombreux en milieu étudiant que chez les moins de 25 ans mais que près de la moitié d'entre eux sont devenus des fumeurs réguliers dans l'enseignement supérieur.**

• **Une part d'expérimentateurs supérieure aux données précédentes.**

• **Une hausse des prix qui a un effet sur les dépenses consacrées au tabac mais peu sur le niveau de consommation.**

• Les étudiants déclarent que leur principale motivation pour arrêter est le prix. **Mais, paradoxalement, lorsque les prix du tabac augmentent, ils sont peu nombreux à arrêter ou à déclarer diminuer leur consommation.**

• **La mise en place de stratégies alternatives à la hausse des prix :** après les deux vagues récentes de hausse des prix, 50 % des étudiants fumeurs ont modifié leur consommation. Si le niveau de celle-ci a peu varié, c'est en revanche le type de consommation qui a changé.

L'ENSE aborde également un faisceau de thèmes relatifs à la santé des étudiants. Il a ainsi été possible de mettre en évidence un lien entre la consommation de tabac et une forme de fragilité, en croisant plusieurs données.

On constate en effet que les étudiants fumeurs ont plus souvent une alimentation déséquilibrée. Ils déclarent plus souvent être fatigués ou ressentir des signes de stress.

Quelle est la nature de ce lien ? Le tabac agit-il comme un catalyseur ? A-t-il pour conséquence de renforcer certains états ressentis par les étudiants ? Est-il consommé par les étudiants comme un palliatif quand ils vont mal ?

L'analyse quantitative de ces données permet d'ouvrir la voie à d'autres pistes de réflexion. Des enquêtes de terrain de nature qualitative permettraient probablement de mieux y répondre.

2. LA CONSOMMATION D'ALCOOL

Pour mémoire... quelques données de référence

On sait que, pour la population générale (15 ans et plus), la consommation d'alcool diminue depuis quarante ans. Si l'on regarde les boissons consommées, on voit que la baisse profite surtout aux vins ordinaires. En revanche, la consommation des vins de qualité augmente, tout comme celle des alcools forts, des vins type champagne ou mousseux. Le pourcentage de consommateurs quotidiens diminue régulièrement et de manière significative depuis 1980 (on est passé de 47 % à 24 % entre 1980 et 2000) au profit des buveurs occasionnels. La France reste hélas un des premiers pays gros consommateurs d'alcool, avec une augmentation régulière avec l'âge. En 2005, 13,7 % des Français disent avoir consommé de l'alcool tous les jours de l'année ; que ce soit du vin, de la bière ou d'autres alcools, contre 19,3 % en 2000 (INPES). L'étude de l'INSEE publiée en 2004 indique que la consommation quotidienne des jeunes diminue au profit d'une consommation au cours des week-ends, le samedi soir surtout, notamment d'alcools forts.
La bière est la boisson alcoolisée la plus consommée par la moitié des jeunes de 12 à 19 ans dans l'étude INSEE. L'enquête LMDE reflète aussi la consommation dominante de bière surtout chez les étudiants (37 % une à deux fois par semaine, contre 14 % d'étudiantes). Il faut cependant noter que la majorité des étudiants boivent peu, voire pas d'alcool, ce qui confirme les résultats d'autres enquêtes où ce sont les plus jeunes (20-25 ans) qui boivent le moins souvent de l'alcool. La consommation de vin, par exemple, se développe et s'installe à partir de 25 ans). Toutefois, on voit clairement l'existence de groupes à risques : les 13 % de ceux qui déclarent boire de l'alcool tous les jours et de manière solitaire ou les 29,7 % qui déclarent avoir déjà eu le sentiment qu'ils buvaient trop.
Les différences entre garçons et filles restent très marquées, ces dernières consommant à la fois moins et moins souvent des boissons alcoolisées. Dans la population générale, on observe ces mêmes différences. Chez les 18-75 ans, près des quatre cinquièmes (78 %) ont bu de l'alcool au moins une fois au cours de la semaine précédant l'enquête, contre moins de six femmes sur dix (57 %) (OFDT). Les hommes sont plus nombreux à boire quotidiennement de l'alcool : 20,3 % contre 7,3 % des femmes (INPES).
Les étudiants reflètent le comportement de l'ensemble des Français à l'égard de l'alcool avec toutefois quelques différences, comme la consommation de premix, qui touche les plus jeunes d'entre eux, et de façon similaire chez les garçons et les filles.
Les résultats mis en évidence par le baromètre santé ou l'enquête Escapad (Enquête sur la santé et les consommations lors de l'appel de préparation à la défense) montrent que l'expérimentation d'alcool chez les jeunes concerne un grand nombre d'entre eux.

Prévalence de la consommation d'alcool

Le questionnaire consacrait 6 questions à l'alcool :
- fréquence de consommation ;
- type de produit consommé et fréquence de consommation de ce produit ;
- contexte de consommation ;
- effets perçus de l'alcool ;
- perception de sa propre consommation ;
- représentation du produit.

Une consommation d'alcool sporadiquement excessive

15 % des hommes et 19 % des femmes, soit une moyenne de 17 % des étudiants composant notre échantillon, ne consomment jamais d'alcool. Cette part est plus faible que celle observée par l'enquête triennale de l'Observatoire de la Vie Etudiante qui en 2004 indiquait que 29 % des filles et 20 % des garçons ne buvaient jamais d'alcool.

En 2002, La Mutuelle des Etudiants identifiait une part d'abstinents encore plus importante : 39,5 % pour les filles et 26,7 % pour les garçons.
Ces résultats tendraient à montrer que le nombre d'abstinents ou non-consommateurs diminue chez les étudiants. Cependant, cela ne signifie pas forcément que la fréquence de consommation augmente pour ceux qui en consomment.
Même si la consommation d'alcool reste un phénomène assez masculin, il est répandu : les trois quarts des étudiants en consomment une à deux fois par semaine ou à une fréquence moindre.
• 23 % en consomment une à deux fois par semaine, dont 28 % des garçons et 19 % des filles.
• 28 %, 2 à 3 fois par mois. Cette moyenne est identique pour les deux sexes.
• 24 %, moins souvent, sachant que ce sont surtout les filles qui sont 28 % à déclarer cette fréquence de consommation contre 18 % des garçons.
• 1 % en consomment quotidiennement et 6 % trois à quatre fois par semaine.
• Dans la population générale, en 2005, 13,7 % des Français disaient avoir consommé de l'alcool tous les jours.

B. Les caractéristiques des consommateurs

La consommation au moins une fois par semaine, pour chaque âge, fait apparaître une augmentation au cours de la vie étudiante, puis une inflexion laissant penser qu'il peut s'agir d'une consommation plutôt liée à la période des études.

Graphique 12

Part d'étudiants consommant de l'alcool au moins une fois par semaine, selon l'âge

Les effectifs sont donnés pour certains âges à titre indicatif.

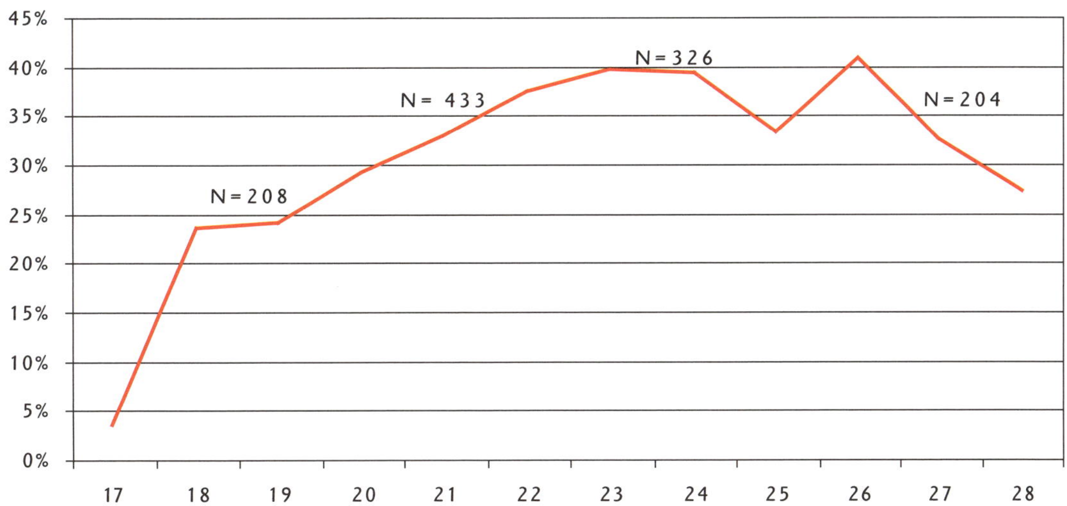

Source : ENSE, LMDE.

Cohabitation

Les étudiants qui vivent seuls hors résidence universitaire consomment plus souvent de l'alcool que l'ensemble des étudiants, ainsi que les étudiants les plus âgés.

Sur ce point on peut se demander si l'effet âge n'est pas le principal facteur qui influe sur la consommation d'alcool.
Mais, en isolant les étudiants les plus jeunes, on se rend compte que la décohabitation a également, sur ces derniers, un effet augmentant la consommation d'alcool.

Filières

Les élèves inscrits en école sont davantage consommateurs d'alcool que ceux des universités, des lycées ou d'autres établissements.
10 % d'entre eux consomment de l'alcool trois à quatre fois par semaine contre 6 % selon la moyenne de notre échantillon.
En regroupant les fréquences de consommation selon les différentes filières, on obtient le graphique 13.
Alors que les étudiants en médecine sont 23 % à consommer de l'alcool au moins une fois par semaine, ceux de grandes écoles sont 45,4 %. Les étudiants en sciences humaines sont également plus consommateurs que la moyenne.

Graphique 13

Filière et consommation hebdomadaire d'alcool chez les étudiants

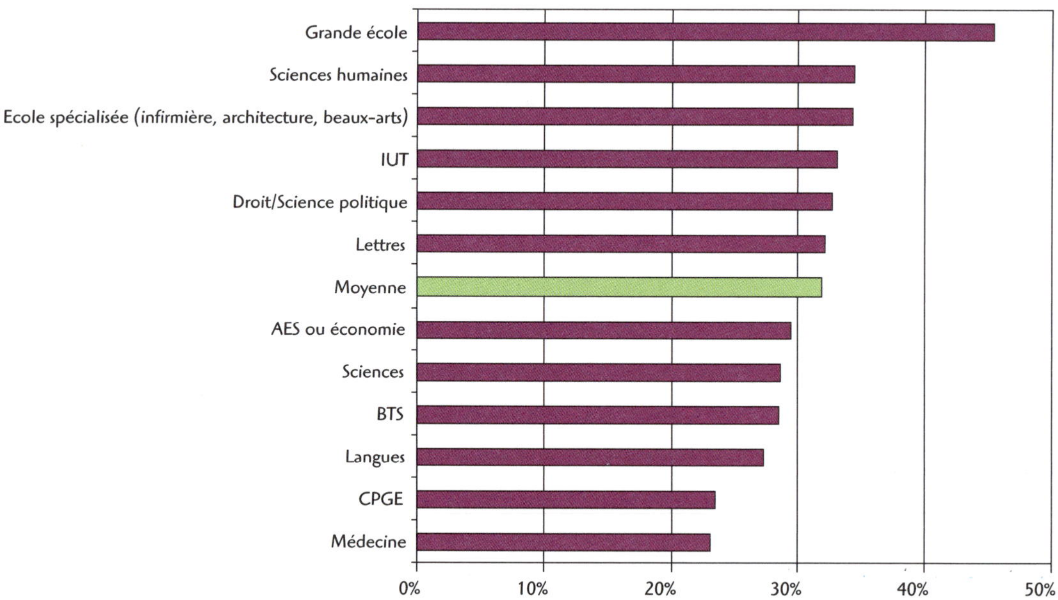

Source : ENSE, LMDE, 2005.

Rapport entre fréquence de consommation d'alcool et revenu

Plusieurs indicateurs montrent que les étudiants qui consomment souvent de l'alcool ont les revenus les plus élevés.
On observe que les étudiants qui ont un budget mensuel élevé (supérieur à 600 € par mois) sont ceux qui consomment de l'alcool le plus fréquemment : ils sont 13 % à en consommer au moins trois fois par semaine contre 7 % de ceux qui ont moins de 600 € par mois.

En comparant parmi les étudiants consommant de l'alcool trois à quatre fois par semaine, ceux ayant plus de 600 € de revenus mensuels et ceux ayant moins de 600 €, on trouve parmi ces derniers :

- plus de boursiers ;
- moins d'étudiants qui travaillent ;
- plus d'étudiants déclarant des revenus de leurs parents ;
- moins d'enfants de cadres ;
- plus d'étudiants ayant des parents exerçant des professions intermédiaires ;
- enfin que les étudiants sont plus jeunes de presque 1 an par rapport à ceux qui ont un revenu supérieur.

Tableau 9

Fréquence de consommation d'alcool et revenu.
Consommation au moins une fois par semaine.

	Fréquence de consommation d'alcool		
Revenu mensuel	Oui, tous les jours	Oui, trois à quatre fois par semaine	Oui, une à deux fois par semaine
Moins de 200 €	0,50 %	4 %	18,40 %
Entre 200 € et 399 €	1,50 %	5,90 %	22,70 %
Entre 400 € et 599 €	1,60 %	9,10 %	25,70 %
Moins de 600 €	1 %	6 %	22 %
Entre 600 € et 799 €	1,80 %	10,90 %	30,90 %
Entre 800 € et 1000 €	2,80 %	10,80 %	28,60 %
Plus de 1000 €	5,70 %	7,40 %	29,90 %
Plus de 600 €	2,81 %	10,21 %	30,06 %

Source : ENSE, LMDE.

La relation entre consommation d'alcool et revenu est avérée aussi bien pour les hommes que pour les femmes parmi les étudiants.

Par ailleurs, les étudiants ne buvant jamais d'alcool sont surreprésentés parmi les boursiers : 19,8 % des boursiers contre 14,1 % des non-boursiers, Ceux qui ont déclaré consommer de l'alcool plusieurs fois par semaine sont également moins souvent boursiers.

Parmi les étudiants qui n'en consomment jamais (17 % en moyenne), ce sont les enfants dont les parents sont ouvriers ou inactifs qui sont les plus concernés : entre 24 % et 30 % d'étudiants ne consomment jamais lorsqu'ils sont issus de ces catégories socioprofessionnelles.

Les consommateurs sont surreprésentés dans les académies de la façade atlantique et de l'ouest de la France

Une approche académique montre que 32 % des étudiants d'Aquitaine consomment de l'alcool une à deux fois par semaine et seulement 11 % n'en consomment jamais. Les académies de Rennes et Nantes ont une image similaire avec 37 % et 39 % de consommateurs au moins hebdomadaire et seuls 9 % et 10 % d'étudiants non consommateurs.

Les académies de Versailles et Créteil comptent peu de consommateurs réguliers comparativement aux autres académies.

Le graphique 14 reprend la répartition pour chaque académie de la consommation régulière. Elle fait apparaître une consommation d'alcool plus fréquente dans les régions de l'ouest de la France.

Ces résultats coïncident avec ceux de l'enquête Escapad chez les jeunes de 17 ans, où « l'usage régulier d'alcool apparaît plus répandu sur la façade atlantique du pays, de la Bretagne à l'Aquitaine[15] », ainsi qu'avec ceux du baromètre santé 2000.

Nous ne disposons pas pour l'instant de données qui permettraient de comparer la fréquence de consommation par régions des étudiants à celle de la population générale, mais l'on peut identifier tout de même quelques spécificités régionales.

En population générale, l'Aquitaine apparaît comme une région où la consommation quotidienne de vin et de bière est plus importante qu'ailleurs, où la prévalence de l'ivresse parmi les buveurs est supérieure à la moyenne.

Figure 15

La consommation régulière* d'alcool des étudiants en France, par académies.

* au moins une fois par semaine.

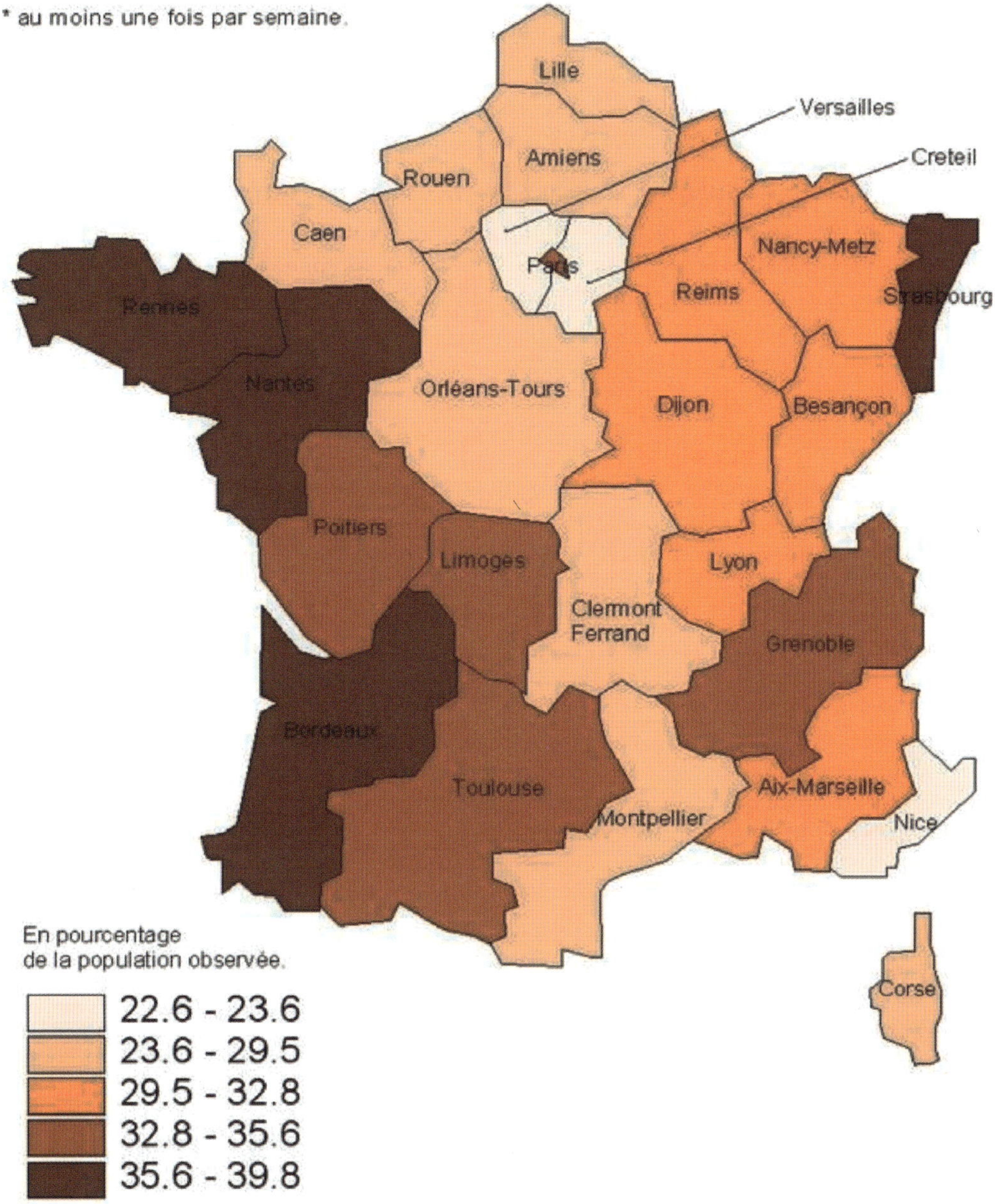

15. Beck F., Legleye S., Splika S., *Atlas régional des consommations de produits psychoactifs des jeunes français*, OFDT, 2005.

Type d'alcool consommé par les étudiants

La bière, une consommation régulière pour les hommes, alors que le vin est consommé dans les mêmes proportions par les hommes et les femmes

La bière est l'alcool qui est consommé le plus fréquemment et ce surtout par les hommes, puisque 37 % d'entre eux en consomment au moins une à deux fois par semaine. Les étudiantes sont 14 % dans ce cas. Seulement 13 % des garçons ne boivent jamais de bière.
Le second alcool le plus fréquemment consommé est le vin, puisque 26 % des étudiants en consomment deux à trois fois par mois et 15 % trois à quatre fois par semaine. Alors que la consommation de vin est assez équilibrée entre les deux sexes, pour la bière la différence de consommation est importante entre les filles et les garçons comme l'a également mis en évidence le baromètre santé.

Les alcools forts sont plutôt consommés occasionnellement par les garçons

Les alcools forts (whisky, vodka, tequila et rhum) sont plus consommés par les hommes et plus souvent puisque 13 % des hommes ne boivent jamais d'alcools forts contre 25 % des étudiantes. Et 15 % des étudiants en consomment une à deux fois par semaine pour 6 % des étudiantes.
Les alcools forts représentent cependant plutôt une consommation occasionnelle pour les étudiants puisque 26 % en consomment deux à trois fois dans le mois et 41 % moins souvent.
On remarque que les étudiants les plus jeunes en consomment un peu plus fréquemment.

Le phénomène des premix n'épargne pas les étudiants

Alors qu'il y a quelques années encore le marché des « premix » ou alcoopops était peu développé ou du moins peu visible, on assiste à un véritable phénomène de société[16].
Les étudiants ne sont pas épargnés par les stratégies marketing[17] des alcooliers qui consistent à mélanger des alcools forts avec des boissons sucrées et parfois gazeuses.
En 2005, seulement 34 à 40 % des étudiants qui consomment de l'alcool au moins deux fois par mois n'en consomment jamais.
Cependant, la consommation se révèle plutôt occasionnelle : 18 % des garçons et 17 % des filles en consomment deux à trois fois par mois et près de 36 %, moins souvent.
Alors que pour les autres alcools, la fréquence de consommation est plus faible pour les femmes, pour les premix, il y a peu de différences, les femmes en consomment presque aussi souvent.
Par ailleurs on remarque que les jeunes étudiants déclarent plus en consommer que les plus âgés : 29 % des étudiants de 19 ans et moins boivent ce type de boissons au moins plusieurs fois par mois contre 9 % des étudiants de 26 ans et plus. On peut se demander si la consommation de premix n'est pas un phénomène générationnel qui va progresser avec le temps.
Il est important de surveiller son évolution car il semble se propager au sein des populations qui sont, en moyenne, moins consommatrices d'alcool (les femmes et les jeunes).
Le graphique suivant permet de visualiser les différentes consommations des hommes selon leur âge. Il semble que la consommation de certains alcools soit fortement liée à l'âge. Plus les hommes avancent en âge, plus ils consomment du vin. Quant à la consommation d'alcools forts, elle a plutôt tendance à diminuer.
L'Inpes constate un phénomène similaire dans le baromètre 2005 : le vin est plutôt consommé par les générations âgées alors que la bière et les alcools forts sont les boissons des 20-25 ans.

16. « Le Premix, chemin sournois vers l'alcoolisme », *Le Monde*, 23 mars 2005.
17. « Santé : la réglementation sur les boissons premix est contournée », *Le Monde*, 25 mars 2005.

Graphique 16

Type d'alcool consommé au moins deux fois par semaine par les hommes, selon leur tranche d'âge

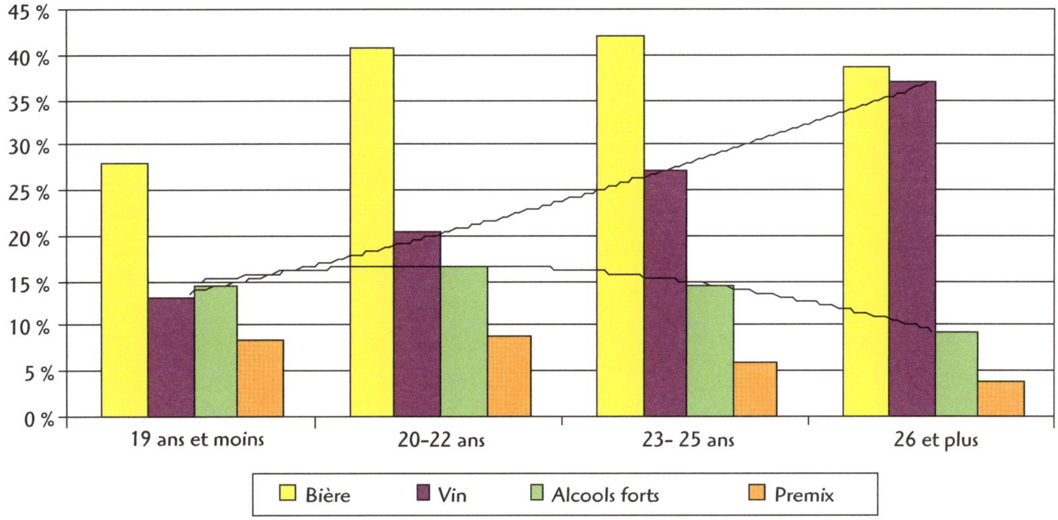

Source : ENSE, LMDE, 2005.

Les sensations liées à la consommation d'alcool

L'alcool est plutôt gai et festif, mais il existe des symptômes de surconsommation

73 % des étudiants qui ont déclaré consommer de l'alcool le font le plus souvent entre amis et 13 % en famille.

Seuls les étudiants qui consomment de l'alcool plus souvent déclarent parfois en boire seuls (13 % de ceux qui en consomment tous les jours). Ceux qui en consomment le plus rarement en consomment plus avec leur famille.

Seulement 20 % des étudiants déclarent, au cours de leur consommation des douze derniers mois, n'avoir ressenti aucune sensation liée à l'alcool et ce dans une proportion légèrement plus élevée pour les femmes (22 %).

Ces étudiants sont principalement ceux qui consomment de l'alcool moins de deux fois par mois.

Plus la consommation d'alcool est fréquente, plus les effets sont ressentis

71 % des étudiants se sont sentis gais, c'est le principal effet décrit par les étudiants quand ils consomment de l'alcool.

Si 50 % des hommes consommant de l'alcool ont eu le sentiment d'avoir trop bu au cours des douze derniers mois, les femmes sont 36 % à le déclarer.

Plus les étudiants ont déclaré consommer d'alcool, plus ils ont eu le sentiment d'avoir trop bu : 68 % des étudiants qui consomment de l'alcool tous les jours contre 58,6 % de ceux qui en consomment une à deux fois par semaine et 39,9 % deux à trois fois par mois.

Les femmes sont 37 % à s'être senties malades au cours des douze derniers mois contre 47 % des hommes. Mais, parmi les femmes qui consomment de l'alcool plus fréquemment (au moins trois fois par semaine), 61 % se sont senties malades.

28 % des femmes se sont senties désinhibées, mais cela concerne 41,9 % de celles qui consomment de l'alcool toutes les semaines et autant d'hommes.
Au cours des douze derniers mois, si 17 % des étudiants ne se sont souvenus de rien après avoir consommé de l'alcool, cela ne concerne en revanche que 7 % des filles.
Le baromètre santé 12-25 révèle également que les ivresses répétées sont plus fréquentes chez les hommes, avec un pic chez ceux de 20 à 25 ans.
On constate aussi que 2 % des étudiants se sont sentis violents et 4 % angoissés après avoir consommé de l'alcool, au cours des douze derniers mois. Les étudiants consommant de l'alcool plus fréquemment sont plus concernés : 13 % des étudiants qui boivent tous les jours se sont sentis angoissés et 21,9 % d'entre eux se sont sentis violents.
Le graphique 17 montre la répartition des réponses selon la fréquence de consommation déclarée par les étudiants, pour les effets cités en troisième, quatrième et cinquième position (après la gaieté et le sentiment d'avoir trop bu).
On constate clairement que plus la consommation est fréquente, plus les étudiants déclarent des signes de surconsommation. Notons que les états d'ivresse sont sujets à l'augmentation des comportements à risques due à évaluation biaisée de ceux-ci : consommations d'autres substances (tabac, cannabis…), pratiques sexuelles sans protection, conduite de véhicule.

Graphique 17

Effets ressentis suite à la consommation d'alcool au cours des douze derniers mois, selon la fréquence de consommation

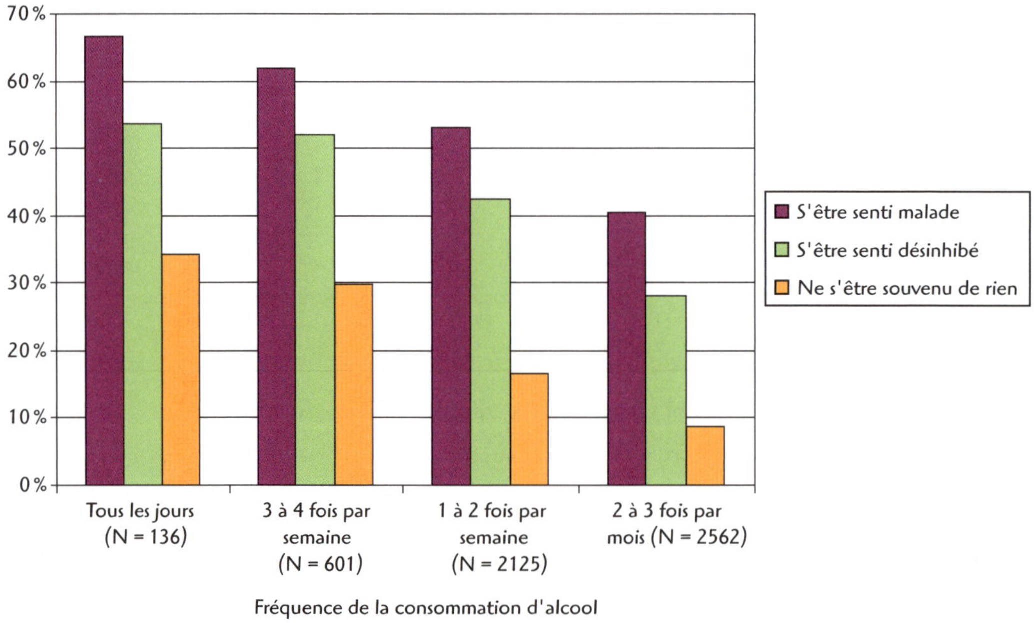

Source : Enquête Nationale sur la Santé des Etudiants, LMDE, 2005.

Lorsque l'on regarde le sexe des répondants selon leur consommation d'alcool, on remarque que les hommes déclarent plus souvent ne s'être souvenus de rien et s'être sentis malades.
Les femmes se sont plus souvent senties désinhibées.

Tableau 10

Part d'étudiants ayant ressenti des effets liés à la consommation d'alcool selon leur niveau de consommation et selon le sexe

	Hommes	Femmes	Hommes	Femmes	Hommes	Femmes
Fréquence de consommation	Tous les jours		3 à 4 fois par semaine		1 à 2 fois par semaine	
Ne s'être souvenu de rien	37,1 % (39)	31,3 % (10)	37,3 % (155)	20,6 % (44)	22,6 % (263)	11,3 % (113)
S'être senti désinhibé	50,5 % (53)	56,3 % (18)	50 % (208)	53,7 % (115)	42,4 % (493)	41,9 % (419)
S'être senti malade	71,4 % (75)	53,1 % (17)	62,7 % (261)	62,6 % (134)	57,5 % (669)	47,6 % (476)

Source : ENSE, LMDE, 2005.

Lecture du tableau : 37,1 % des hommes buvant de l'alcool tous les jours déclarent ne s'être déjà souvenus de rien, au cours des douze derniers mois, après avoir consommé de l'alcool.

Les plus jeunes semblent plus vulnérables aux effets de l'alcool

Si l'on regarde les différences par âges, on constate que les étudiants les plus jeunes déclarent plus fréquemment certains effets liés à l'alcool.
Alors que 36 % des étudiants de 26 ans et plus se sont sentis malades au cours des douze derniers mois, ils sont 43 % parmi les étudiants de 22 ans et moins.
13 % des 19 ans et moins ne se sont souvenus de rien après avoir consommé de l'alcool au cours des douze derniers mois, contre seulement 7 % des étudiants âgés de 26 ans et plus.

La perception de la surconsommation

Voici comment ont été formulées les questions :

79. Au cours des 12 derniers mois, vous est-il arrivé après avoir consommé de l'alcool... ?
(Plusieurs réponses possibles)

De vous sentir malade (tête qui tourne, nausées...) 1
De vous sentir gai(e) 2
D'être angoissé(e) 3
D'être violent(e) 4
De vous sentir désinhibé(e) .....
De ne vous souvenir de rien .....
D'avoir le sentiment d'avoir trop bu .....
Rien de tout cela .....

80. Avez-vous déjà eu le sentiment que vous buviez trop ?
(Une seule réponse possible)

Oui ..... 1 Non 1

Près d'un étudiant sur trois déclarant consommer de l'alcool a déjà éprouvé le sentiment de trop boire, et les hommes dans une proportion plus élevée.
Il est intéressant de constater que 36 % des femmes et 42,7 % des hommes avouent avoir eu le sentiment d'avoir trop bu (proposé parmi d'autres items) au cours des douze derniers mois, alors qu'ils sont seulement 19,3 % des femmes et 29,7 % des hommes à déclarer avoir déjà eu le sentiment qu'ils buvaient trop, au cours de leur vie.

Ce résultat illustre probablement la difficulté à admettre et à « dire » la surconsommation d'alcool. Cependant on constate que les étudiants qui consomment de l'alcool tous les jours ont répondu dans les mêmes proportions aux deux questions : 67 % d'entre eux déclarent avoir eu le sentiment d'avoir trop bu.

Les représentations de l'alcool

Les représentations des étudiants associées à la consommation d'alcool : fête et convivialité

Pour la majorité des étudiants, l'alcool est d'abord associé à la fête (75 %) et la convivialité (58 %). Viennent ensuite la détente (34 %) et le plaisir (37 %), l'excès (23 %), la dépendance (18 %), la déprime (11 %).

Une enquête menée par le CREDOC en 1998 relatait également cette idée : « les représentations sociales de l'alcool sont dans l'ensemble positives et la fête, la convivialité, le plaisir y tiennent une place prépondérante. L'alcool semble ainsi faire partie intégrante de la culture alimentaire et festive »[18].

Une autre enquête a cependant montré l'évolution récente de la perception de l'alcool entre 1999 et 2002 : la perception du seuil de dangerosité et des consommations occasionnelles a augmenté. Près de deux fois plus de personnes enquêtées « jugent qu'une consommation d'alcool occasionnelle peut être dangereuse. »

Si les hommes sont relativement plus nombreux que les femmes à juger que l'alcool est associé à la détente et au plaisir, ces dernières ont cité la dépendance pour 20 % d'entre elles contre 15 % des hommes.

Les étudiants les plus jeunes sont plus nombreux à associer l'alcool à la fête : 81 % des 19 ans et moins, pour 64 % des 26 ans et plus.

En revanche plus ils vieillissent, plus ils citent le plaisir associé à la consommation d'alcool.

Cela signifierait que les plus jeunes ne consomment pas réellement l'alcool par plaisir ou par goût mais pour faire la fête. Le fait d'apprécier le produit lui-même viendrait plus tard.

Les étudiants qui ne consomment pas d'alcool n'en ont pas la même perception

Les étudiants ont dû identifier parmi une liste de mots, ceux associés, pour eux, à la consommation d'alcool. On constate une différence significative entre les étudiants qui consomment de l'alcool et les autres.

Les premiers ont une vision beaucoup plus « positive » de la consommation, qui évoque principalement pour eux la convivialité, la fête, le plaisir et la détente.

Les étudiants qui ne consomment jamais d'alcool, même s'ils citent la fête en premier lieu, évoquent ensuite plutôt l'excès, la dépendance, la déprime et l'oubli des problèmes.

Il serait intéressant de savoir si ces étudiants ont déjà consommé de l'alcool ou pas, afin d'observer d'éventuelles différences de perception entre d'anciens consommateurs d'alcool et des étudiants qui n'en ont jamais consommé.

Alcool et tabac sont très liés

On constate une forte corrélation entre consommations d'alcool et de tabac.

D'une part les fumeurs réguliers consomment plus souvent de l'alcool que les autres étudiants et d'autre part plus les étudiants consomment de l'alcool, plus ils déclarent fumer.

Les étudiants n'ayant jamais fumé sont surreprésentés parmi ceux qui ne consomment pas d'alcool.

Le graphique suivant permet de visualiser la relation entre les deux types de consommations.

18. « Les Attitudes vis-à-vis de l'alcool et du tabac après la loi Evin ». *Etudes et résultats* n° 78, août 2000, Dress.

Graphique 18

Mots associés à la consommation d'alcool par les étudiants. Consommateurs (N = 7 648) et non consommateurs d'alcool (N = 1 482)

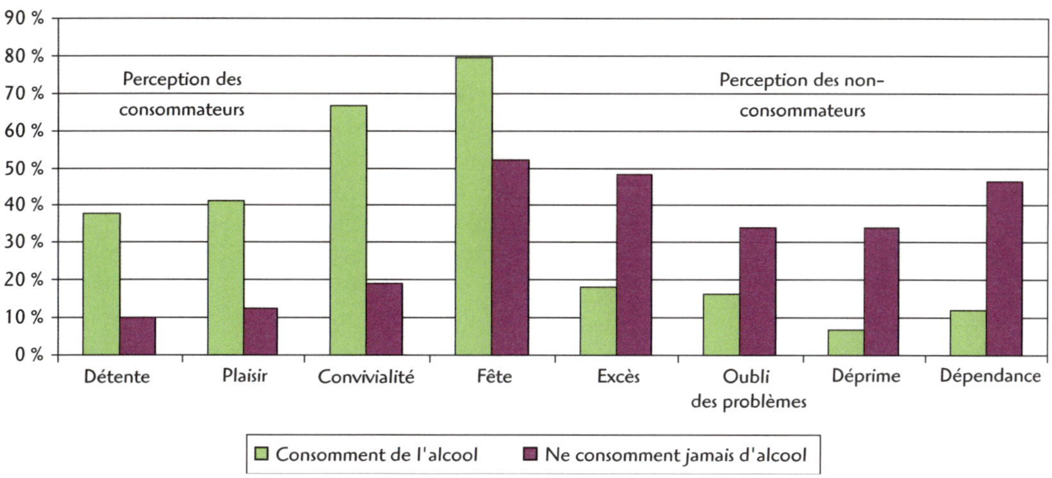

Source : ENSE, LMDE.

Tableau 11

Consommations d'alcool des étudiants selon leur consommation de tabac

	Alcool						
Tabac	Oui, tous les jours	Oui, 3 à 4 fois par semaine	Oui, 1 à 2 fois par semaine	Oui, 2 à 3 fois par mois	Moins souvent	Non, jamais	Total
Tous les jours, au moins une cigarette	4,2 %	15,9 %	34,2 %	23,6 %	13,5 %	7,3 %	100 % (2 015)
Occasionnellement	1,7 %	9,3 %	33,1 %	30,5 %	16,9 %	7,3 %	100 % (1 031)
j'ai été fumeur(se), mais j'ai totalement arrêté	1,4 %	6,5 %	29,8 %	29,7 %	21,5 %	9,9 %	100 % (573)
J'ai essayé mais je ne suis jamais devenu fumeur(se)	0,5 %	4,1 %	21 %	33,1 %	27,9 %	12,8 %	100 % (2 513)
Je n'ai jamais fumé	0,5 %	2,3 %	13,3 %	24,1 %	29,7 %	29,1 %	100 % (2 990)
Moyenne de la consommation d'alcool	1,5 %	6,8 %	23,4 %	27,6 %	23,5 %	16,1 %	100 % (9 223)

Source : ENSE, LMDE, 2005.

Lecture du tableau : les chiffres en gras sont significativement au-dessus de la moyenne, au seuil de 0,01 %, selon le test du chi–2.

Alors que les étudiants qui consomment de l'alcool régulièrement sont 54 % à être fumeurs réguliers, ceux qui en consomment au maximum deux fois par mois sont 37,2 % contre seulement 7,3 % pour ceux qui n'en consomment jamais. Cela se vérifie chez les hommes comme chez les femmes.

De nombreuses études ont montré la relation entre les deux addictions et la difficulté du sevrage des deux substances en même temps[19].

19. http://www.alcoweb.com.

Relations entre consommation d'alcool et signes de mal-être

Nos résultats montrent la corrélation entre consommation de tabac et d'alcool : plus les étudiants consomment de l'alcool, plus ils déclarent fumer.
Peut-on trouver des relations entre la consommation d'alcool et des expressions de mal-être ?
Insomnies : près de 41 % des étudiants disent n'en avoir jamais. Mais ceux qui consomment le plus d'alcool (tous les jours) sont aussi ceux qui sont les moins nombreux à répondre « jamais » (29,8 %) et les plus nombreux à répondre « souvent » (14 %). Toutefois, on ne peut pas considérer que ce groupe de gros consommateurs d'alcool se distingue de façon significative des autres car les pourcentages de réponses « souvent » ne sont pas très différents (entre 10 et 13 %).
On peut faire les mêmes commentaires pour les autres manifestations : déprime (« rarement » : 34 %), les tensions (« rarement » : 24 %), les baisses de forme (« de temps en temps » : 45 %), les angoisses (« rarement » et « de temps en temps » : 29 % chaque) et les difficultés de concentration (« rarement » : 35 %).
En ce qui concerne les idées de suicide, la majorité des réponses est nettement négative (84 %). Et ceux qui y ont pensé une ou plusieurs fois sont aussi ceux qui consomment le moins. Là encore, dans la distribution des réponses négatives, le pourcentage le plus faible se retrouve chez les gros consommateurs (66 % au lieu de plus de 81 %). La tendance est la même pour les tentatives de suicide : 94,4 % n'en ont jamais fait, mais ce pourcentage n'est que de 87,5 % chez les consommateurs quotidiens d'alcool. Mais là encore c'est chez les faibles ou non-consommateurs que l'on trouve les pourcentages les plus élevés de réponses positives, aussi bien pour les idées suicidaires que pour les TS elles-mêmes.
En conclusion, les consommateurs quotidiens d'alcool ont tendance à évoquer un peu plus que les autres des difficultés psychologiques mais ils ne se départagent pas de manière tranchée des moindres consommateurs. Toutefois, une donnée relative au suicide singularise les plus gros consommateurs d'alcool : ce sont eux qui ont fait leur première tentative de suicide le plus précocement (15,85 ans, alors que la moyenne est à 19 ans). On peut faire l'hypothèse que leur mal-être important s'est traduit très tôt par une TS, et que leurs difficultés persistantes s'expriment maintenant à travers une consommation d'alcool fréquente.
Les disparités régionales sont fortes dans la population générale : c'est en région parisienne qu'on trouve le moins grand nombre de consommateurs quotidiens d'alcool et c'est sur la façade ouest que se trouvent les pourcentages les plus élevés (données CETAF, 2002-2003). Partout, les hommes sont de plus gros consommateurs que les femmes. Les analyses régionales de l'étude LMDE retrouvent cette répartition qui se met donc en place tôt.

Discussion

Les caractéristiques principales de la consommation d'alcool des étudiants sont :
– qu'elle se partage avec les amis ;
– qu'elle est associée à la fête et à la convivialité.
La majorité des étudiants consomme de l'alcool et, pour eux, l'alcool a plutôt une image positive.
Cependant les signes de consommation problématique semblent bien présents, au moins sur une partie de la population étudiante En effet, près d'un tiers des étudiants a déjà eu le sentiment d'avoir trop bu, au cours de sa vie et 42 % au cours des douze derniers mois, chiffre proche de ceux du baromètre santé 2005, qui comptabilise 48,3 % des hommes de 20 à 25 ans déclarant avoir été ivres au cours des douze derniers mois ainsi que 20,1 % des femmes sur la même tranche d'âge.
Le type de consommation se différencie selon le sexe. Les alcools forts et la bière sont plus consommés par les hommes. Pour les femmes, ces alcools se consomment plutôt occasionnellement alors que le vin peut être parfois consommé régulièrement (pour 16 % d'entre elles).
Le phénomène des premix n'a pas épargné les étudiants puisqu'ils sont nombreux à en consommer au moins occasionnellement. Les hommes et les femmes en consomment dans les mêmes proportions.

On constate une forte corrélation entre les consommations d'alcool et de tabac. En effet, les étudiants consommant souvent de l'alcool fument également fréquemment et cela pour les hommes comme pour les femmes.

LA CONSOMMATION DE CANNABIS

Pour mémoire... quelques données de référence

Dans les études antérieures (ESCAPAD), l'expérimentation et la consommation de cannabis sont plutôt masculines (à 17 ans, les garçons sont 50,1 % à avoir expérimenté le cannabis contre 40,9 % des filles). Le dernier baromètre santé de l'INPES indique que 4,3 % des hommes sont des fumeurs réguliers de cannabis contre 1,3 % des femmes.
Inversement, la prise de médicaments est plutôt féminine (les filles en ont pris trois fois plus que les garçons).
On n'observe pas chez les 15-25 ans d'augmentation de l'expérimentation du cannabis : ils sont 48,5 % en 2005 contre 49,6 % d'expérimentateurs en 2000 (INPES).

Consommation de cannabis

Une hausse de l'expérimentation du cannabis déclarée par les étudiants

L'expérimentation concerne 47 % des hommes et 39 % des femmes de notre échantillon. Elle s'est faite pour le plus grand nombre (56 %) avant 17 ans. Le taux de non-réponses sur cette question est faible puisqu'il ne concerne que 1,4 % de notre échantillon.
Lorsque l'on compare les données sur la consommation de cannabis chez les jeunes de 15 à 25 ans et les étudiants depuis 1993, il semble qu'il y ait une hausse de l'expérimentation ou plutôt de la déclaration de l'expérimentation de cannabis, comme le montre le tableau suivant.
Alors que 23,3 % des jeunes de 18 à 25 ans déclaraient avoir déjà consommé du cannabis en 1993, ils étaient 44,5 % dans ce cas en 1999. Cela concernait 22 % des étudiants interrogés en 2002 contre 43 % en 2005.

Tableau 12

Evolution de l'expérimentation de cannabis chez les jeunes et les étudiants en particulier

Année	1993	1995	2000	2002	2004	2005	2005
Source	Baromètre santé INPES Jeunes de 18 à 25 ans			LMDE Etudiants	LMDE Etudiants	LMDE Etudiants	Baromètre santé INPES Jeunes de 15 à 25 ans
Mode de recueil	téléphone			téléphone	téléphone	courrier	téléphone
Expérimentateurs de cannabis	23,30 %	28,90 %	44,5 %	22 %	32 %	43 %	48,5 % pour les hommes et 31,9 % pour les femmes (15-19)

Source : Inpes, enquêtes LMDE 2002, 2004, 2005.

La part d'étudiants ayant déclaré avoir déjà fumé du cannabis a fortement augmenté entre 2004 et 2005 (Tableau 12).
Cependant cette hausse de presque 10 points doit plutôt provenir d'une meilleure déclaration que d'une véritable hausse de la consommation, l'enquête 2004 ayant été réalisée par téléphone. Cela nous permet d'avoir une évaluation de la consommation qui semble plus proche de la réalité. L'ENSE fait apparaître que les étudiants sont un peu moins expérimentateurs que les autres jeunes au regard des chiffres obtenus dans l'enquête Escapad.
La campagne de prévention sur les risques liés à la consommation de cannabis menée par la MILDT et l'INPES en 2005 a pu également conduire les jeunes à davantage déclarer leur consommation.
On constate que 29 % des étudiants ayant répondu à l'ENSE, ont commencé à fumer du cannabis entre 17 et 18 ans et 14 % dans l'enseignement supérieur (après 18 ans).
L'enquête *Escapad* qui est menée chaque année pendant les journées d'appel et de préparation à la défense auprès de jeunes de 17 et 18 ans donne les chiffres suivants sur l'expérimentation :
en 2003, 47,2 % des filles de 17 ans avaient expérimenté ;
en 2003, 53,3 % des garçons de 17 ans avaient expérimenté.
L'âge moyen d'initiation est très proche pour les filles et les garçons.
On ne constate pas de différence majeure de consommation selon les âges, outre l'effet d'âge qui fait qu'en moyenne les étudiants ayant consommé du cannabis puis arrêté sont plus âgés et que ceux n'en ayant jamais consommé sont plus jeunes.

Graphique 19

Age de l'expérimentation du cannabis selon la « génération » de l'étudiant

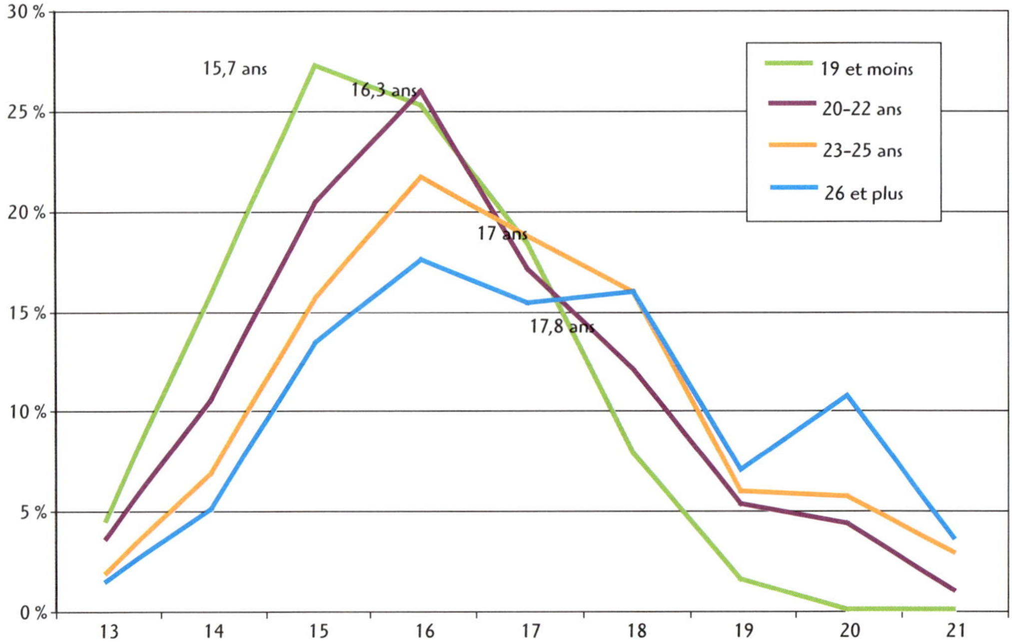

Source : ENSE, LMDE, 2005.

Une expérimentation de plus en plus précoce

On constate en fait que, plus les étudiants sont jeunes, plus ils ont expérimenté tôt le cannabis.
En effet, alors que les étudiants les plus jeunes ont expérimenté le cannabis à 15,7 ans en moyenne, les plus âgés en ont consommé pour la première fois à 17,8 ans.
Il y a un rattrapage des générations d'étudiants les plus âgées par les plus jeunes.
On constate également sur le graphique 20 que la part d'étudiants ayant expérimenté le cannabis à un âge donné est de plus en plus importante.
L'enquête Escapad 2003 fait état d'une hausse très significative de l'expérimentation à 17 ans depuis 2000, ce qui corrobore nos observations.

Prévalence de la consommation

9 % des hommes et 5 % des femmes déclarent consommer tous les jours ou régulièrement du cannabis. 13 % des hommes en consomment de temps en temps pour 8 % des femmes.

Graphique 20

Répartition des étudiants selon leur consommation de cannabis en 2005

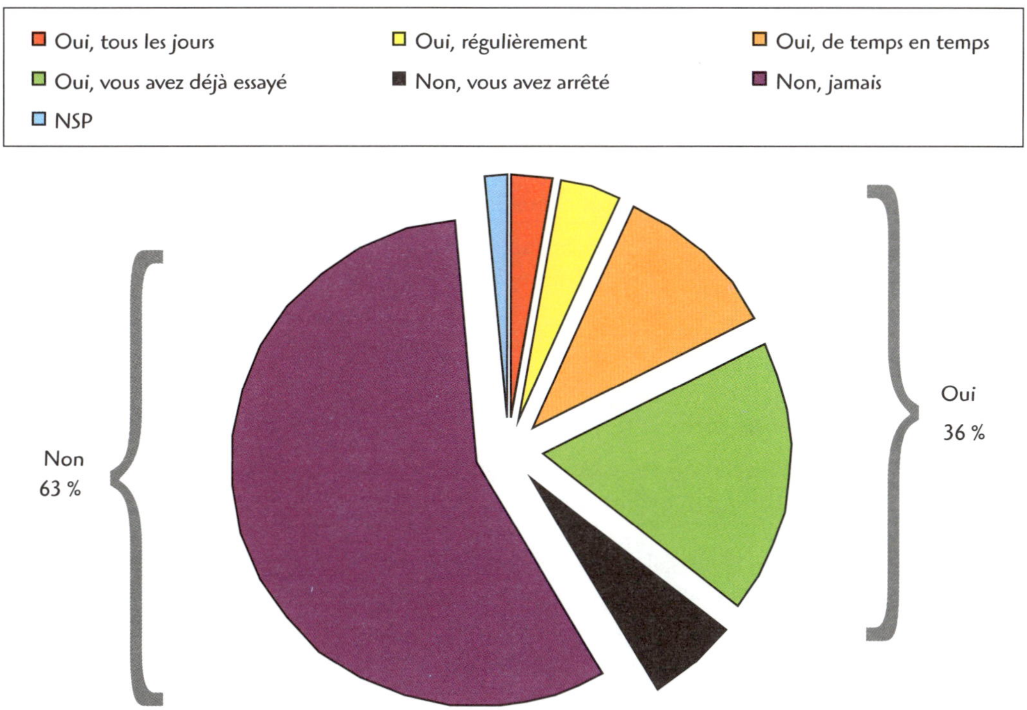

Source : ENSE, LMDE.

Notons qu'une étude de l'InVS publiée dans le *Bulletin épidémiologique hebdomadaire*[20] concernant un échantillon de 1 567 usagers fréquents de cannabis (au moins 10 consommations dans le mois) révèle que 46 % sont élèves ou étudiants. 32 % ont un niveau d'études supérieur au bac, ce qui étaye le fait que la part de consommateurs réguliers de cannabis en population étudiante n'est pas négligeable.

20. *Les Usagers fréquents de cannabis, éléments descriptifs*, Institut de Veille Sanitaire (InVS), 2004, n° 20/2005, 17 mai 2005.

Caractéristiques des étudiants qui consomment « fréquemment » du cannabis

Les enfants de cadres surreprésentés

Les étudiants dont les parents sont cadres ont plus souvent expérimenté le cannabis que les autres. 47,7 % des étudiants dont le père est cadre en ont déjà consommé contre 33,7 % des enfants d'ouvriers ou 38,5 % des enfants d'employés.

Filières

Les étudiants en sciences humaines sont surreprésentés parmi les consommateurs quelle que soit la fréquence. 4,1 % d'entre eux consomment du cannabis tous les jours contre 2,7 % en moyenne, 6,1 % ont déclaré en consommer régulièrement contre 3,9 % pour l'ensemble des étudiants.
Parmi les fumeurs quotidiens, on recense 18,3 % d'étudiants en BTS et 19,8 % d'étudiants en sciences humaines, ce qui représente largement les étudiants de ces filières parmi les consommateurs quotidiens.

Plus de décohabitants parmi ceux qui en consomment souvent

Comme on l'observait pour la consommation de tabac, la décohabitation est associée à la consommation.
En effet, alors que 4,7 % des étudiants qui vivent chez leurs deux parents consomment tous les jours et régulièrement du cannabis, ils sont 6,8 % parmi ceux qui vivent seuls hors résidence universitaire et 12,3 % de ceux qui vivent en colocation.
Les étudiants qui sont les plus nombreux à déclarer ne jamais avoir consommé de cannabis sont ceux qui vivent en résidence universitaire.

Les consommateurs réguliers sont plus souvent salariés

40,7 % des étudiants ayant déclaré consommer quotidiennement et régulièrement du cannabis tirent leurs revenus d'une activité professionnelle contre 34,6 % de ceux qui ont déjà essayé et 30,3 % de ceux qui n'en ont jamais consommé.
Les consommateurs réguliers sont plutôt surreprésentés parmi les étudiants qui travaillent moins de 14 heures par semaine.

Académies : Rennes en tête

L'académie de Rennes est celle où les étudiants ont déclaré le plus consommer de cannabis. On constate que l'expérimentation, tout comme la consommation régulière y sont plus importantes que dans les autres académies.
Les consommateurs réguliers sont également surreprésentés dans l'académie de Caen : régulièrement, voire quotidiennement pour 11,4 % des étudiants de l'académie
A Paris, on recense plus de consommateurs occasionnels ou ayant juste essayé : respectivement 13,4 % et 20,4 % pour une moyenne de 11 % et 17 %, au niveau national.
Il y a peu de consommateurs réguliers dans les académies de Lille, Nancy et Clermont.
Lille est également l'académie où les étudiants ont le moins expérimenté le cannabis : 64,8 % déclarent n'en avoir jamais consommé.
L'usage régulier à 17 ans (au moins 10 épisodes de consommation au cours du mois précédant l'enquête) dans l'enquête Escapad présente certaines similitudes. Le nord-ouest de la France est une région à forte consommation.
Dans le Nord-Pas-de-calais, la part de consommation régulière de cannabis est plutôt faible.

Pourquoi, comment, avec qui ?

Les femmes perçoivent leur consommation comme plus raisonnable que celle des hommes : 87 % des femmes la trouvent plutôt raisonnable contre 80 % des hommes.
Les étudiants déclarant une consommation excessive sont plus des hommes et des étudiants plus âgés. Ils sont aussi plus nombreux parmi les étudiants qui travaillent.

Parmi les motivations des étudiants qui fument du cannabis, être ensemble et s'oublier !

La dimension festive semble prédominer dans la consommation de cannabis puisque 52 % des répondants fument pour rigoler et 40 % parce que c'est convivial. Notons que cette perception semble plus marquée chez les garçons (55 % fument pour rigoler et 48 % parce que c'est convivial).
Le second aspect qui domine est le désir d'expérimentation puisque 63 % des étudiantes et 59 % des étudiants ont fumé du cannabis pour essayer. Cela concerne 68 % des étudiants de 19 ans et moins et 57 % des plus âgés. Mais notons que, pour ces derniers, l'âge de l'expérimentation est plus lointain.
22 % consomment du cannabis pour se conformer aux autres puisqu'ils le font car leur entourage fume, c'est le cas de 25 % des consommateurs masculins. On constate que ce sont les étudiants les plus âgés qui reconnaissent le plus fumer parce que leur entourage en fume. Est-ce parce que, dans l'entourage des plus jeunes, il y a moins de fumeurs réguliers?

Une consommation essentiellement avec des amis, en soirée

91 % des étudiants qui fument ou ont fumé le font avec des amis. 87 % fument en soirée.
9 % fument souvent seuls et 10 % déclarent fumer seuls de temps en temps.
Les étudiants qui déclarent le plus fumer seuls sont les garçons et les étudiants les plus âgés. En effet si 4 % des étudiants de 19 ans et moins qui déclarent consommer du cannabis fument souvent seuls, ils sont 13 % à 26 ans et plus.
Il faut cependant noter que la consommation de cannabis est aussi motivée par ses effets psychoactifs.
– 33 % des filles déclarent fumer pour se déstresser et 38 % des garçons.
– 27 % des garçons pour être dans un état second pour seulement 16 % des filles.
– 14 % pour s'endormir.
Les étudiants s'accordent sur la dimension conviviale et festive du cannabis, mais si le désir d'expérimentation est prédominant chez les filles, le souhait de décompresser, d'oublier, « d'être dans un état second » est bien marqué chez les garçons (47 % des consommateurs réguliers contre 33 % des consommatrices et 45 % des consommateurs quotidiens contre 35 % des consommatrices consomment du cannabis pour « être dans un état second »).
Lorsque l'on distingue les fréquences de consommation : 84,9 % des étudiants qui consomment du cannabis tous les jours déclarent que c'est pour se déstresser contre 51,1 % de ceux qui ne fument que de temps en temps. Ceux qui fument régulièrement sont 40,8 % à le faire pour être dans un état second contre seulement 28 % de ceux qui fument de temps en temps. Plus d'un consommateur quotidien de cannabis sur deux fume pour s'endormir contre seulement 17,6 % de ceux qui consomment de temps en temps.
On remarque que 39 % des étudiants qui exercent une activité professionnelle et qui consomment du cannabis le font pour se déstresser contre seulement 33 % de ceux qui ne travaillent pas.
Les effets décrits par les étudiants ont été également mis en évidence par des professionnels des pratiques addictives : en 2001, l'expertise collective de l'Inserm sur le cannabis faisait le constat « qu'après l'initiation, la consommation régulière de cannabis s'affirme comme un mode de réponse possible à certaines situations difficiles »[21] pour J.-P. Couteron, spécialiste des addictions chez les jeunes, « les jeunes

21. *Cannabis. Quels comportements sur la santé ?* Inserm, 2001.

soulagent leur mal-être avec ce produit mais ne le guérissent pas. Il apporte une réponse à une incertitude identitaire : il permet d'appartenir à une communauté ».

La prévention des risques

La perception de la nocivité du cannabis semble s'inverser

La moitié des consommateurs juge la consommation de cannabis aussi nocive que le tabac et 18 % moins nocive.

On constate ainsi une inversion de tendance puisqu'en 2004, lors de l'enquête sur le tabagisme des étudiants de France, 14,4 % des non-fumeurs (de tabac) et 14,8 % des fumeurs estimaient que le tabac était moins nocif que le cannabis. Aujourd'hui, 33 % des non-fumeurs et 26,9 % des fumeurs réguliers de tabac déclarent le cannabis plus nocif que le tabac.

70 % des étudiants se considèrent bien informés sur les risques du cannabis. Ils identifient relativement bien les effets du cannabis :

– 83 % des étudiants citent les troubles de la concentration ;
– 72 % les troubles de la mémoire ;
– 69 % l'accoutumance et la fatigue.

Comme cela était déjà constaté dans l'enquête LMDE en 2004, l'effet le moins identifié est l'effet cancérigène, mentionné seulement par 23 % des étudiants.

Le premier vecteur d'information sur le cannabis est la télévision pour 64 % des étudiants, puis les plaquettes de prévention (44 %) et la presse. Viennent ensuite les amis et la MPU pour 14 % d'entre eux. Les étudiants ne sont pas à l'origine de cette demande d'information. Seuls 13 % déclarent avoir demandé les informations reçues, les autres sont donc plutôt passifs.

Les spots télé, l'affichage et les plaquettes sont les moyens d'information préférés des étudiants (39 % à 44 %), et la demande d'information personnalisée est faible (10 % à 15 %).

La campagne de l'Inpes qui a été menée depuis notre enquête de 2004 est très probablement la conséquence de ces résultats et ce pour plusieurs raisons :

– d'une part elle mettait en avant les effets nocifs du cannabis par rapport au tabac, notamment dans la plaquette *Cannabis, ce qu'il faut savoir*, elle expliquait que « la fumée du cannabis contient plus de substances cancérigènes que celle du tabac » ;
– et d'autre part, d'après nos données, le vecteur d'information que la campagne a privilégié est très demandé par les étudiants (médias et plaquettes d'information) et utilisé par eux, notamment la télévision.

Ces résultats justifient pleinement la nécessité de campagnes d'information sur le cannabis, au-delà du fait que cette substance soit illicite. Comme sur le thème du tabac, il ressort de nouveau qu'en matière de pratiques addictives la répression n'est pas un bon outil pour les étudiants, mais que l'information et la prévention sont des moyens plus efficaces d'impacter les comportements.

Une nécessité : poursuivre les actions de prévention

Le premier canal d'information sur le cannabis souhaité par les étudiants est la diffusion de plaquettes dans leur établissement d'études. Les actions de LMDE privilégient ce mode d'intervention accompagné d'actions de terrain de sensibilisation et d'information. Mais, selon leur niveau de consommation, les réponses des étudiants sont différentes. Ceux qui consomment plus fréquemment du cannabis veulent plutôt des services d'information personnalisés (plaquettes, mais aussi services d'accueil et services téléphoniques). Ceux qui n'en consomment pas sont plus attirés par des moyens d'information plus impersonnels et plus « grand public » : la télévision et les campagnes d'affichage.

Notons aussi que près d'un consommateur quotidien de cannabis sur deux répond qu'il est très bien informé sur les risques et par ailleurs qu'il souhaite n'être informé par aucun des moyens proposés. Cela illustre une nouvelle fois les difficultés qui entourent la prévention sur le cannabis. En parler n'est pas quelque chose de naturel et de facile, les consommateurs peuvent être plus réfractaires au discours. Le projet de mise en place d'un dépliant et d'un guide d'information sur les risques liés à la consommation de cannabis à destination des étudiants apparaît justifié suite aux résultats de cette enquête, d'autant plus que 29,3 % des étudiants s'estiment mal informés sur les risques. Ceux qui ont déclaré ne pas consommer de cannabis sont 37,7 % dans ce cas.

Par ailleurs une information dans le respect de l'anonymat est également souhaitée (accueil ou téléphone) pour 15 % des étudiants. La création récente de la ligne téléphonique Cannabis Ecoute devrait répondre en partie à ce besoin.

Cannabis, alcool et tabac

Tabac et cannabis : une très forte corrélation

Alors que parmi l'ensemble des non-fumeurs, on recense seulement 0,5 % de fumeurs quotidiens de cannabis, ils sont 1,3 % parmi les fumeurs occasionnels et 10 % parmi les fumeurs réguliers de tabac. 11,8 % des fumeurs réguliers de tabac fument aussi régulièrement du cannabis.

Les fumeurs occasionnels de tabac sont également nombreux à déclarer consommer du cannabis occasionnellement.

Tableau 13

Consommation de tabac selon celle de cannabis

	Cannabis						
Tabac	Oui, tous les jours	Oui, régulièrement	Oui, de temps en temps	Oui, vous avez déjà essayé	Non, vous avez arrêté	Non, jamais	Total % (N)
Tous les jours, au moins une cigarette	10 %	11,80 %	23 %	17 %	11,6 %	25 %	100 % (2 015)
Occasionnellement	1,3 %	5,2 %	26, %	23,9 %	8,7 %	31,8 %	100 % (1 031)
Non-fumeurs	0,5 %	0,9 %	4,4 %	17,2 %	3,4 %	72,5 %	100 % (6 076)

Source : ENSE, LMDE, 2005.

Les fumeurs réguliers de tabac à rouler fument plus de cannabis

Lorsqu'on compare le type de tabac fumé par les fumeurs réguliers et leur consommation de cannabis, on s'aperçoit que les fumeurs de tabac à rouler sont 76 % à déclarer fumer du cannabis - dont 33,4 % quotidiennement ou régulièrement – contre 56,7 % des fumeurs de cigarettes.

Tableau 14

Etudiants fumeurs réguliers de cigarettes et de tabac à rouler consommant régulièrement du cannabis

	Cannabis		
Type de tabac	Oui	Non	Total
Cigarettes	56,7 % (835)	41,6 % (612)	100 % (1 472)
Tabac à rouler	76 % (348)	22,9 % (105)	100 % (458)
Ensemble des fumeurs réguliers	61,7 % (1 244)	36,6 % (737)	100 % (2 015)

Source : ENSE, LMDE, 2005.

Lecture du tableau : 19,4 % des étudiants qui fument tous les jours du tabac à rouler fument régulièrement du cannabis alors que les fumeurs de cigarettes sont 9,2 % à en consommer régulièrement.
Comment peut-on expliquer ce lien ?
L'enquête tabac de 2004 interrogeait les étudiants sur la forme sous laquelle ils consommaient le cannabis. Pour la grande majorité d'entre eux, ils ont déclaré le fumer sous forme d'herbe (51 %) ou de résine (45 %). Ces modes de consommation nécessitent le plus souvent de mélanger le cannabis avec du tabac et de les « rouler » sous forme de cigarette.
Cela a-t-il un rapport avec une habitude, une gestuelle acquise ?
Sinon, est-ce une question de prix ? Certains étudiants consommant du cannabis sont-ils contraints d'acheter plus souvent du tabac à rouler, qui est plus abordable ?

Les consommateurs réguliers de cannabis boivent plus fréquemment de l'alcool

Les étudiants ayant déclaré consommer du cannabis sont plus nombreux à consommer de l'alcool plusieurs fois par semaine.
58,7 % de ceux qui en consomment tous les jours, 66,9 % de ceux qui en consomment régulièrement et 55,3 % de ceux qui en consomment de temps en temps ont déclaré consommer de l'alcool entre une et six fois par semaine.
On constate que cela est vrai chez les femmes comme chez les hommes, dans une proportion plus élevée pour ces derniers, qui comme nous l'avons vu consomment plus souvent des deux substances.
De nombreuses similitudes ressortent lorsque l'on étudie les caractéristiques des étudiants qui consomment souvent du tabac, de l'alcool ou du cannabis. Les sensations recherchées sont souvent très proches, voire les mêmes.

Discussion

L'expérimentation du cannabis est loin d'être un phénomène minoritaire et isolé puisqu'il concerne 43 % des étudiants. En outre, notons que ce chiffre semble être de plus en plus proche de la réalité puisque les résultats du baromètre santé 2005 confirment une stabilisation de la consommation actuelle (soit 57,4 % et 39,6 % des hommes et des femmes âgés de 20 à 25 ans ayant expérimenté le cannabis). En effet, il semble que la sous-déclaration de la consommation du cannabis, malgré son statut de substance illicite soit moins importante qu'auparavant.
Le nombre de consommateurs réguliers continue de progresser. Ainsi, l'Inpes, entre 2000 et 2005, ne dénombre globalement pas plus de consommateurs de cannabis, mais proportionnellement davantage de consommateurs réguliers.

La hausse de l'expérimentation chez les jeunes est continue depuis les années 90. Et ils sont plus nombreux à expérimenter plus jeunes.
Pour une part plus faible d'étudiants, ***la consommation de cannabis est vécue comme un moyen de faire face au quotidien.***
Il est nécessaire de ***diversifier et de maintenir l'information sur les risques*** et ce pour différentes raisons :
– certains étudiants estiment leur ***niveau d'information insuffisant*** ;
– les ***risques liés à la consommation de cannabis*** sont encore insuffisamment connus. L'information sur les risques doit donc être poursuivie afin que les étudiants puissent bien les identifier et ne les minimisent pas ;
– ***seulement 14 % des étudiants ayant eu des informations sur le cannabis les ont demandées.***
Les consommateurs réguliers de cannabis sont en grande majorité aussi fumeurs réguliers de tabac et des consommateurs réguliers d'alcool.
Il est nécessaire de s'interroger sur la légitimité d'une approche « monoproduit » alors même que ces consommations présentent de nombreuses similitudes : effets recherchés, caractéristiques des consommateurs réguliers... sans remettre en cause le caractère particulier de chaque produit (accès différent, transgression plus ou moins présente, effets différenciés...).

LA CONSOMMATION D'AUTRES DROGUES

Dans l'ensemble, des étudiants peu expérimentateurs de substances illicites

Les étudiants ont été interrogés sur leur consommation au cours de la vie, de substances psychoactives autres que le cannabis, le tabac et l'alcool. Ils étaient interrogés sur leur consommation éventuelle des produits suivants :
– l'ecstasy ;
– le LSD et les acides ;
– le poppers ;
– la cocaïne ;
– les champignons hallucinogènes ;
– l'héroïne ;
– le crack ;
– les produits à inhaler (la colle...) ;
– les produits dopants ;
– les amphétamines.
Notons que le taux de non-réponses varie de 1 à 2 % pour chacune de ces questions, ce qui est relativement faible.
Pour chaque substance citée, plus de 90 % des étudiants n'en ont jamais consommé. Ces expérimentations restent donc marginales au sein de cette population mais quelques aspects sont à souligner :
– la substance qui a été la plus expérimentée est le poppers, pour 7 % des étudiants, avec 3 % qui déclarent en avoir consommé plusieurs fois ;
– puis viennent les champignons hallucinogènes pour 6 % des étudiants ;
– l'ecstasy comme la cocaïne ont été expérimentés par 4 % des étudiants.

Tableau 15

Part des personnes ayant expérimenté (usage au cours de la vie, au moins une fois) chaque substance

	Baromètre INPES 2000 Jeunes de 18 à 25 ans	Escapad OFDT 2002-03 Jeunes de 17 ans	ENSE LMDE 2005 Etudiants
Champignons hallucinogènes	3,20 %	4,2 %	6 %
LSD		1,7 %	2 %
Poppers	?	4,6 %	7 %
Amphétamines	2,80 %	2,1 %	2 %
Ecstasy		4,1 %	4 %
Cocaïne	2,20 %	2,4 %	4 %
Héroïne	0,90 %	0,9 %	0,70 %
Produits à inhaler	5,80 %	6 %	3,60 %

Sources : INPES, OFDT, LMDE.

Il semble qu'il y ait eu une hausse de l'expérimentation entre 1999 et 2005 ou que l'expérimentation de certaines substances psychoactives soit plus importante au sein de la population étudiante que chez l'ensemble des jeunes. Sont concernés en particulier la cocaïne, l'ecstasy et les champignons hallucinogènes. Notons cependant qu'en 2000 le baromètre santé ne différenciait pas amphétamines et ecstasy d'une part et champignons et LSD d'autre part.

L'enquête Escapad indique que 4,6 % des jeunes de 17 ans avaient expérimenté le poppers en 2002. Ces résultats ne sont pas parfaitement comparables car les méthodes de collecte et les populations de référence de ces enquêtes sont différentes mais ils donnent tout de même une indication de l'expérimentation de ces substances.

Un désir d'expérimentation très limité

Une question portait sur une consommation éventuelle en présence de ces produits. Il ressort que ce sont les champignons hallucinogènes que les étudiants consommeraient le plus (6,2 % en consommeraient probablement).

Le rapport annuel 2003 du dispositif TREND (Tendances récentes et nouvelles drogues) de l'OFDT révèle également « un certain engouement pour les hallucinogènes naturels », sachant que la population de cette étude est particulièrement expérimentatrice et que les résultats ne sont pas généralisables à l'ensemble de la population. Il apparaît donc que les champignons hallucinogènes « sont le produit le plus diffusé » et expérimenté en proportion importante par certaines personnes fréquentant les espaces festifs de musique électronique.

Ces tendances sont à surveiller dans la mesure où les usages peuvent se diffuser à la population générale[22].

Le désir d'expérimenter les autres substances citées reste très limité puisque plus de 95 % des étudiants n'en consommeraient pas s'ils rencontraient ces produits. Le produit qui les repousse le plus est le crack.

22. « Phénomènes émergents liés à l'usage de drogues en France en 2003 », principaux résultats du cinquième rapport national du dispositif TREND, *Tendances* n° 40, Observatoire Français des Drogues et des Toxicomanies, novembre 2004.

LES ETUDIANTS : POUR L'AMOUR... DES RISQUES

Romantiques, fidèles et épanouis

58 % des étudiants ont un ou une petit(e) ami(e) et 39 % n'en ont pas. Seulement 3 % déclarent avoir plusieurs petit(e)s ami(e)s. Une très nette différence apparaît entre les sexes : alors que les hommes sont 53 % à déclarer avoir un(e) petit(e) ami(e), les femmes sont 64 % dans ce cas.
Les étudiants sont des romantiques : ils sont 84 % à déclarer être amoureux de leur petit(e) ami(e).

Graphique 21

Part d'étudiants ayant un petit ami, pour chaque âge entre 17 et 26 ans, par sexe

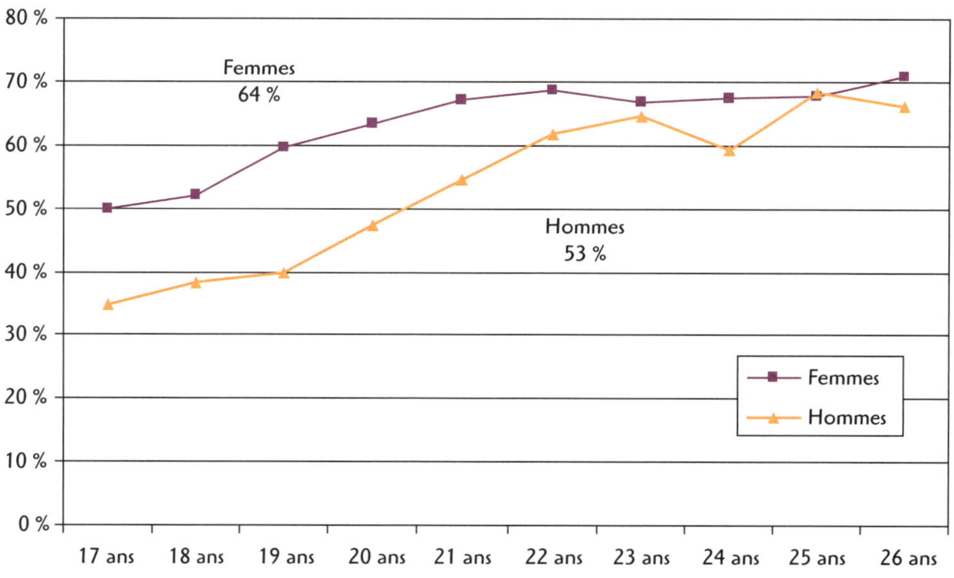

Plus les étudiants avancent en âge, plus ils déclarent avoir un(e) petit(e) ami(e) et plus l'écart entre garçons et filles s'atténue.
63 % des étudiants qui n'ont pas de relations affectives estiment qu'il est difficile de rencontrer quelqu'un qui leur plaît. Les femmes sont 63 % dans ce cas et les hommes sont 60 %.
34 % des étudiants ont vécu une rupture sentimentale au cours des 12 derniers mois. 12 % des étudiants qui ne sont pas en couple répondent qu'ils n'en ont pas envie.
Les réponses possibles proposées dans le questionnaire n'ont pas satisfait 46 % des hommes n'ayant pas de petit(e) ami(e), pour lesquels une autre raison explique l'absence de « relation affective ».
Lorsque qu'ils ont une relation affective, elle est jugée épanouissante par 87 % des étudiants. Ce sentiment d'épanouissement est partagé aussi bien par les femmes que les hommes.

Pour les femmes comme pour les hommes interrogés, la vie amoureuse apparaît comme une préoccupation commune aux deux sexes. Cette préoccupation grandit avec l'âge.

Ils parlent de leur sexualité

78 % des étudiants parlent de leur sexualité contre 13 % qui n'en parlent jamais.
Leur interlocuteur privilégié est, à 81 % pour les femmes et à 47 % pour les hommes, leur partenaire.
Les femmes en parlent plus à leurs amies filles pour 83 % d'entre elles et les garçons se tournent d'avantage vers leurs amis garçons pour 74 % d'entre eux.
L'évocation de la sexualité semble encore réservée aux conversations entre sexe et ne pas avoir franchi les frontières de la mixité.
64 % des répondants déclarent se masturber, les hommes étant surreprésentés : 85 % des hommes contre 47 % des femmes.
Dans le chapitre concernant la vie affective et sexuelle, trois questions étaient consacrées aux films pornographiques. Le but de ces questions était d'évaluer leur place dans la connaissance des pratiques sexuelles. 42 % des étudiants déclarent en regarder, dont 28 % rarement. Il s'agit surtout des garçons avec deux tiers d'entre eux (66 %) qui déclarent en regarder contre 21 % des filles. Ils le font généralement seuls (79 % des hommes qui en regardent). Les filles sont 42 % à en regarder seules. Elles en regardent avec leur partenaire dans la même proportion.

L'attirance sexuelle

91 % des femmes sont attirées physiquement par les hommes, 5 % d'entre elles sont attirées par les hommes et les femmes et 2 % seulement par les femmes.
89 % des hommes sont attirés par les femmes, 5 % par les hommes et 4 % par les hommes et les femmes.
Dans la pratique, 94 % des hommes ont des rapports sexuels hétérosexuels et 10 % des rapports homosexuels. 3 % des hommes n'ont pas répondu à la question. Sans avoir de réel comparatif, l'on peut estimer que ce taux de non-réponse est relativement faible.
Notons que les deux réponses étaient possibles, ce qui explique que le total soit supérieur à 100 %.
Chez les femmes, 97 % d'entre elles déclarent des rapports hétérosexuels et 5 % des rapports homosexuels.

Rapports et pratiques sexuels

79 % des étudiants ont déjà eu des rapports sexuels. Dans notre échantillon, les femmes sont relativement plus nombreuses à déclarer avoir eu des rapports sexuels (80 % d'entre elles contre 77 % des garçons).
Deux raisons sont évoquées par ceux qui n'en ont pas eu : plutôt l'absence de partenaire idéal pour les femmes (62 %) alors que les hommes déclarent davantage que l'occasion ne s'est pas présentée.
La plupart des femmes ont eu leur premier rapport à 17 ans alors que pour les garçons, il fut un peu plus tardif puisqu'il se situe entre 17 et 18 ans. On observe que les étudiants de 26 ans et plus déclarent un âge pour leur premier rapport plus tardif que les étudiants plus jeunes. Mais la première expérience sexuelle se fait d'avantage au lycée que dans l'enseignement supérieur.
La pénétration vaginale est pratiquée par 78 % des femmes et 72 % d'hommes. Concernant d'autres pratiques sexuelles de manière passive ou active, 58 % des étudiants pratiquent le cunnilingus et 60 % la fellation. Les femmes pratiquent la fellation davantage pour faire plaisir à leur partenaire que pour leur propre plaisir, de même que les hommes lorsqu'ils pratiquent le cunnilingus.
20 % des étudiants interrogés pratiquent la pénétration anale. Elle est la moins expérimentée des pratiques sexuelles proposées aux étudiants puisque 57 % d'entre eux ne l'ont jamais pratiquée.

Néanmoins, lorsque ces pratiques existent, elles le sont pour le plaisir des deux partenaires, même si 14 % des étudiants interrogés ont été contraints d'avoir avec un partenaire des pratiques sexuelles non désirées. 27 % des étudiants interrogés n'ont pas souhaité se prononcer sur cette question.
Pour autant, 72 % des étudiants de notre échantillon éprouvent du plaisir lors des relations sexuelles, mais 27 % des répondants n'ont pas, là encore, souhaité se prononcer sur la question. Ce sont particulièrement les 19 ans et moins qui, pour 39 % d'entre eux, ne se sont pas prononcés sur la question.

L'information sur la sexualité lors du premier rapport

Le niveau d'information sur la contraception, la sexualité, ses pratiques et ses risques lors du premier rapport sexuel des étudiants a été évalué.
Si à près de 90 % les étudiants s'estimaient bien informés sur le sida et les IST ainsi que sur la contraception, l'information sur la sexualité et ses différentes pratiques était en revanche plus limitée.
Si 25 % des garçons se considéraient très bien informés sur la sexualité et ses différentes pratiques, seulement 13 % des filles le déclarent. 41 % d'entre elles s'estimaient mal informées sur ce point lors de leur premier rapport.
La part de découverte étant nécessaire au premier rapport, ce résultat n'est donc pas étonnant. Ce qui peut interpeller en revanche est la différence entre les hommes et les femmes, qui soulève également la question de l'origine des informations obtenues par les unes ou les autres...
Que ce soit sur les questions de contraception, d'infections sexuellement transmissibles ou de pratiques sexuelles, il ressort que les étudiants âgés de 19 ans et moins déclarent être mieux informés que les étudiants plus âgés.

Les canaux d'information sont différents selon le sexe et l'information envisagée

Alors que les principales sources d'information sur la contraception sont, pour les filles, les parents, des plaquettes d'information, leurs amis puis leur médecin (40 % d'entre elles), les hommes se sont documentés sur le sujet à la télévision...
Cela peut expliquer le niveau d'implication des hommes dans la contraception de leur partenaire...
A ce sujet, l'enquête « Comment vivent et se soignent les étudiants » menée par LMDE en 2002 relevait que si 60 % des hommes déclaraient être informés du moyen de contraception de leur partenaire, 25 % l'étaient parfois et 15 % jamais.
Les sources d'information sur le sida et les IST sont plus homogènes entre les sexes puisqu'il s'agit de la télévision (59 %) et de plaquettes d'information (53 %). Puis 44 % des étudiants ont été informés par les associations de lutte contre le sida. Cette dernière citation représente une véritable reconnaissance du travail accompli par les associations de lutte contre le sida. Notons de plus que sur ce point il n'y a pas de réelle différence entre les âges.
Comme le niveau d'information le laissait présager, les sources d'information sur la sexualité et ses pratiques sont très différentes entre les hommes et les femmes, même s'ils s'accordent sur un point : les amis sont une source d'information privilégiée mais pas leurs parents, comme le montre le tableau suivant.

Tableau 16

Sources d'informations les plus citées sur la sexualité et ses différentes pratiques lors du premier rapport sexuel, par sexes

	Hommes	Femmes
1	Les amis (55 %)	Les amis (60 %)
2	Les films pornographiques (40 %)	Le partenaire (38 %)
3	La télévision (39 %)	La télévision (34 %)
4	Internet (30 %)	

Pour les films pornographiques et Internet, la différence homme-femme est significative selon le test du chi-2.

Préservatif et pilule

Le moyen de contraception le plus déclaré par les garçons est le préservatif masculin (64 %). Pour les femmes, c'est la pilule seule (43 % d'entre elles). L'utilisation conjointe du préservatif et de la pilule est déclarée par 7 % des hommes et 14 % des femmes, comme le montre le tableau 17.

La pilule apparaît comme le mode de contraception privilégié des étudiantes. Les résultats de l'enquête Cocon[23] indiquent que, en 2000, 53,9 % des femmes de 18 à 19 ans et 68,3 % de celles de 20 à 24 ans utilisaient la pilule comme méthode contraceptive principale.

Il faut noter que 3,9 % des étudiants et 1,8 % des étudiantes avouent ne jamais se protéger.

Tableau 17

Méthode de contraception utilisée le plus souvent par les étudiants selon le sexe

	Hommes	Femmes
Préservatif masculin	67,8 %	33,4 %
Préservatif féminin	0,6 %	1,2 %
Préservatif et pilule	7,1 %	14 %
Pilule seule	18,8 %	47,2 %
Total préservatif	75,50 %	48,60 %
Total pilule	25,90 %	61,20 %
Retrait avant éjaculation	1,1 %	1,1 %
Anneau vaginal	0 %	0,1 %
Implant hormonal	0,2 %	0,5 %
Patch	0 %	0,1 %
Stérilet	0,1 %	0,4 %
Spermicide	0 %	0,1 %
Abstinence périodique	0,1 %	0,1 %
Autre moyen	0 %	0,1 %
Pas de moyen	3,9 %	1,8 %
Total	100 %	100 %

Source : la Mutuelle des Etudiants, enquête nationale sur la santé des étudiants (ENSE), 2005.

23. « La Contraception et le recours à l'avortement en France dans les années 2000 », premiers résultats de l'enquête Cocon, *Population* n°s 3-4, mai-août 2004, INED.

Pour 60 % des femmes sous contraception, celle-ci a été prescrite par un gynécologue et pour 26 % par un médecin généraliste.
Le suivi médical est bon puisque 95 % de celles qui sont sous contraceptif déclarent consulter leur médecin entre une et deux fois par an.
L'usage du préservatif féminin comme moyen de contraception principal est très minoritaire. 15 % des garçons ne connaissent pas le mode de contraception de leur partenaire.

La pilule du lendemain

35.6 % des étudiantes ayant eu des rapports sexuels ont déjà eu recours à la pilule du lendemain. Ce chiffre est plus conséquent que celui observé par l'Inpes dans le baromètre santé 2005, dans lequel 13,9 % des filles de 15 à 25 ans ont déjà eu recours à la pilule du lendemain. Cette différence peut s'expliquer par le fait que notre échantillon concerne des jeunes filles un peu plus âgées, qui sont ainsi plus nombreuses à avoir eu des rapports sexuels et qui sont sexuellement actives. Ce chiffre mérite quelques éclaircissements car même s'il témoigne d'un recours aisé à la contraception d'urgence, il doit nous interroger sur un recours éventuel en lieu et place d'une contraception régulière.
Cette donnée peut aussi témoigner de l'efficacité des campagnes menées postérieurement à l'enquête du baromètre santé 2000 puisque la pilule du lendemain a été mise à disposition dans les infirmeries des lycées et délivrée gratuitement sur ordonnance aux mineures[24].

Tableau 18

Recours à la pilule du lendemain chez les jeunes femmes ayant eu des rapports sexuels

	Une fois (1)	Plusieurs fois (2)	Oui (1+2)	Non, jamais	NSP	Total
Part d'étudiantes ayant déjà utilisé la pilule du lendemain (N)	**22,2 % (905)**	**13,4 % (546)**	**35,6 % (1451)**	**60,7 % (2473)**	**3,7 % (150)**	**100 % (4074)**

La majorité des étudiantes s'est procuré la pilule du lendemain auprès d'un pharmacien et 7 % déclarent avoir eu des difficultés dans cette démarche. Ce résultat est faible et montre que la pilule du lendemain est plutôt accessible.

L'utilisation du préservatif au dernier rapport

Parmi les étudiants ayant accepté de répondre à la question, 48 % des hommes et 35 % des femmes ont déclaré avoir utilisé un préservatif masculin lors de leur dernier rapport sexuel.
Seulement 0,1 % des hommes et 0,4 % des femmes ont utilisé un préservatif féminin.
Cela signifie donc qu'au moins 57 % des étudiants n'ont pas utilisé de préservatif lors de leur dernier rapport. Parmi eux, la raison principalement invoquée est qu'ils étaient avec leur partenaire depuis un certain temps (77 %) et qu'ils connaissaient bien leur partenaire (65 %). On constate d'ailleurs que la majorité des étudiants déclarant avoir un(e) petit(e) ami(e) n'ont pas utilisé de préservatif au dernier rapport. Seulement 35 % des hommes et 45 % des femmes déclarent ne pas avoir utilisé de préservatif parce qu'ils avaient fait un test de dépistage du VIH/sida avec leur partenaire.
Il est inquiétant de constater ces différences, qui peuvent signifier qu'environ 25 % des étudiants n'ont pas utilisé de préservatif parce qu'ils faisaient confiance à leur partenaire, sans avoir pour autant fait de test de dépistage.

24. Loi du 13 décembre 2000 relative à la contraception d'urgence.

On note également que 12 % des hommes déclarent ne pas avoir utilisé de préservatif au dernier rapport parce qu'ils ne voulaient pas. Ce choix existe également chez les filles mais pour seulement 6 % d'entre elles.
Si l'on regarde l'utilisation du préservatif au dernier rapport des étudiants selon le fait d'avoir ou non un(e) petit(e) ami(e), les données précédentes sont corroborées. En effet, les étudiants ayant un petit ami sont surreprésentés parmi ceux n'ayant pas utilisé de préservatif au dernier rapport.

Tableau 19

Utilisation d'un préservatif au dernier rapport et existence d'un(e) petit(e) ami(e)

	Petit(e) ami(e)				
Usage d'un préservatif lors du dernier rapport	Oui, un(e)	Oui, plusieur(e)s	Non	NSP	Total
Oui, un préservatif masculin	29 %	66 %	66 %	45 %	41 %
Oui, un préservatif féminin	0 %	0 %	0 %	9 %	0 %
Non	69 %	34 %	30 %	41 %	57 %
NSP	1 %	0 %	3 %	5 %	2 %
TOTAL	100 % (2911)	100 % (56)	100 % (1344)	100 % (22)	100 % (4833)

Lecture du tableau : 69 % des étudiants ayant un(e) petit(e) ami(e) n'ont pas utilisé de préservatif lors de leur dernier rapport sexuel.

Le dépistage du VIH/sida et des IST

38 % des étudiants ont pratiqué un test de dépistage du VIH au moins une fois. Cette proportion, qui peut sembler faible, est proche et même supérieure à celle de l'enquête Insee sur la santé et les soins médicaux[25] qui indique que 29,6 % des 18-25 ans se sont fait, dépister au moins une fois. Cela montre que les étudiants se feraient plus dépister que l'ensemble des jeunes. D'après le graphique suivant, les femmes sont plus concernées que les hommes.
On remarque également que les hommes sont surreprésentés parmi les étudiants n'ayant jamais fait de test.

Il est cependant nécessaire de préciser que ce taux peut être considéré comme insuffisant tant que les contaminations existent toujours et que, parmi les personnes qui découvrent leur séropositivité, une sur dix a moins de 25 ans.[26] En effet, depuis la fin du premier trimestre 2003, une notification non plus seulement des cas de sida déclaré, mais des infections au VIH est faite par les médecins auprès de l'Institut de Veille Sanitaire. Cela permet d'avoir une vision plus réelle de l'épidémie.
17 % des hommes et 23 % des femmes déclarent s'être déjà fait dépister au moins une fois pour une infection sexuellement transmissible (IST).
Le baromètre santé 2000 montrait que 2,2 % des 18-19 ans, 4,5 % des 20-22 ans et 5,1 % des 23-25 ans sexuellement actifs avaient déjà eu une IST au cours des dix dernières années.

25. « La Prévention : perception et comportements, premiers résultats de l'enquête sur la santé et les soins médicaux 2002-2003 », Dress, *Etudes et résultats* n° 385, mars 2005.
26. Institut de Veille Sanitaire, données sur les nouvelles contaminations au VIH, au 30 juin 2004.

Graphique 22

Part des étudiants ayant fait un dépistage du sida, une fois et plusieurs fois au cours de leur vie, selon le sexe

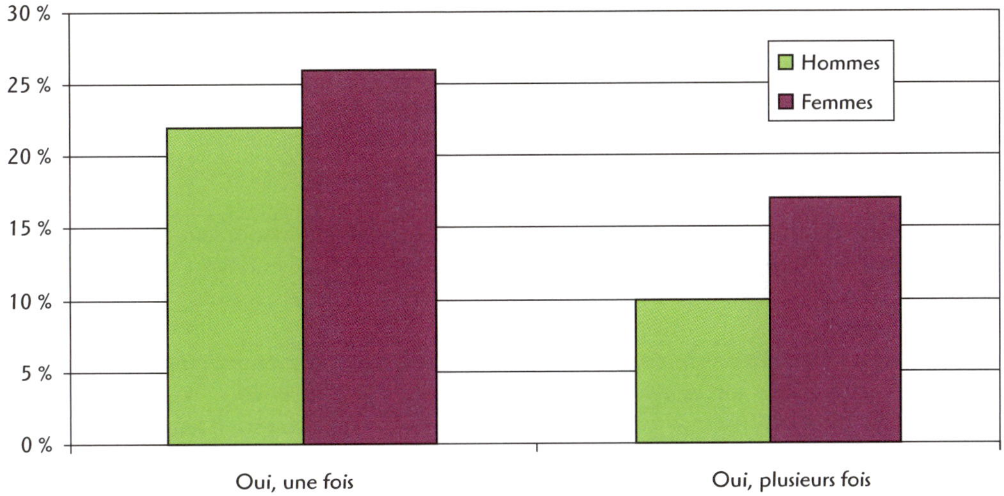

On note que la part de jeunes concernés augmente avec l'âge parallèlement au nombre d'étudiants ayant fait pratiquer un dépistage pour une IST.
Pour les étudiants, les dépistages du sida et des IST ont pour la majorité été effectués dans des laboratoires d'analyses médicales puis, en moindre proportion, dans des centres de dépistage anonymes et gratuits. Les étudiants y sont surtout allés de leur propre initiative, puis conseillés par un professionnel de santé.

L'information sur le sida et les IST

Le sentiment d'information semble bon puisque 89 % des étudiants s'estiment bien informés sur le sida et les IST. Cependant, parmi eux, 55 % s'estiment « assez » bien informés.

Le recours à l'IVG

5 % des étudiantes interrogées déclarent avoir eu recours à une IVG. Dans l'enquête LMDE menée en 2002, 4,4 % des étudiantes y avaient eu recours.
Dans le baromètre santé, 7,5 % des filles de 15 à 25 ans et plus précisément 10,6 % des 23-25 ans ont déclaré avoir eu recours à une IVG. Dans l'ENSE, les étudiantes de 23 à 25 ans sont moins nombreuses dans ce cas : 8 %.
On constate que les femmes vivant en couple, ayant des enfants ou étant mariées déclarent deux fois plus d'IVG que l'ensemble des femmes. Ce résultat est également démontré par l'Inpes. Notons cependant que les femmes mariées ne représentent que 1 % de notre échantillon, tout comme les femmes ayant des enfants. Les étudiantes vivant en couple sont en revanche plus nombreuses : 15 % de notre échantillon, parmi lesquelles 10 % ont déjà eu recours à une IVG.
L'enquête Cocon révèle que le taux d'IVG chez les femmes de 18 à 34 ans sexuellement actives est de 10,2 %.

75 % des étudiantes ayant déclaré une IVG y ont eu recours une fois. 18 % d'entre elles l'ont fait pratiquer deux fois et pour 5 % d'entre elles, plus de trois IVG ont eu lieu. Selon un effet d'âge, les étudiantes les plus âgées ont plus eu recours à une IVG.
Trente ans après la loi Veil, un quart des jeunes femmes ayant eu recours à une IVG déclarent avoir eu des difficultés pour la faire pratiquer.
La première difficulté est l'obtention d'un rendez-vous, puis l'admission dans une structure. Pour 20 % de celles ayant eu des difficultés le délai était dépassé (N = 11).
Pour plus de la moitié, il y a eu « d'autres difficultés » et les plus jeunes (19 ans et moins) sont ici surreprésentées. Les difficultés avec l'entourage familial ou le partenaire sont peut-être celles sous entendues ici.

Discussion :

La recrudescence de certaines IST et les données des nouvelles contaminations au VIH/sida montrent un relâchement des comportements de prévention à l'égard de ces infections au sein de populations spécifiques. Il est donc légitime de s'interroger sur l'état des comportements de prévention des étudiants sur ces thèmes.
Même si plusieurs enquêtes ont montré que l'usage du préservatif au premier rapport se systématise, il semble que cela n'est pas forcément le cas pour le reste de la vie sexuelle.
Une enquête menée par l'Inserm[27] confirme cette hypothèse : « le préservatif s'impose en début de relation et, si la relation s'installe dans la durée, son usage est abandonné – sans être toujours garanti par une vérification des statuts sérologiques – et remplacé par la contraception orale ». Ce constat touche les étudiants.

27. *L'Expérience de la sexualité chez de jeunes adultes. Entre errance et conjugalité.* A. Giami et MA Schiltz (dir.), Inserm.

BIEN-ÊTRE, MAL-ÊTRE

Pour mémoire... quelques données déjà connues

En ce qui concerne la perception de la santé, l'INPES dans son baromètre santé 2005 note que la majorité des personnes déclarent être « tout à fait » *ou* « à peu près » *bien portantes (88,7 %). Traditionnellement les femmes ont une perception moins positive de la vie et de la santé que les hommes. Le baromètre santé 2005 confirme cette tendance. Chez les sujets âgés de 12 à 75 ans, les hommes sont plus nombreux à se considérer en bonne santé physique et mentale que les femmes (74,1 % contre 68,5 %). Inversement les femmes plus que les hommes expriment des sentiments d'anxiété et de dépression. Les étudiants sont conformes à ce tableau. Les femmes expriment plus que les hommes l'expérience d'insomnies (34,9 % contre 22,6 %), de déprime (52,2 % contre 29,7 %) et d'angoisse (56,4 % contre 32,6 %)*[28].

Les étudiants sont entourés

95 % des étudiants jugent qu'ils ont de bonnes relations avec leurs parents, dont près de 60 % estiment qu'elles sont très bonnes. Seulement 4 % jugent que les relations avec leurs parents sont mauvaises ou plutôt mauvaises.

Ils déclarent pour la grande majorité (96 %) d'entre eux avoir un cercle d'amis avec qui « partager des moments de détente ». En revanche, ils sont un peu moins nombreux à déclarer avoir des amis auprès desquels ils peuvent se confier (90 %).

9 % des étudiants déclarent ne pas avoir d'amis à qui se confier, soit près d'un étudiant sur dix.

La présence d'amis n'est d'ailleurs pas une condition suffisante au fait de se sentir entouré :

– 27 % ont beaucoup d'amis et se sentent parfois seuls ;

– 7 % des étudiants ont peu d'amis et se sentent souvent seuls.

Ces données permettent tout de même de conclure au fait que les étudiants se déclarent plutôt bien entourés tant par leurs amis que par leurs parents.

Mais les activités extra-universitaires sont parfois pratiquées seuls...

Les activités qui sont le plus pratiquées par les étudiants (Internet à 89,1 %, télé à 68,5 %) le sont surtout seuls. Les étudiants vont au cinéma ou au café avec des amis dans la plupart des cas (environ 85 %). Pour 56 % des étudiants, le sport est aussi pratiqué avec des amis ainsi que les boîtes de nuit ou les soirées étudiantes pour 67,4 % d'entre eux.

La solitude est souvent invoquée pour justifier la non-pratique de certains loisirs : 20 % des femmes et 14 % des hommes qui ne font pas ou peu de sport ne veulent pas pratiquer une activité sportive seuls.

Pour 12 % des étudiants qui ne vont pas au musée ou visiter une exposition, ils ne veulent pas y aller seuls. La même raison est invoquée pour 18 % des femmes qui ne vont pas au café ou à la cafétéria.

Des signes de fatigue physique et psychologique largement ressentis au cours des douze derniers mois

– 62 % des étudiants répondent qu'ils ne se sont pas sentis en forme souvent ou de temps en temps au cours des douze derniers mois.

28. Somme des réponses « souvent » et « de temps en temps ».

– 54 % se sont sentis tendus ou agressifs (14 % souvent et 40 % de temps en temps).
– 45 % ont eu des difficultés de concentration souvent ou de temps en temps.
– 18 % déclarent s'être souvent sentis angoissés et 27 % de temps en temps.
– Plus d'un étudiant sur deux déclare avoir eu des insomnies, même rarement.

Graphique 23

Part des étudiants ayant ressenti des signes de fatigue physique ou psychologique, souvent ou de temps en temps, au cours des 12 derniers mois

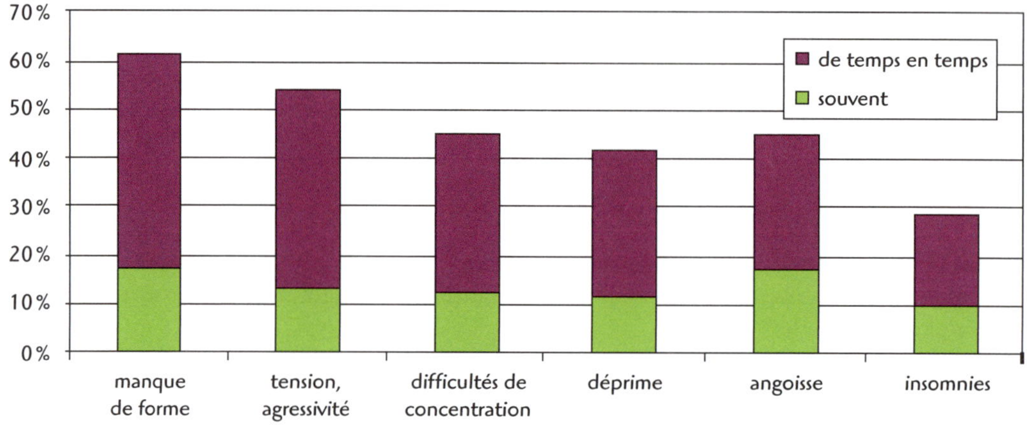

Source : enquête LMDE, juin 2005.

Pour l'ensemble de ces questions, les femmes sont plus concernées que les hommes

Elles sont deux fois plus nombreuses que les hommes à déclarer avoir souvent eu des insomnies, des angoisses, des phases de déprime, avoir ressenti de l'agressivité et des baisses de forme. Pour les difficultés de concentration, les différences sont moins marquées puisque 79 % des étudiants en ont eu, même rarement et 82 % des étudiantes.

Les études, premier facteur perturbant pour les étudiants

Les études sont la première chose qui perturbe les étudiants. Viennent ensuite les relations avec les petits amis. Près d'un tiers de ceux qui ont déclaré s'être sentis tendus, l'imputent à leurs relations avec leurs parents. Les finances constituent une source d'insomnies, de déprime et d'angoisse pour 20 % des étudiants.

Plus des trois quarts des étudiants en ont parlé à leurs amis

On constate en effet que ces signes de manque de forme physique ou psychologique qui ont concerné un grand nombre d'étudiants ne sont pas restés secrets. 79 % en ont parlé à leurs amis, 55 % à leur petit ami et presque autant en ont parlé à leur mère.
37 % qui ont pu avoir ces baisses de forme ou de moral en ont parlé à un autre membre de la famille que leurs parents. 28 % en ont parlé à leur père.
Le recours au système de santé n'est pas négligeable puisque 35 % déclarent avoir parlé de ces difficultés à un médecin généraliste, un spécialiste ou un psychiatre.
9 % des hommes n'en ont parlé à personne contre 3 % des femmes.

Pour moins d'un étudiant sur trois, ces difficultés sont propres à l'enseignement supérieur

En effet 71 % des étudiants déclarent avoir déjà ressenti des signes de fatigue physique ou psychologique lorsqu'ils étaient au lycée.

Les idées suicidaires, un phénomène loin d'être minoritaire

15 % des étudiants déclarent avoir eu des idées suicidaires au cours des 12 derniers mois, et ce plusieurs fois pour la moitié d'entre eux.
Le baromètre santé 2000 révélait que 8,2 % des femmes de 20 à 25 ans (et 12 % des jeunes femmes de 15 à 19 ans) avaient eu des idées suicidaires au cours des 12 derniers mois contre 4,9 % pour les hommes du même âge (et 3,7 % des hommes de 15 à 19 ans). Les proportions déclarées par les étudiants sont largement supérieures puisque 12 % des hommes et 17 % des femmes déclarent avoir pensé au suicide au cours des douze derniers mois.
Le fait que ces données aient été collectées à cinq ans d'intervalle peut-il être une explication ?
Il apparaît que les étudiants qui vivent seuls ont déclaré relativement plus d'idées suicidaires que ceux qui vivent entourés. Alors que les idées suicidaires affectent 15 % de l'ensemble des étudiants, elles touchent 24 % de ceux qui n'apprécient pas leur études.

Un étudiant sur deux n'en a pas parlé et plus particulièrement les garçons

Alors que 51 % des femmes ont parlé de ces idées suicidaires, seulement 43 % des hommes se sont confiés. Dans le baromètre santé il ressort également que les garçons se sont moins confiés que les filles. Parmi les étudiantes qui ont évoqué leurs idées suicidaires, une majorité en a parlé à leur petit(e) ami(e) et à leurs amis. 10 % de celles qui ont eu des idées suicidaires au cours des douze derniers mois se sont confiées à leur mère ou à un psychiatre.
Les hommes en ont parlé à leurs amis, puis petit(e)s ami(e)s puis à un professionnel de l'aide psychologique.

Tentatives de suicide

5 % des étudiants qui ont répondu à l'enquête ont déclaré avoir déjà fait une tentative de suicide, ce qui représente un effectif de 488 étudiants. Pour 4 % des étudiants, il y a eu une seule tentative.

Tableau 20

Tentative de suicide au cours de la vie, par âge, lors de l'enquête

Tranche d'âge	Baromètre santé 2000 Jeunes	Enquête LMDE 2005 Etudiants
18-19 ans	9,5 %	4 %
20-22 ans	7,7 %	5 %
23-25 ans	5,3 %	5 %

En comparant les données de l'INPES et celles de notre enquête, il semblerait que les étudiants déclarent moins de tentatives de suicides que l'ensemble des jeunes, du moins pour les tranches d'âge les plus jeunes. Notons cependant le contexte entre les deux enquêtes : une stratégie nationale d'actions face au suicide a été définie par le Ministère de la santé en 2000, pour une période de 5 ans. Un des axes de cette stratégie était notamment de « favoriser la prévention par un dépistage accru des risques suicidaires».

Ces données peuvent-elles résulter en partie d'une meilleure prévention du suicide ou mettent-elles en lumière une spécificité de la population étudiante ?
La part de filles ayant fait au moins une tentative de suicide est supérieure à celle des hommes (7 % contre 4 %). Des enquêtes nous révèlent cependant que le risque de mortalité par suicide est trois fois supérieur pour les garçons que pour les filles[29].
62 % des tentatives de suicide ont eu lieu avant l'entrée dans l'enseignement supérieur. Pour la plupart des étudiants elle s'est produite alors qu'ils avaient entre 17 et 18 ans. Elle a été plus précoce chez les femmes que chez les hommes.

Pour près d'un étudiant sur deux, les proches n'en ont pas eu connaissance

Pour 45 % des étudiants ayant fait une tentative de suicide leurs proches n'en ont pas eu connaissance. Comme pour les idées suicidaires, les hommes en ont moins parlé à leurs proches.

Après une tentative de suicide, le recours au système de santé est inégal et non systématique

56 % des étudiants ayant fait une tentative de suicide au cours de leur vie n'ont été ni admis à l'hôpital ni suivi par un médecin par la suite. Cette proportion représente 51 % des femmes (ayant fait une tentative de suicide) et 67 % des hommes.
32 % des suicidants ont été suivi par un psychiatre, un psychologue ou un psychothérapeute mais cela dans une proportion très inégale selon la catégorie socioprofessionnelle des parents. En effet, si près de 40 % des enfants de cadres ont été suivis, les étudiants dont le père est agriculteur, artisan, commerçant ou chef d'entreprise ne sont que 20 % à avoir été suivis.

Discussion

Ces résultats nous montrent que les amis sont le recours privilégié des étudiants. D'abord pour partager des moments de détente, puisque 95 % des étudiants le déclarent, puis pour se confier.
Les petits amis sont également des confidents.
Les étudiants trouvent aussi une oreille attentive auprès de leurs mères, tant pour les garçons que pour les filles.
Plusieurs points sont à souligner.
– Les étudiantes se confient beaucoup plus que les étudiants en cas de problème : en effet, même si elles sont relativement plus nombreuses à déclarer ressentir des situations problématiques, les garçons sont également concernés. Cependant ils ont tendance à le garder davantage pour eux.
– Plus le problème est grave, moins les étudiants en parlent : en effet ils déclarent parler de situations telles que des insomnies, des états d'agressivité ou de déprime. En revanche près de la moitié des étudiants ayant eu des idées suicidaires ou ayant fait une tentative de suicide n'en parlent pas à leurs proches.
– Le recours aux professionnels de santé au cours d'une situation problématique est limité et surtout différencié selon les milieux sociaux.
– Le fait d'avoir ressenti de la fatigue physique, des insomnies, des états d'agressivité, d'angoisse, de déprime ou encore des difficultés de concentration n'est pas, pour la majorité des étudiants, une nouveauté liée à leur entrée dans l'enseignement supérieur puisqu'ils avaient déjà ressenti cela au lycée. Cependant le fait que la grande majorité des étudiants soit concernée implique de ne pas négliger ce phénomène et de se pencher sur son origine.
– Le nombre de tentatives de suicides semble plus faible que chez les jeunes en général ou alors en diminution, cependant la déclaration de pensées suicidaires n'est pas minoritaire et peut être le signe d'un mal-être psychique profond et dissimulé.

29. *La Souffrance psychique des adolescents et des jeunes adultes*, Haut Comité de la santé publique, février 2000.

LES VIOLENCES

Apparence physique, religion, orientation sexuelle et sentiment d'exclusion

Si 39 % des étudiants déclarent avoir déjà eu un sentiment d'exclusion en raison de leur apparence physique, cela concerne 42 % des femmes et 34 % des hommes. Notons que, pour 7 % des étudiants, cela s'est souvent produit.
7 % des étudiants se sont sentis mis à l'écart en raison de leur religion, mais, pour 4 % d'entre eux, cela a eu lieu rarement.
Ce sentiment s'accroît avec l'âge puisque 12 % des étudiants de 26 ans et plus déclarent avoir déjà vécu ce sentiment d'exclusion.
5 % des étudiants se sont sentis mis à l'écart en raison de leur orientation sexuelle. Les femmes sont moins concernées que les hommes (respectivement 2 % contre 5 %)

Le sentiment d'exclusion dû à des remarques sexistes

23 % des filles ayant répondu à notre enquête déclarent avoir subi des remarques sexistes ; pour 6 %, cela arrive de temps en temps et pour 16 % rarement.
La proportion de filles concernées s'accroît avec l'âge. Elle est aussi plus importante chez celles exerçant une activité professionnelle, ce qui peut s'expliquer à la fois par le fait que celles qui travaillent sont les plus âgées et que le monde du travail multiplie les expositions au sexisme. Les académies où se concentrent les taux significativement les plus élevés sont :
– Lyon (27,8 %) ;
– Paris (26,6 %).
Les académies où se concentrent les taux les moins élevés sont :
– Rouen, où 11,5 % des étudiantes déclarent avoir déjà fait l'objet de remarques sexistes ;
– Limoges (8,3 %)

Le sentiment d'exclusion dû à des remarques racistes

13 % des enquêtés déclarent avoir déjà subi des remarques de caractère raciste. Ce résultat est obtenu sur la totalité des étudiants. On peut donc en déduire que, rapporté à la proportion d'étudiants susceptible d'être victimes de racisme, il est relativement élevé. La proportion est quasiment identique pour les filles et les garçons. Comme pour le sexisme, ceux qui exercent une activité professionnelle régulière sont plus nombreux que la moyenne à avoir subi des remarques racistes.
Les étudiants qui ont obtenu leur baccalauréat à l'étranger dans un pays hors de l'Union européenne sont 46,4 % à s'être déjà sentis exclus par des remarques racistes (dont 9,6 % souvent) contre 9,8 % des étudiants qui ont obtenu leur bac en France.
Les académies où se concentrent les taux les plus élevés, tous étudiants confondus sont :
– Créteil (20,3 %) ;
– Versailles (16,4 %) ;
– Paris (16,1 %).
L'académie où se concentrent les taux les moins élevés est :
– Nantes (5,6 %).

L'expérience du sentiment d'exclusion dans l'enseignement supérieur

14 % des répondants déclarent avoir déjà ressenti un sentiment d'exclusion dans l'enseignement supérieur. Ce sentiment augmente avec l'âge et les ressources. Les académies où se concentrent les taux les plus élevés sont Limoges, Nice, Créteil (19 % chacune) et Clermont (18 %).
Les académies où se concentrent les taux les moins élevés sont Amiens, Bordeaux et Nantes (9 %).

Injures et insultes dans l'enseignement supérieur : un lieu assez protégé

24 % déclarent avoir fait l'objet d'insultes au cours des 12 derniers mois, garçons et filles de façon égale. Pour 33 % d'entre eux, le lieu d'insultes a été la rue et pour 12 % le lieu d'études.
Les académies où se concentrent les taux les plus élevés sont Créteil (30 %) et Lille (29 %).
L'académie où se concentre le taux le moins élevé est Nantes avec 17,3 % d'étudiants concernés.
Suite à l'enquête Nationale sur les Violences Envers les Femmes (ENVEFF) menée par l'Ined en 2001, nous avons voulu savoir ce qu'il en était de la situation des étudiant par rapport aux violences. Sont-ils épargnés ou au contraire peut-on noter des spécificités ?

L'agression physique

8 % des hommes et 5 % des femmes déclarent avoir subi une agression physique au cours des 12 derniers mois. Près de la moitié des femmes et environ un quart des hommes connaissaient leur agresseur. Pourtant 78 % n'ont pas porté plainte, dans une proportion identique pour les hommes et les femmes.
La rue est le premier lieu cité pour les agressions physiques par les garçons et les filles. Seulement 1 % des garçons citent la famille comme lieu d'agression, contre 8 % des filles.
3 % des filles agressées l'ont été en résidence universitaire, ce qui en fait un lieu plutôt protégé.

Les agressions sexuelles

15 % des femmes et 3 % des hommes ont subi une agression sexuelle. L'enquête de l'ENVEFF[30] qui indiquait que 11 % des femmes avaient subi au moins une agression sexuelle avait été jugée par certains commentateurs comme exagérée et victimiste, elle est ici, malheureusement confirmée.
– 3,6 % des femmes ont subi du harcèlement (7,5 % des 26 ans et plus et 4,7 % des 23-26 ans),
– 9 % ont subi des attouchements (5,4 % dans l'enquête ENVEFF), les femmes de 26 ans et plus sont 15,5 % dans ce cas ;
– 5,3 % ont subi une tentative de rapports forcés (5,7 % dans l'enquête ENVEFF), 9,3 % des femmes de 26 ans et plus.
14 % de ceux qui ont vécu leur enfance en habitat collectif déclarent avoir subi une agression sexuelle alors que ceux qui ont vécu leur enfance en habitat individuel sont dans ce cas pour 8 % d'entre eux.
Les académies où se concentrent les taux les plus élevés sont Créteil, Paris et Lyon.
Notons que dans l'académie de Créteil 5,4 % des femmes déclarent avoir été victimes de harcèlement sexuel contre 3,6 % des femmes en moyenne.

Le lieu de l'agression

24 % des étudiantes qui ont subi une agression sexuelle l'ont subie dans le cadre familial et 16 % dans la rue. Pour 10 %, l'agression a eu lieu chez des amis, pour 4 % dans les transports en commun et 33 % répondent qu'elle a eu lieu ailleurs. Qu'ils aient passé leur enfance en maison individuelle ou en collectif, la part d'agressions vécues au sein de la famille est la même. Mais les agressions dans la rue sont supérieures chez ceux qui ont principalement vécu en habitat collectif.

30. *Les Violences envers les femmes. Une enquête nationale.* La Documentation française, 2003.

66 % des femmes ayant subi une agression sexuelle connaissaient leur agresseur ainsi que 74,5 % des femmes ayant subi une tentative de rapport sexuel forcé.
82 % ont parlé de leur agression et parmi elles :
– 69 % dans leur entourage d'amis ;
– 36 % à leur mère ;
– 17 % à un psychothérapeute ;
– 5 % à une personne de l'établissement scolaire ou professionnel ;
– 9 % des étudiants victimes d'une agression sexuelle ont porté plainte.

Le rapport sexuel forcé

4 % des femmes déclarent avoir subi un rapport sexuel forcé (2,7 % dans l'enquête ENVEFF) et 1 % des hommes. La proportion d'étudiantes ayant subi un rapport sexuel forcé augmente avec l'âge, ce qui laisserait supposer que pour beaucoup ce rapport sexuel forcé a eu lieu après 19 ans.
Pour 28 % le rapport sexuel forcé a eu lieu chez un ou des amis et pour 13 % il a eu lieu en famille. Celles qui vivaient en maison individuelle ont été plus nombreuses à subir les viols chez des amis que celles qui vivaient en collectif, qui semblent avoir été plus nombreuses à subir les rapports forcés en famille. Dans 88 % des cas, l'agresseur est connu. Selon l'enquête ENVEFF, pour les femmes ayant subi un rapport sexuel forcé, l'agresseur était connu dans 87,5 % des cas.
72 % des femmes ont parlé de leur rapport forcé :
– 65 % à leurs amis, 39 % à un ou des amis, 27 % à leur petit ami ;
– 23 % ont parlé à leur entourage familial ;
– 8 % à leur père ;
– 14 % à leur mère ;
7 % ont porté plainte.

Discussion

L'ENSE montre que le milieu étudiant ne réunit pas une population plus protégée que la population générale. Cela étant, les lieux d'agressions et les agresseurs déclarés permettent de dire que le cadre même de l'enseignement supérieur constitue un lieu assez protégé. On observe des différences très nettes entre les académies, différences qui devront faire l'objet d'approfondissements indispensables pour une interprétation ultérieure.
On peut d'ores et déjà s'étonner du peu d'étudiants qui portent plainte suite à des violences ou des rapports sexuels forcés. Même si ce chiffre peut s'expliquer par la connaissance de l'agresseur, qui est très souvent un proche, il traduit vraisemblablement les difficultés qui résultent de ces situations : quelle prise en charge ? à qui en parler ?

UNE SOCIÉTÉ ÉGALITAIRE... SURTOUT POUR LES HOMMES

Nous avons interrogé les étudiants sur la perception qu'ils ont de leur place dans la société. Leur jugement sur l'égalité des sexes est sans détour. Même si 53 % d'entre eux jugent de manière générale qu'il existe une égalité entre les hommes et les femmes, ces dernières sont seulement 50 % à le penser contre 58 % des hommes. Ce jugement est approuvé par 84 % d'entre eux et 78 % des femmes à propos de l'égalité dans l'enseignement.

Les étudiants ne sont plus que 28 % à l'admettre dans la répartition des tâches domestiques. La différence entre les garçons et les filles est encore plus flagrante : 34 % des hommes trouvent qu'il y a plutôt une répartition égalitaire des tâches domestiques entre les hommes et les femmes contre seulement 23 % de femmes. Pourtant 58 % jugent que l'égalité existe dans la répartition des responsabilités parentales. Parmi les 22 % d'étudiants qui trouvent qu'il existe plutôt une égalité dans le monde du travail, il n'y a 18 % des filles qui sont d'accord avec cette affirmation.

Graphique 24

Etudiants jugeant qu'il existe une égalité homme-femme pour chacun des domaines cités

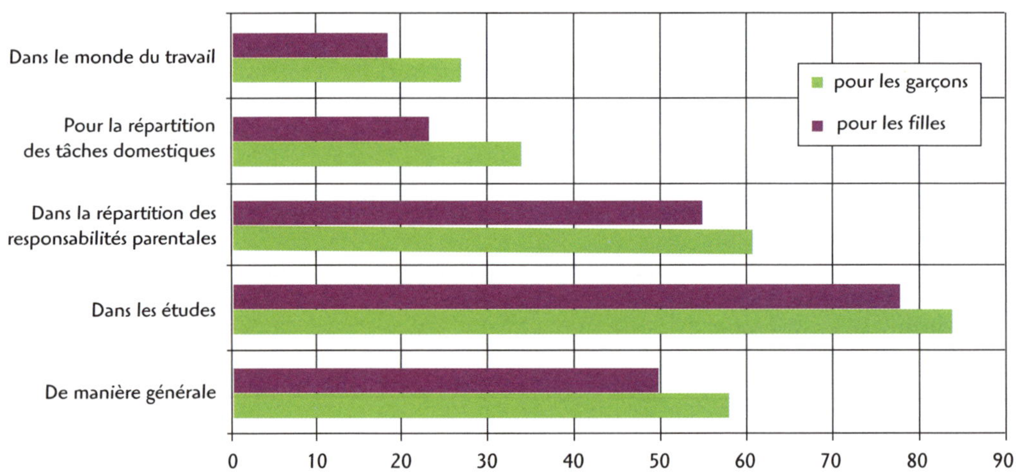

Notons que la différence des réponses entre hommes et femmes est significative dans chacun des cas.

Le jugement sur la société actuelle

Alors que filles et garçons s'accordent pour dire à 66 % que la société actuelle n'est pas favorable à leur génération, on observe des différences d'appréciation entre les sexes pour les autres questions :
– 58 % des étudiants estiment que la société actuelle est répressive, les garçons se montrent nettement plus sensibles à cela puisqu'ils sont 61 % à le penser contre 55 % des filles ;
– seulement 38 % des étudiants pensent que la société permet aux jeunes de réussir et 35 % des filles pensent le contraire. Alors que les enfants de cadres sont 43 % à penser que notre société permet de réussir, les enfants d'ouvriers ne sont plus que 30 % dans ce cas ;
– 46 % des étudiants pensent que la société actuelle est plus favorable à leurs parents et 47 % qu'elle est plus favorable à leurs grands-parents.
Ceci est corroboré par le jugement sur l'égalité dans la société puisque seulement 27 % des étudiants, et davantage les garçons que les filles, jugent la société égalitaire. Ce sentiment est de moins en moins partagé au fur et à mesure de l'avancement dans les études.
Les réponses des étudiants sur la confiance dans l'avenir dénotent ce même état d'esprit :
– 8 % des garçons ont tout à fait confiance dans l'avenir contre seulement 3 % des filles soit une moyenne de 5 % de l'ensemble de notre échantillon ;
– 45 % des étudiants se déclarent assez confiants.
Près d'un étudiant sur dix, et cela dans une proportion identique quel que soit le sexe, n'a pas du tout confiance dans l'avenir et 39 % ont peu confiance.
Ces chiffres mettent en évidence un pessimisme certain chez les étudiants, qui manifestent ainsi une certaine incrédulité sur la capacité de la société a être juste et à valoriser leur avenir.

CONNAISSANCE ET RECOURS AU SYSTÈME DE SANTÉ

Pour mémoire… quelques données de référence

Une étude du CETAF (Centre technique d'appui et de formation des Centres d'examens de santé) menée en 2002 indique que la proportion de personnes n'ayant pas consulté de médecin depuis 2 ans est plus importante chez les hommes que chez les femmes, ce qui s'explique en partie par le suivi gynécologique. Entre 20 et 24 ans, 17 % des hommes et 8,6 % des femmes déclarent ne pas avoir consulté de médecin depuis 2 ans. Cet écart tend à se réduire avec l'âge, et le taux de non-recours au médecin ne cesse de décroître, avec une diminution plus marquée à partir de 45 ans chez les hommes. Après 75 ans, seulement 3,4 % des femmes et 3,9 % des hommes déclarent ne pas avoir consulté de médecin depuis 2 ans.
Les femmes vont plus souvent chez le dentiste que les hommes. Entre 30 et 65 ans le taux de non-recours au dentiste se stabilise autour de 23 % chez les hommes et 16 % chez les femmes.
La population étudiante se comporte de manière similaire : presque tous les étudiants (89 %) ont consulté au moins une fois depuis un an. Les femmes consultent un peu plus que les garçons, que ce soit le généraliste ou le dentiste.

Le recours des étudiants au système de santé

Le généraliste, le professionnel de santé le plus consulté par les étudiants

Le médecin le plus consulté par les étudiants est le généraliste : 89 % des étudiants déclarent l'avoir consulté au moins une fois au cours des 12 derniers mois.
Il y a peu de différences entre les étudiants pour les consultations de médecins généralistes au cours des douze derniers mois. On constate que les étudiants qui ont le plus consulté sont les plus jeunes (91 % des moins de 19 ans ont vu un généraliste contre 82 % des 26 ans et plus) et les femmes (91 % d'entre elles ont consulté contre 86 % des hommes).
La différence entre hommes et femmes est assez faible mais les hommes, s'ils ont consulté, l'ont fait moins souvent (plutôt une ou deux fois), alors que les filles ont plus déclaré avoir consulté au moins cinq fois dans l'année.
Le généraliste est le médecin que les étudiants consultent quand ils sont « malades » puisque pour seulement un quart d'entre eux il s'agissait d'un suivi régulier.

Les consultations de spécialistes : plus de filles ont consulté

Viennent ensuite le dentiste, consulté au moins une fois par près d'un étudiant sur deux, puis l'ophtalmologiste, consulté par un peu plus d'un tiers des étudiants : pour ces deux spécialités, les femmes ont également été plus nombreuses à consulter. La différence est plus marquée pour les visites chez l'ophtalmologiste.
Le dermatologue a été consulté par 22 % des hommes et 28 % des filles. Pour plus d'un tiers des étudiants cette consultation était inscrite dans le cadre d'un suivi régulier.
Notons que l'analyse des remboursements de prestations des étudiants affiliés au régime de sécurité sociale étudiante géré par la LMDE met en évidence la corrélation entre les consultations de méde-

cins spécialistes et l'offre de soins sur le territoire. En effet la répartition des médecins spécialistes sur le territoire français semble être un facteur qui conditionne l'accès à ces consultations. Les zones attractives sont les grandes villes (Paris, Bordeaux, Lyon) et le sud de la France.

Le suivi gynécologique

Si 51 % des étudiantes ont consulté un gynécologue au cours des douze derniers mois, et ce une fois pour la moitié d'entre elles, elles sont tout de même plus d'un tiers (38 %) à n'avoir pas consulté de gynécologue au cours des douze derniers mois.
Ces résultats semblent plus faibles que ceux que relevait le baromètre santé en 2000, puisque au cours des douze mois précédant l'enquête 48,1 % des filles de 18-19 ans, 63,3 % des 20-22 ans et 74,4 % des 23-25 ans avaient consulté un gynécologue au moins une fois.
Est-ce parce qu'elles n'ont jamais consulté ou ont-elles consulté un an et demi auparavant ? Pour 71 % des étudiantes ayant vu un gynécologue au cours des douze derniers mois, il s'agissait d'une consultation dans le cadre d'un suivi régulier.
71,4 % des étudiantes ayant eu des rapports sexuels ont fait pratiquer un frottis et pour une large part d'entre elles leur dernier frottis date de moins d'un an. Dans l'enquête de l'Insee, entre 70 et 80 % des femmes entre 20 et 25 ans ont déclaré un frottis dans les deux années précédant l'enquête. L'INPES donne le chiffre de 75,6 % des femmes de 20 à 25 ans sexuellement actives. Dans notre enquête, les étudiantes les plus âgées sont plus nombreuses à avoir fait pratiquer un frottis : 74,4 % des étudiantes de 23 à 25 ans et 63,3 % de celles de 20 à 22 ans.

Les consultations chez le kinésithérapeute

Si l'on analyse la régularité des consultations par activité, on observe que la moyenne du nombre de consultations au cours des douze derniers mois est la plus importante pour le kinésithérapeute, même si peu d'étudiants sont concernés (près d'un sur dix). Les étudiants qui ont consulté un kiné l'ont fait en moyenne 8,85 fois au cours des 12 derniers mois.

Le recours aux « psy » : deux fois plus de femmes

Dans le but de mieux définir le mal-être chez les étudiants, l'étude du recours aux professionnels de la santé mentale semble primordiale.

Le psychiatre

L'enquête révèle que 6 % des femmes et 3 % des hommes ont consulté un psychiatre au cours de l'année écoulée. L'ampleur de cette différence entre les sexes ressortait également selon l'INPES en 2000. Le nombre moyen de consultations est de 6,38 par consultant. Les étudiants les plus âgés ont relativement plus consulté que les autres. Les enfants de cadres semblent également légèrement sur représentés parmi les consultants.
Les jeunes qui ont le plus déclaré consulter un psychiatre étudient dans l'académie de Marseille, de Bordeaux, de Toulouse et de Montpellier. Ce résultat est cohérent avec les données LMDE sur le remboursement des prestations qui désignent (avec Paris) ces académies comme celles où les étudiants consultent le plus.
La majorité des étudiants qui consultent un psychiatre l'ont vu cinq fois ou plus au cours des douze derniers mois. Et ils ont déclaré également en grande majorité (71 % des consultants) qu'il s'agissait de consultations dans le cadre d'un suivi régulier.
Les données de la consommation médicale des relevés de prestations LMDE indiquent que le nombre moyen de consultations pour les étudiants ayant consulté un psychiatre (pour l'année universitaire 2003-2004) est de 9,3, soit deux (ou trois) consultations de plus que les étudiants ayant répondu à l'enquête.

Le psychologue

5 % des étudiants ont consulté un psychologue au cours des douze derniers mois. Comme les consultations chez le psychiatre, pour plus de la moitié d'entre eux, il y a eu 5 visites ou plus. 6 % des femmes sont concernés, pour deux fois moins de garçons.
Pour les visites chez un psychiatre et un psychologue, même si les effectifs concernés sont faibles (respectivement 5,2 % et 5 % de notre échantillon déclarent avoir consulté ces spécialistes), le nombre moyen de consultations est de 7,36 et 7,04 consultations par étudiant. A l'intérieur de ces échantillons on constate un phénomène significatif dans la qualité de la prise en charge : alors qu'un tiers des étudiants concernés a consulté au moins treize fois dans les douze derniers mois faisant la démonstration d'un suivi régulier, 47 % ont consulté un psychiatre ou un psychologue moins de 5 fois. Ces chiffres interrogent sur la prise en charge régulière du mal-être des étudiants. Le nombre important d'étudiants déclarant avoir fait une tentative de suicide et présentant un certain mal-être traduit ainsi les difficultés rencontrées par les étudiants pour consulter sur des sujets aussi essentiels que la santé mentale.

Les lieux de consultations et de prise en charge

La médecine de ville est le principal recours pour les filles comme pour les garçons
95 % des étudiants ont consulté dans un cabinet de médecine libérale, 14 % à l'hôpital puis 15 % dans un centre de santé gratuit ou non. On ne constate pas de différence significative selon le sexe.
En revanche, les étudiants de 26 ans et plus, soit les plus âgés (qui sont également les plus autonomes), consultent moins en cabinet libéral, et plus à l'hôpital et dans les centres de santé.

Seulement un étudiant sur dix fréquente les centres de santé mutualistes, et beaucoup ne les connaissent pas
11 % se sont rendus dans un centre de santé mutualiste et ce dans une proportion très proche pour les garçons et les filles. Parmi les raisons invoquées pour expliquer le non-recours aux centres de santé mutualistes, 50 % déclarent qu'ils ne savaient pas que ça existait et 50 % disent qu'ils n'en connaissent pas. Les étudiants de moins de 19 ans sont plus nombreux à déclarer ne pas connaître l'existence des centres mutualistes. On note également que 57 % des étudiants résidant en cité universitaire ne connaissent pas l'existence de ces centres.
Si 33 % des étudiants ne consultent pas les centres car ils préfèrent s'adresser à un médecin libéral, ils sont 38 % parmi les étudiants en médecine. Pour 8 % des répondants, le centre de santé mutualiste est trop loin du domicile et 3 % invoquent un délai d'attente trop long. Notons que le délai est ici une notion subjective et qu'il a été volontairement laissé à l'appréciation de l'étudiant.

Le renoncement aux soins
Au cours des douze derniers mois, 2 % de notre échantillon n'ont consulté aucun médecin. Parmi eux 47 % parce qu'ils n'ont pas été malades. Notons que les femmes sont relativement plus nombreuses à déclarer avoir été malades.
22 % des étudiants qui n'ont pas consulté ont été malades mais se sont soignés tout seuls et 15 % « ont attendu que ça passe ». Très peu d'étudiants déclarent n'avoir pas du tout consulté pour des raisons financières.
En revanche, ils sont plus nombreux (23 %) à déclarer avoir renoncé à certains soins ou à des traitements parce qu'ils étaient trop chers. Les soins dentaires puis les traitements ophtalmologiques (lunettes, lentilles) sont surtout cités.
Alors que 13 % des femmes ont déclaré avoir renoncé à des soins dentaires, 10 % des hommes ont fait ce constat. Les étudiants les plus âgés ont également eu plus de difficultés à recourir à des soins dentaires ou ophtalmologiques.
22,9 % des étudiants ayant souscrit un contrat de complémentaire santé ont renoncé à des soins au cours des douze derniers mois, alors que 32,5 % de ceux n'ayant pas de complémentaire déclarent y

avoir renoncé. Notons qu'ils sont significativement plus nombreux à avoir renoncé à des soins ou traitements ophtalmologiques et dentaires.

Tableau 21

Renoncement à des soins au cours des douze derniers mois et complémentaire santé

	Renoncement aux soins			
Complémentaire	Oui (N)	Non (N)	NSP (N)	TOTAL (N)
Oui	22,9 % (1 526)	72 % (4 847)	4,3 % (286)	100 % (6 660)
Non	32,5 % (384)	62 % (730)	5,8 % (68)	100 % (1 182)
Moyenne	23 %	75 %	5 %	100 % (9 228)

Source : ENSE, LMDE, 2005.

Les services de santé spécifiques aux étudiants

42 % des étudiants n'ont jamais passé de visite médicale au service de médecine préventive de leur établissement, ni dans l'enseignement supérieur, ni au lycée. On note tout de même un effet d'âge pour ceux qui ont répondu avoir effectué une visite au cours de leurs études supérieures puisque, plus les étudiants avancent en âge, plus ils déclarent avoir consulté.

Il est intéressant de noter qu'il n'y a pas sur ce point de différences entre les hommes et les femmes alors que pour le recours au système de santé « hors université », ces dernières consultent souvent plus que les hommes, y compris en population générale, surtout pour les médecins spécialistes.

On a également demandé aux étudiants s'ils connaissaient les Bureaux d'Aide Psychologique Universitaire (BAPU), et 88 % des étudiants déclarent que non. Cependant des différences sont à noter entre les académies : les étudiants des académies d'Aix-Marseille, de Lille et de Strasbourg ont davantage déclaré connaître ces structures de prise en charge.

L'autonomie dans le recours aux soins

Qui choisit la complémentaire ? Combien d'étudiants ne savent pas s'ils sont couverts pour le risque maladie ?

Si 72 % des étudiants ont souscrit pour l'année en cours un contrat de complémentaire santé, cela concerne 69 % des hommes et 75 % des femmes. 12 % des étudiants ne savent pas répondre à cette question contre 10 % des étudiantes, ce qui signifie qu'un étudiant sur dix ne connaît pas son niveau de protection et de prise en charge.

On peut considérer qu'entre 70 % et 85 % des étudiants sont couverts en complémentaires, ce qui en fait une des populations les moins bien couvertes par ce type de contrat y compris si on se réfère à la fourchette haute.

Selon une enquête du Credes, 14,2 % des jeunes de 20 à 29 ans n'ont pas de couverture complémentaire[31]. Dans l'ENSE 13 % des étudiants entre 20 et 29 ans ont répondu qu'ils n'avaient pas de complémentaire. Et 8 % d'entre eux ne savent pas répondre à cette question.

Ce sont d'abord les plus jeunes qui ne savent pas répondre à cette question puisque 21 % des étudiants de 19 ans et moins ne savent pas s'ils sont couverts contre seulement 5 % des étudiants de 23 à 25 ans et 3 % des plus âgés. Notons que les plus jeunes peuvent conserver la couverture du régime obligatoire de leurs parents, cela les conduit probablement à moins se soucier de leur couverture complémentaire, qui peut demeurer celle de leurs parents.

31. Enquête Soins et Protection Sociale 2000, Institut de Recherches et d'Etudes en Economie de la Santé (Iredes, ex-Credes).

Les plus autonomes dans la vie sont aussi les plus autonomes dans la gestion de leur santé

Il n'est donc pas étonnant de constater que les étudiants plus âgés, ceux qui exercent une activité rémunérée et régulière, ceux qui vivent seuls ou en couple ont plus souvent choisi eux-mêmes leur complémentaire santé.

La mère intervient plus souvent que le père dans le choix de la complémentaire santé. La mutuelle étudiante est choisie par les étudiants les plus autonomes puisque pour 59 % des étudiants de 26 ans et plus ayant une complémentaire, pour 43 % des étudiants qui vivent seuls ou en cité universitaire, pour 43 % de ceux qui sont salariés, c'est eux qui l'ont choisie.

En revanche 52 % des étudiants de 19 ans et moins et 53 % de ceux de 20 à 22 ans partagent le contrat de complémentaire santé de leurs parents, auprès d'une mutuelle.

Plus d'un étudiant sur dix n'est pas couvert

Pour ces étudiants, la principale raison est financière : c'est trop cher (39 %). Alors que 29 % des hommes n'en voient pas l'utilité, seulement 16 % des femmes pensent cela. Rappelons que ce sont aussi elles qui ont tendance à consulter le plus fréquemment.

Les étudiants qui ne sont pas couverts consultent moins que les autres

Les 13 % d'étudiants déclarant ne pas avoir de complémentaire santé consultent moins de médecins que les étudiants qui sont couverts.

Graphique 25

Part des étudiants ayant consulté chaque professionnel de santé au moins une fois au cours des douze derniers mois selon l'existence d'une complémentaire santé

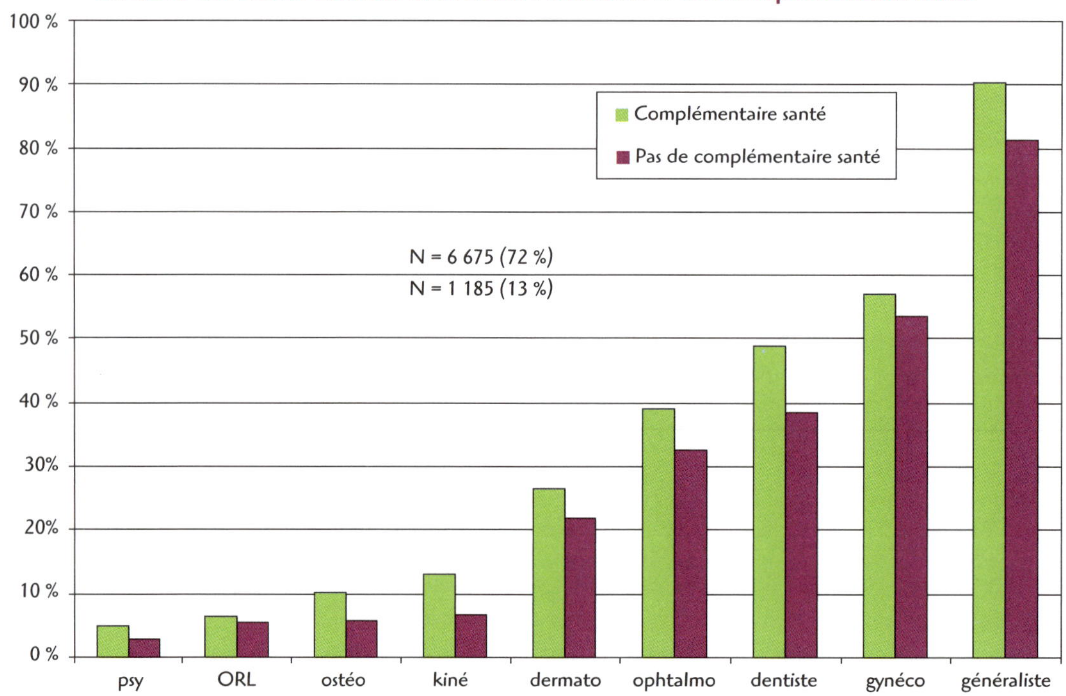

Source : ENSE, LMDE, 2005.

Comme le montre le graphique ci-dessus, alors que 90,4 % des étudiants couverts ont consulté un généraliste au moins une fois au cours des douze derniers mois, ceux qui ont déclaré ne pas avoir de complémentaire sont 81,3 % dans ce cas.
Pour les consultations dentaires on constate une différence de 10 points : 48,9 % des étudiants couverts ont consulté contre 38,6 % de ceux qui ne sont pas couverts.
Le fait d'avoir une complémentaire semble également très discriminant pour le fait de consulter un kinésithérapeute, un ostéopathe ou un psychiatre.
Pour toutes ces spécialités exceptés le psychiatre et l'ORL, il ressort que les étudiants couverts par une complémentaire santé sont significativement surreprésentés parmi les consultants par rapport à ceux n'ayant pas de complémentaire.

La consommation de médicaments

Les étudiants sont 12 % à déclarer consommer des vitamines, mais uniquement pendant les examens. On constate également une importante différence entre les sexes : 16 % des étudiantes sont concernées contre 8 % d'étudiants. 7 % des femmes et 4 % des hommes consomment des vitamines tous les jours. Les compléments alimentaires sont peu consommés, mais s'ils le sont c'est surtout par les filles les plus âgées et de manière occasionnelle. Notons que les plus grands consommateurs sont des sportifs quotidiens.
La consommation d'antidépresseurs est marginale chez les étudiants : 3 % des filles déclarent en consommer tous les jours pour seulement 1 % des garçons. 4 % des filles en consomment également moins d'une fois par mois. Les étudiants de 26 ans et plus sont surreprésentés parmi les consommateurs quotidiens d'antidépresseurs (4 % contre 2 % en moyenne).
33,2 % des étudiants qui ont déclaré consommer des antidépresseurs (même moins d'une fois par mois) ont consulté un psychiatre dans les douze derniers mois.
Parmi les étudiants qui en consomment tous les jours, 63,1 % ont vu un psychiatre au cours des douze derniers mois.
L'usage de médicaments stimulants est très peu répandu puisque 90 % des étudiants déclarent ne jamais en consommer. 3 % des hommes et 5 % des femmes déclarent en consommer uniquement pendant les examens.
C'est une pratique plus répandue parmi les étudiants en médecine puisque 10 % des étudiants déclarent utiliser des médicaments stimulants, mais pendant les examens seulement.
Pour ceux qui déclarent consommer des somnifères, la fréquence est inférieure à une fois par mois. L'usage quotidien de somnifères est faible.

Discussion

Ces données, révèlent que les hommes déclarent moins être malades, se soignent moins que les femmes et ont moins recours au système de soins. En effet le nombre d'étudiants garçons qui ont recours à des médecins est moins important que le nombre de filles : quand ils consultent, le nombre de consultations est moins élevé et ils consomment relativement moins certains médicaments (vitamines, somnifères, antidépresseurs).
L'analyse du remboursement des prestations des étudiants affiliés à la Mutuelle des Etudiants met en évidence le même phénomène. En effet, alors que 74 % des femmes ont eu recours au moins une fois à un médecin généraliste dans l'année, seulement 60 % des hommes ont consulté.
N.B. : la population des étudiants qui a été consultée regroupe les affiliés et les adhérents, c'est-à-dire les étudiants ayant souscrit une complémentaire santé, alors que l'analyse des remboursements inclut seulement les affiliés. L'écart entre les taux dans l'enquête par courrier et sur les remboursements de prestations peut probablement être expliquée par cette différence de couverture.

Sur les signes de détresse (idées suicidaires mais surtout tentatives de suicide), on constate que consulter est une étape plus tardive pour les garçons. Cependant ces signes ne sont pas à négliger même s'ils sont moins déclarés. Cela implique de maintenir un effort de prévention en direction de tous les étudiants, car ceux qui n'en parlent pas sont également concernés.

Les étudiants et les réformes du système de santé

Les médicaments génériques

75 % des étudiants consomment des médicaments génériques. Seulement 2 % d'entre eux déclarent préférer les médicaments de marque. 15 % n'ont pas eu l'occasion d'en consommer.

Les femmes sont plus nombreuses à avoir consommé des médicaments génériques : 83 % contre 66 % des hommes. Mais s'ils n'en ont pas consommé, c'est surtout parce qu'ils n'en ont pas eu l'occasion.

7 % des étudiants déclarent ne pas vraiment savoir ce qu'est un médicament générique.

Depuis près de deux ans, LMDE incite les étudiants à recourir aux médicaments génériques, notamment par une information sur les relevés de prestations. Cette information semble donc efficace.

L'information sur la réforme de l'assurance maladie

52 % des étudiants qui ont répondu à l'enquête se disent assez mal informés sur la mise en œuvre de la réforme de l'assurance maladie, 23 % très mal informés et 21 % assez bien informés. Les réponses des hommes et des femmes à cette question sont très proches.

Cependant le désir d'information est bien présent puisque seulement 2 % des étudiants ne sont pas prononcés. Les deux premières sources d'information souhaitées par les étudiants sont les médias (66 %) puis leur mutuelle (59 %). Les femmes et les étudiants plus âgés semblent plus sensibles à l'information sur la réforme délivrée par leur mutuelle.

Le choix du médecin traitant

53 % des étudiants ont l'intention de choisir leur médecin « de famille » comme médecin traitant, mais 33 % n'ont pas encore pris de décision. Les étudiants qui ne vivent plus chez leurs parents sont relativement plus nombreux à être indécis. En effet, l'éloignement du domicile familial est une source de difficultés dans le choix du médecin traitant.

Ils sont également plus nombreux à avoir choisi un médecin installé à proximité de leur lieu d'études (18 % pour les étudiants vivant seuls contre 11 % de ceux qui vivent chez leurs deux parents).

Le tiers payant

Plusieurs définitions du tiers payant étaient proposées : 40 % des étudiants ont choisi la bonne réponse, à savoir « la dispense d'avance de frais dont peuvent bénéficier les assurés sociaux ». Les étudiants ayant le mieux répondu sont les filles, les étudiants les plus âgés (56 % des plus de 26 ans), les étudiants salariés (45 %) et les étudiants vivant seuls (43 %).

Notons que 45 % des étudiants de médecine n'ont pas su répondre à cette question. Cela incite à s'interroger sur la place de l'enseignement du système de santé dans les études médicales.

LES HABITUDES ALIMENTAIRES DES ÉTUDIANTS

Partant du constat que les adolescents et les jeunes adultes « constituent une population à risque en ce qui concerne la qualité et la diversité de leur alimentation (moindre diversité, inadéquation élevée des apports en calcium, faiblesse des apports en produits laitiers, de fruits et légumes et de poissons)[32] », nous avons voulu mieux connaître l'alimentation des étudiants.

Les repas

On constate que 21 % des étudiants ne prennent généralement pas leur petit déjeuner.
Il n'y a pas de différence notable entre les hommes et les femmes sur la prise du déjeuner et du dîner. En revanche 25 % des hommes ne prennent pas leur petit déjeuner contre 17 % des filles.
Les enquêtes en population générale indiquent que neuf français sur dix consomment quotidiennement les trois repas principaux, ce qui constitue le modèle alimentaire dit « traditionnel ». Celui-ci est également caractérisé par plusieurs plats et par un repas partagé avec d'autres personnes.
L'INPES indique cependant que « les modes de vie actuels sont susceptibles de contraindre ce modèle et de le modifier[33] ». S'il perdure pour le moment par l'existence de trois repas rythmés, la structure des repas de midi et du soir est plus simple, le nombre de plats tend à diminuer.
L'Observatoire de la vie étudiante confirme en partie ce phénomène pour les étudiants puisque la simplification des repas principaux concerne de plus en plus d'étudiants au fil des années (les étudiants ayant déclaré prendre au moins un dîner réduit la semaine précédant l'enquête étaient 37,6 % en 1994 contre 43,3 % en 2000)[34]. Le manque de temps et la restauration à l'extérieur du foyer tendent à privilégier les formes d'alimentation rapide pour les repas de midi.
Il ne semble pas y avoir de différence entre les étudiants salariés, ceux qui ne vivent plus chez leurs parents ou encore selon les filières.

L'équilibre alimentaire

Plus d'un étudiant sur trois estime ne pas manger de manière équilibrée et ce dans une même proportion pour les hommes et pour les femmes.
Notons que, pour la population française, une alimentation saine se définit autour de trois notions : la naturalité, le rythme alimentaire et l'équilibre alimentaire. Ce dernier concept ne recouvre pas la même réalité pour tout le monde. Par ailleurs, il est également constaté qu'entre les représentations d'une alimentation saine et les pratiques réelles il existe un réel décalage[35].
Les résultats de l'enquête santé de l'Insee révèlent que plus de 70 % des personnes interrogées entre 18 et 25 ans estiment se nourrir de manière équilibrée, ce qui est un peu inférieur à la population étudiante.

32. *Comparaison de deux enquêtes nationales de consommation alimentaire auprès des adolescents et des adultes. Baromètre santé nutrition 2002 et INCA (98-99) : éléments de méthode et résultats*, AFSSA et INPES, juin 2004.
33. *Baromètre santé nutrition 2002.* Saint-Denis : INPES. Guilbert P., Perrin-Escalon H. : 259 p.
34. *Alimentation et santé*, résultats de l'enquête sur les conditions de vie des étudiants, OVE, Mai 2003.
35. « Les Français, l'alimentation et la santé », Pin S., Loisel J.-P., Couvreur A., INPES, *La Santé de l'homme* n° 358, mars-avril 2002.

Le manque de temps, première raison invoquée

62 % des femmes déclarent ne pas manger de manière équilibrée par manque de temps pour 57 % des hommes. Pour 38 % des femmes, la seconde raison est la difficulté à trouver des repas équilibrés sur le lieu d'études. Pour les hommes, la seconde raison est plutôt qu'ils ont du mal à définir ce qu'est une alimentation équilibrée.
La dernière raison, citée tout de même par près d'un tiers des étudiants, est le manque d'argent. Sur ce point, des différences sont à noter: les étudiants qui n'habitent plus chez leurs parents, qui travaillent et qui sont plus âgés sont plus représentés que les autres parmi ceux estimant avoir des difficultés financières à avoir une alimentation équilibrée.

L'alimentation s'est dégradée pour les décohabitants

Pour 53 % des étudiants ne vivant plus chez leurs parents, l'alimentation s'est dégradée depuis le départ du domicile familial. Les filles sont un peu moins nombreuses à le déclarer. Et pour 37 % elle est restée la même.

Que mangent les étudiants ?

Les aliments consommés le plus fréquemment par les étudiants sont les produits laitiers puisque 75 % d'entre eux en consomment tous les jours. Il citent ensuite les féculents puis les légumes.
On note ici des différences puisque, si 50 % des étudiantes déclarent manger des légumes tous les jours, seulement 38 % des étudiants sont dans le même cas. 10 % des hommes n'en mangent que quelques fois par mois.
Les étudiants qui vivent en cité U sont 37 % à manger des légumes tous les jours contre 50 % de ceux qui vivent chez leurs deux parents. Les femmes privilégient ensuite les fruits alors que les hommes mangent plus de viande.
Le Programme National Nutrition Santé[36] (PNNS) recommande une consommation quotidienne de 5 fruits et légumes différents par jour. Or seulement 34 % d'étudiants déclarent consommer des fruits quotidiennement et 45 % consomment des légumes tous les jours, ce qui est inférieur aux recommandations. Les étudiants privilégient largement les féculents et les produits laitiers.
En population générale, huit personnes sur dix mangent de la viande au moins une fois par jour, une part inférieure chez les étudiants puisqu'ils sont seulement 37 % à déclarer en manger tous les jours. Peu d'étudiants ont des consommations régulières de fast-foods, sodas ou aliments à grignoter.

La perception du poids

27 % des étudiantes et 16 % des étudiants se déclarent en surpoids.
Selon le baromètre santé 2000, 10,7 % des garçons et 6,2 % des filles de 12 à 25 ans seraient en surpoids, selon le calcul de leur indice de masse corporelle. Le surpoids ressenti est donc très probablement supérieur au surpoids avéré.
Les hommes sont plus nombreux à estimer avoir un poids insuffisant (21 % des hommes) que ceux estimant être en surpoids d'une part et que les femmes d'autre part.
Le baromètre santé révèle que 9,4 % des femmes suivent actuellement un régime amaigrissant. C'est plus que les hommes.
Si seulement 12 % des hommes déclarent avoir déjà fait un régime amaigrissant, les femmes sont près de la moitié dans ce cas, dont 28 % plusieurs fois.

36. www.sante.gouv.fr.

Les motivations entre hommes et femmes sont assez proches : en premier lieu pour des raisons esthétiques puis à cause du regard des autres pour 29 % d'entre eux. En revanche, les hommes sont plus nombreux à invoquer des raisons de santé.
La majorité des étudiants déclare avoir perdu du poids à la suite de ce régime et ce dans une proportion plus importante pour les hommes (86 % des femmes et 94 % des hommes).
Le suivi médical des régimes amaigrissants est assez faible puisqu'il concerne un étudiant sur cinq.

Discussion

L'élément marquant de cette analyse est qu'un tiers des étudiants de notre échantillon estime ne pas manger de façon équilibrée et cela surtout par manque de temps.
Parmi les étudiants ne vivant plus chez leurs parents, plus d'un sur deux déclare que son alimentation s'est dégradée depuis qu'il a quitté le domicile familial.

DEUXIÈME PARTIE

ENTRETIENS

ENTRETIEN AVEC DIDIER HOUSSIN, DIRECTEUR GÉNÉRAL DE LA SANTÉ, MINISTÈRE DE LA SANTÉ ET DES SOLIDARITÉS

C'est une étude très intéressante car je n'avais pas la notion d'enquête analogue spécifique sur les étudiants. Souvent on s'interroge sur la manière dont les étudiants abordent les questions de santé. Cette enquête a le mérite de décrire les choses, en mettant l'accent sur les principaux problèmes de santé qui se posent aux étudiants en particulier ceux qui sont liés aux comportements.

On trouve beaucoup d'enquêtes sur les adolescents, mais peu sur les étudiants. Après on passe aux adultes...

Exactement. Les adolescents ont longtemps été dans un no man's land, ils n'étaient plus des enfants et pas encore des adultes. Leur émergence en tant que population ayant ses problématiques spécifiques est récente. On peut voir le caractère nouveau des maisons d'adolescents, de la médecine pour adolescents, dans les établissements de santé. Il y a une émergence qui remonte à quelques années déjà. Et je pense que, les étudiants, personnes en période de transition, en phase d'initiation où ils passent de l'enfance à l'âge adulte, de la vie d'élève à la vie de professionnel, sont une population qui n'était pas très suivie du point de vue santé, ce qui ne veut pas dire qu'on n'avait pas une médecine adaptée, mais ils n'avaient pas fait l'objet d'études spécifiques. D'ailleurs le ministère a soutenu financièrement cette étude.

Sur le fond, cette enquête est utile et intéressante. Elle marque une étape très encourageante en matière de prise en compte des problèmes de santé. On est bien conscient que beaucoup de questions de santé publique qui concernent la population dans son ensemble se jouent à l'adolescence et même peut-être avant pour certains, mais à l'adolescence certainement, autour des questions alcool, tabac, cannabis, sexualité, prévention du suicide, tout ce qui tourne autour de la santé mentale.

La manière dont les comportements s'organisent à cet âge là est déterminante, or ce qu'on constate, c'est qu'il y a des éléments d'habitus très instructifs dans cette enquête. On dispose là concernant les étudiants d'informations précises qui permettent ensuite d'orienter les actions.

Il se trouve que le haut niveau de consommation alcoolique est un énorme problème. La part importante d'étudiants qui disent consommer du cannabis (36 %, ce n'est pas rien) est aussi frappante. Ce n'est pas une consommation marginale. Il est vrai que les motivations apparaissent au premier abord pas très inquiétantes : c'est pour essayer, pour s'amuser, mais derrière des motifs futiles, il y a malgré tout une consommation importante de cannabis.

Autre aspect frappant, la consommation de tabac. On est quand même à 33 % de fumeurs, c'est plus que la population générale. Donc pour le tabac, l'alcool, le cannabis, on a affaire à une population très touchée qui mériterait un effort particulier. Il y a une prégnance claire de ces addictions dans la population étudiante et dans la mesure où on est face à des gens jeunes qui vont partir sur une existence qu'on espère prolongée, il est important de pouvoir agir à leur niveau. Cela signifie que cela met en jeu la médecine universitaire, des actions d'information spécifiquement dirigées vers les étudiants comme celles que conduit l'INPES, sans doute des mesures d'évitement de tout ce qui peut encourager ces comportements.

Un autre sujet qui m'a paru important, est celui du suicide. On sait bien que la vie étudiante est accompagnée de stress à cause des examens, de la compétition. Il y aussi parfois remise en cause de l'estime de soi, des échecs aux examens dans une période qui est aussi souvent une période de bouleversements affectif et physique. La question du suicide se pose car lire que 15 % des étudiants ont évoqué des idées suicidaires, ça me paraît énorme. Ce qui paraît aussi important c'est que ces évocations restent des évocations *in petto* dans la moitié des cas, puisque, une fois sur deux les étudiants ayant eu ces idées suicidaires, n'en ont rien dit à personne : 5 % de ces étudiants, donc un tiers de ceux qui disent avoir eu des idées suicidaires, disent que personne n'en a eu connaissance. J'interprète ça en disant que chez un tiers de ces étudiants il y a eu tentative de suicide, tentative qui est restée dans le silence dans la moitié des cas. Ce qui est frappant, en dehors de la fréquence élevée, c'est la notion d'isolement et de solitude, alors qu'on pourrait penser que les étudiants sont en groupe, ils sont ensemble dans les cours. Il y a probablement un grand degré d'isolement pour certains d'entre eux, qui joue peut-être un rôle à la fois dans l'aggravation de la tendance suicidaire, le passage à l'acte et peut-être aussi la récidive. Parce qu'une fois qu'il y a eu passage à l'acte et que l'étudiant est là pour en parler, il peut être amené à récidiver.

Les deux points que je retiens sont la prégnance des addictions et la question du suicide.

Dernier point que je voudrais évoquer, c'est celui de la confiance en l'avenir. La moitié des étudiants dit qu'elle est peu ou pas confiante dans l'avenir. C'est tout à fait préoccupant. On ne peut pas ne pas faire le lien avec l'addiction et le suicide. Il y a apparemment un niveau d'inquiétude concernant l'avenir. On a affaire à des gens jeunes, qui sont en bonne santé. Or ce qui me frappe, c'est cet état psychologique d'inquiétude. Ou alors est-ce que cela veut dire qu'ils sont un peu blasés, car que signifie exactement « pas confiance dans l'avenir » ? Si on interroge des personnes âgées et qu'on leur demande si elles ont confiance en l'avenir, ça paraît assez normal qu'ils répondent non, mais s'agissant des étudiants, ça surprend énormément.

Cette enquête donne sans doute des éléments de compréhension des événements qui sont survenus il y a quelque temps (manifestations contre le CPE).

De plus, cette enquête a l'avantage d'identifier les problèmes et peut-être de faire prendre conscience des mesures à prendre. Par exemple, la question de l'isolement, ça peut être une mission que s'assignent les universités. On peut avoir l'illusion quand on est enseignant que les étudiants vivent en groupe. Or, il y a peut-être des méthodes pédagogiques qui ne mettent pas assez l'accent sur le travail en groupe et la vie de groupe. Le jugement individuel à travers l'examen individuel accentue encore beaucoup probablement cette question. Mais là, je sors de mon domaine de compétences.

ENTRETIEN AVEC BRUNO JULLIARD, PRÉSIDENT DE L'UNEF

Que pensez-vous de la création de l'observatoire EPSE par la LMDE et de la réalisation d'enquêtes sur la santé des étudiants ?
La massification de l'enseignement supérieur a considérablement bouleversé la sociologie de la population étudiante, même si l'on peut encore regretter qu'il n'y ait pas suffisamment de jeunes issus des classes populaires qui atteignent l'enseignement supérieur. Dès lors, les étudiants ne sont pas des privilégiés et subissent les aléas d'une société où la précarité est de plus en plus la règle. Aussi, l'UNEF considère que la meilleure connaissance des conditions de vie des étudiants doit éclairer les acteurs publics dans les solutions à apporter. La santé est un élément fondamental dans le déroulement des études. Elle peut être affectée par des conditions sociales difficiles. Le mal-être est, par exemple, à la fois un symptôme des difficultés rencontrées et une cause d'un échec.
C'est pour ces raisons que l'UNEF a répondu très favorablement à la sollicitation de la LMDE en intégrant l'observatoire EPSE. Car c'est à partir d'un diagnostic précis qu'on peut trouver des réponses adaptées aux véritables enjeux de la jeunesse.

L'enquête fait apparaître que 66 % des étudiants jugent que la société n'est pas favorable à leur génération alors que 38 % pensent que la société permet aux jeunes de réussir. Quelle est votre réaction face à ces données ?
Les étudiants ont peur de l'avenir, ce qui pour une société dite développée est très inquiétant. Alors que le chômage des jeunes atteint des niveaux insupportables, la seule réponse des pouvoirs publics a été la précarisation. La révolte des jeunes lors du malheureux épisode du Contrat première embauche a montré, si besoin était, que ceux-ci avaient le sentiment d'être la variable d'ajustement des politiques économiques et sociales. La précarité rencontrée par les jeunes en recherche d'emploi, beaucoup d'étudiants la vivent déjà quand ils doivent se salarier pour financer leurs études : c'est le cas pour 800 000 d'entre eux !
Ces données doivent donc conduire les pouvoirs publics à élaborer une politique vraiment ambitieuse pour l'emploi des jeunes et pour l'université. Il est intéressant de constater que les étudiants en grandes écoles sont plus confiants que ceux de l'université quand on sait que l'État octroie deux fois plus de moyens aux premiers !

Lorsque 15 % des étudiants déclarent avoir eu des idées suicidaires au cours des douze derniers mois, quelles conclusions en tirez-vous ?
Je ne voudrais pas dramatiser ou noircir le tableau. Il ne faudrait pas dire que tous les étudiants vont mal. Néanmoins, à la lumière de cette enquête, on mesure à quel point les signes de mal-être sont répandus : fatigue, stress, insomnies, etc. Cela montre encore une fois l'inadéquation des rythmes universitaires avec une vie composée pour beaucoup de petits boulots et de travail personnel souvent très important. Le chiffre que vous rappelez sur les idées suicidaires doit nous alerter encore davantage. Lorsqu'en plus la moitié de ces étudiants n'en ont parlé à personne, il y a bien là un risque majeur que le système de santé n'arrive pas à appréhender. On s'aperçoit également que les discriminations à caractère raciste ou homophobe sont des facteurs de mal-être qui n'épargnent pas les étudiants. Cela pose évidemment le problème de la médecine universitaire, qui manque aujourd'hui de moyens et

parfois de centralité au sein de l'université. Et que dire du nombre de petits établissements où il n'y a aucun dispositif médical ? Seul un investissement massif de l'État dans la médecine préventive universitaire permettra de diagnostiquer le plus tôt possible les situations sanitaires à risques et plus particulièrement les problèmes de santé mentale. Il est symptomatique de constater la fermeture, lors dernières décennies, de plusieurs bureaux d'aide psychologique universitaire. Il faut qu'il y ait enfin des consultations psychologiques gratuites dans tous les établissements.

Au cours de douze derniers mois, 23 % des étudiants avaient renoncé à des soins, notamment ophtalmologiques et dentaires, pour des raisons financières. Que faudrait-il faire pour remédier à ce problème ?

Ce constat est, sans exagération, tout simplement alarmant. Les reports de soins à notre âge, sont très inquiétants pour l'avenir. D'autant qu'une carie soignée précocement coûtera moins cher qu'une prothèse dentaire devenue nécessaire. Une fois encore, la place des médecines préventives universitaires doit être reconsidérée. Leur financement par l'État doit être renforcé substantiellement et leurs compétences élargies, avec la possibilité de réaliser directement des soins. Des bilans complets doivent être réellement effectués auprès de tous les étudiants.

La récente réforme de l'Assurance-maladie a accru le transfert de la prise en charge par la solidarité nationale à celle des complémentaires santé. Le fait, selon votre enquête, qu'au moins 13 % des étudiants n'ont pas souscrit à une complémentaire santé devient alors très préoccupant. Or c'est souvent par manque de moyens financiers que ces étudiants ne sont pas couverts. La nécessité d'une allocation d'autonomie est à nouveau mise en lumière. Car il est important que les étudiants puissent choisir leur mutuelle de manière autonome, car leur santé ne regarde qu'eux. À cet égard, la LMDE montre toute la pertinence d'une mutuelle gérée par et pour les étudiants, qui préserve le périmètre de la solidarité en s'adressant aux jeunes de façon adaptée.

Enfin, il faut dénoncer fermement les tarifs pratiqués par certains médecins, notamment dans les grandes villes, limitant ainsi l'accès aux gynécologues et aux autres spécialistes. La réforme de l'Assurance-maladie, loin de régler cette situation scandaleuse, a contribué à débrider les tarifs en créant une véritable médecine à deux vitesses. Et que dire de la situation des hôpitaux publics, lorsque les malades sont obligés de choisir des opérations privées onéreuses pour être soignés dans des délais raisonnables !

ENTRETIEN AVEC MARIE CHOQUET, DIRECTRICE DE RECHERCHE À L'INSERM, ÉPIDÉMIOLOGISTE

Que pouvez-vous dire sur la consommation de produits psychoactifs chez les jeunes ?
Si l'on considère la consommation alcool/tabac/drogue, plusieurs observations peuvent être faites. La consommation est un phénomène qui n'est pas aussi simple qu'il paraît. On pense généralement qu'il y a des consommateurs et des non consommateurs.
Dans la réalité, il y a des petits, des moyens, des gros et des très gros consommateurs, et ce n'est pas la même chose. Ce n'est pas parce que l'on fume un peu que l'on est toxicomane, ce n'est pas non plus parce que l'on est occasionnellement ivre que l'on est alcoolique. On a bien montré qu'il faut absolument avoir une vision beaucoup plus fine du problème si l'on veut vraiment le comprendre : la réflexion binaire ne correspond en rien à la réalité. C'est un point essentiel. Un toxicomane, c'est quelqu'un qui est dépendant de sa drogue, le consommateur lui relève d'un champ beaucoup plus vaste. Les lieux communs qui voudraient par exemple que celui qui consomme du cannabis consomme un jour ou l'autre de l'héroïne sont complètement faux. Si l'héroïnomane a effectivement la plupart du temps consommé du cannabis, tout consommateur de cannabis ne devient pas héroïnomane.
On a démontré par exemple que plus la consommation de cannabis augmente – et c'est un phénomène très important –, moins la liaison cannabis/autres drogues se vérifie. La différence entre le cannabis et les autres drogues illicites est devenue encore plus importante, avec, bien sûr, l'augmentation du coût de la vie, le circuit des ventes, etc. Ce que l'on observe de la consommation de ces produits, c'est, d'une part, que l'on n'a pas une augmentation tous azimuts. Dire que c'est de pire en pire est faux. Il y a des choses qui augmentent, il y a des choses qui diminuent, il y a des choses qui se modifient, ça, c'est la réalité. On n'est donc jamais dans « le pire en pire » ou le « de plus en plus précoce ».
On a constaté par exemple une très forte diminution de la consommation d'alcool depuis trente ans, pour la simple raison que la consommation quotidienne a quasiment disparu alors que l'on en avait encore 15 % il y a trente ans. En 1971 dans une enquête nationale, 12 % des jeunes consommaient tous les jours vin, bière ou alcool. Ils sont moins de 1 % aujourd'hui. Cette évolution s'est jouée surtout entre les années 1970 et 1990. Il ne faut sans doute pas crier victoire trop tôt, mais la consommation d'alcool a diminué chez les jeunes comme chez les adultes, et même encore plus chez les jeunes que chez les adultes. Par contre, ce que l'on a vu apparaître, mais qui n'a pas pris l'ampleur que l'on aurait pu craindre, c'est l'augmentation de l'ivresse. Les jeunes ont en effet consommé l'alcool un peu différemment, pour s'enivrer, ce que l'on qualifie d'ivresse « fin de semaine », sans que l'on atteigne cependant en France, et de loin, les taux observés en Europe du Nord. On est donc un pays plutôt sur la bonne voie pour ce qui concerne la consommation de l'alcool chez les jeunes. Par contre, la consommation des adultes reste élevée. Il y a donc bien quelque chose qui se passe entre 18 et 30 ans, période que l'on connaît moins bien. C'est en vieillissant que les jeunes en viennent à consommer de l'alcool autant que les adultes, dans un pays comme la France où l'alcool est omniprésent. Les modèles culturels persistent.
Sur le tabac, on a surtout une modification de la population consommatrice. Si à une certaine époque c'étaient plus les garçons, maintenant ce sont les filles. Cette évolution s'est opérée en l'espace de trente ans, petit à petit. Les filles ont commencé par consommer un peu, puis régulièrement, et maintenant elles consomment en quantité égale à celle des garçons. Ce sont des consommatrices plus régulières à 16 ans par exemple. Je n'ai pas d'explication. Bizarrement, le tabac est un indicateur du niveau culturel et politique, du niveau social d'un pays – si l'on est un peu cynique, bien évidemment. Plus

les pays sont développés, plus les filles fument. C'est au Nord que l'on a le taux de tabagisme féminin le plus élevé. C'est presque un indicateur de développement...

Pour revenir aux drogues illicites, il faut faire la différence entre le cannabis et le reste. On a aujourd'hui une importante augmentation de la consommation de cannabis, dans des proportions inattendues : en l'espace de cinq ans, le taux a triplé. C'est rare en matière de santé. Et cela pose question, puisque c'est un produit illicite qui n'entre pas dans le circuit économique habituel. Pourquoi cette consommation s'est-elle autant développée durant les dix dernières années ? Elle fait certes un peu partie de la culture des jeunes, qui se sont approprié ce produit ; mais cela montre aussi l'importance de l'économie parallèle à l'adolescence, qui ne concerne pas seulement la consommation de cannabis d'ailleurs, mais aussi le téléphone, l'information, le piratage informatique. On s'aperçoit là qu'il existe un champ illégal, qui échappe complètement au contrôle adulte, en dehors de tous les circuits économiques, et dont, selon moi, on ne mesure pas encore complètement l'effet.

Par exemple, il y a une fête rave et, sans aucune publicité, on compte dix mille personnes. Comment cela est-il possible ? Ce ne sont pas dix mille personnes qui se connaissent. Le cannabis fait partie évidemment du phénomène. Cela pose tout de même des questions, et on ne m'a toujours pas répondu : le cannabis arrive bien jusque chez nous, tout le monde n'a pas sa petite culture dans son jardin ! Pour les autres substances, c'est la consommation d'ecstasy qui s'est accrue. On arrive à des taux de consommation de 4-5 % d'une population, ce n'est pas rien. Les autres drogues restent un peu mineures, on a actuellement plus de jeunes qui ont consommé du cannabis que de l'héroïne, qui a, le sida aidant, plutôt diminué Pour ce qui concerne les autres phénomènes, les vues sont beaucoup plus partielles, d'abord parce que nos enquêtes sont trop récentes (sur six ans, sur quatre ou cinq ans...). Les données sur la santé des jeunes n'existent pas magiquement. S'il n'y a pas d'enquêtes, il n'y a pas de données. Ce qui a évolué durant les dix dernières années d'une façon un peu catastrophique, c'est la dépression, et en particulier la dépression des filles et les tentatives de suicide. Je suis très étonnée que l'on en parle si peu, comme si tout ce qui arrivait aux filles n'avait pas beaucoup d'importance... Je trouve qu'il y a une indifférence des problématiques féminines. Un problème va jouer en importance s'il est masculin. Ce n'est pas dit, mais, implicitement, c'est bien comme cela que ça se passe. Par exemple, on parlera toujours de la mortalité par suicide, ce qui est bien sûr justifié. Mais les tentatives de suicide sont tellement plus importantes, elles sont au nombre de 45 000 à 50 000 par an – on ne connaît pas le chiffre exact. C'est énorme ! Et surtout, cela a des conséquences à terme sur le devenir de ces jeunes et de leurs familles. Que ce soit 40 000 ou 60 000 – ça doit se situer entre ces deux bornes –, c'est énorme...

Entre 1993 et 1999, on a un taux de tentatives chez les filles qui a doublé, alors qu'il est resté stable chez les garçons. Il y a bien un problème spécifiquement lié à la santé mentale des filles, puisque l'on constate à la fois une augmentation des tentatives de suicide, une augmentation de la dépression, mais aussi une augmentation non négligeable des violences subies, et l'on sait bien que tout cela est intimement associé. Or les projets de recherche sur la santé des filles sont rares.

Toutes les études montrent cependant qu'il y a un lien très fort bien sûr entre troubles des conduites alimentaires, dépression, tentative de suicide et violence subie. On est là dans une psychopathologie plus typiquement féminine, les consommations de drogue et les violences étant plutôt typiquement masculines. La violence augmente, et pas nécessairement d'ailleurs là où on le pense. On constate en particulier une augmentation des violences les plus graves. Tout n'est pas noir, mais tout n'est pas rose non plus. Pour ce qui concerne la psychopathologie des garçons : pas d'augmentation des tentatives de suicide, une moindre augmentation de la dépression et toujours une très faible proportion de garçons qui ont des conduites alimentaires problématiques.

■ Est-ce que la société d'aujourd'hui a un autre regard sur les jeunes ?

On a attendu de la médecine, que ce soit la médecine scolaire ou la médecine préventive, qu'elle fasse que tout le monde aille bien. On n'accepte plus que quelqu'un aille mal. Le malaise, qui a probablement toujours un peu existé, devient inacceptable, devient pathologie. On en déduit que les jeunes sont déprimés. Ce qui pouvait passer inaperçu à une époque ne le peut plus. Ce que l'on ne sait pas exactement, c'est si, de ce fait, on n'accentue pas le phénomène. Nous avons par exemple mené une étude sur le suicide. On a montré que les jeunes n'allaient pas forcément mieux, que ce soit en matière de tentative de suicide, de récidive ou de dépression, s'ils étaient pris en charge. Certains allaient mieux, d'autres pas. On se demande donc ce que l'on est en train de faire. Est-ce qu'il faut, est-ce qu'il ne faut pas ? Pour moi, la question essentielle n'est pas seulement de se demander « est-ce qu'il faut traiter ? », mais aussi « comment faut-il traiter ? ». Ce qui pose le problème plus général des pratiques de soin les plus adaptées. La question n'est pas résolue. S'il faut probablement traiter les plus graves, parce qu'il y a une très grande souffrance, et que la souffrance d'un enfant mérite d'être traitée, on ne sait pas si l'on n'est pas en train de pointer la souffrance et du coup de l'augmenter. Qu'est-ce que l'on fait ensuite au niveau des soins ? on n'en sait rien. De plus, se pose dans certains cas la question de la stigmatisation… On aurait tendance à se dire qu'il faut peut-être ne pas faire trop de cas de certaines choses… On a tellement élargi notre conception du champ du mal-être que l'on ne sait plus vraiment ce que l'on doit considérer comme mal-être, et qui doit être traité, parce que grave, et ce qu'il ne faut pas. Nous n'avons pas toutes les données pour le définir.

■ À partir de l'analyse que vous faites, que préconisez-vous ?

Les préconisations, c'est d'agir ni trop vite, ni trop tard. J'observe les deux extrêmes : soit on agit au moindre événement, parce que l'on ne sait jamais si la moindre petite chose ne va pas en cacher une autre qui sera pire ; soit on intervient en catastrophe. Il faut essayer d'aller vers des interventions plus raisonnables. On a essayé d'instituer des critères pour permettre à tous ceux qui ont affaire aux jeunes de réfléchir, pour qu'ils n'agissent pas à contretemps. On dit que, pour qu'un trouble soit vraiment important, il faut qu'il soit chronique. Ce n'est pas un événement qui devrait déclencher le plan ORSEC. Ce n'est pas parce qu'un jeune fume du cannabis, même quand cela se passe dans les couloirs de l'établissement, qu'il faut tout de suite appeler la police. Il faut dire quelque chose, parce que la loi est ce qu'elle est, mais on n'est pas obligé d'enfoncer le clou. Il faut absolument savoir attendre. On a toujours l'impression que c'est grave d'attendre. Mais les troubles et les conduites évoluent sur un temps assez long, on peut se donner un mois, deux mois d'observation pour voir ce qui se passe. On attend souvent d'ailleurs des années avant de faire quelque chose… Donc, si ce n'est pas chronique, c'est beaucoup moins grave. Un deuxième critère est le cumul. Si un jeune consomme de l'alcool, consomme du tabac et a fait en plus une tentative de suicide, la situation s'aggrave.

Un troisième critère est la précocité. Ce n'est pas pareil de fumer, ou de boire, avant 15 ans ou après 15 ans. La précocité est un indicateur de gravité. Un quatrième critère est l'inversion des sexes. On est obligé de constater que toutes les conduites sont à peu près sexuées. Lorsqu'un garçon adopte une conduite féminine ou une fille une conduite masculine, ça n'a pas le même sens. Une fille jeune, très violente, qui en même temps présente un tableau de comportements déviants, doit absolument déclencher le plan ORSEC, il n'y a pas à attendre. Par contre, chez les garçons, s'il y a uniquement la violence et rien d'autre, on est probablement un peu dans une normalité.

ENTRETIEN AVEC LOUIS GRUEL, MAÎTRE DE CONFÉRENCES DE SOCIOLOGIE, CHARGÉ DE MISSION À L'OVE

Une appréciation en premier lieu sur la légitimité d'une telle enquête. Par l'importance des effectifs qui ont répondu au questionnaire et le degré de précision des interrogations relatives aux problèmes rencontrés par les étudiants, y compris dans des domaines à forte charge affective comme l'exposition aux MST ou l'expérience de violences physiques ou psychiques, le rapport d'enquête constitue un outil extrêmement précieux. Il ne fait aucun doute, en particulier, que les observations recueillies complètent utilement l'information collectée dans l'enquête triennale « Conditions de vie » de l'Observatoire national de la Vie Étudiante.
Une remarque générale sur les résultats ensuite. On voit que si les étudiants sont pour la plupart en bonne santé (on sait qu'ils sont tendanciellement mieux protégés que les catégories du même âge exerçant un emploi ou, a fortiori, au chômage), ils n'en rencontrent pas moins assez fréquemment divers types de difficultés, tels que les obstacles matériels à une gestion convenable de la santé, ou les sensations de fatigue et d'anxiété. On observe aussi dans certaines académies des taux assez élevés de conduites à des risques, avec notamment des cumuls de consommation d'alcool, tabac et cannabis. Le rapport joue donc un rôle, sinon d'alarme (le mot serait trop fort) du moins de signal d'alerte. Bien entendu, comme l'avertissement méthodologique a l'honnêteté de le souligner, les réponses sont affectées par le fait que les étudiants volontaires pour remplir le questionnaire ne sont pas exactement les mêmes que ceux qui négligent de répondre et, en particulier, sont susceptibles d'être plus concernés par les questions de santé. Mais il faut prêter aussi attention au « filtre » qu'introduit le fait que l'échantillon soit exclusivement constitué d'adhérents ou affiliés d'une mutuelle : l'enquête triennale de l'OVE montre en effet que le fait de n'être pas couvert par une mutuelle (personnelle ou parentale) est statistiquement corrélé avec d'autres indicateurs de précarité, comme le fait d'avoir adressé une demande d'aide exceptionnelle aux services sociaux. On peut donc raisonnablement supposer qu'au moins une catégorie étudiante sous-représentée dans l'enquête est non pas moins mais plus confrontée à des difficultés sanitaires que ne le sont, en moyenne, les enquêtés.
Un dernier point : parmi les problèmes de santé les plus préoccupants en milieu étudiant, le rapport souligne que la consommation de tabac aurait cessé de décroître. L'identification des caractères associés à cette consommation revêt donc une certaine importance. De ce point de vue, les résultats publiés dans le rapport convergent à certains égards avec ceux des enquêtes de l'OVE : ils confirment que la probabilité de fumer régulièrement est d'autant plus élevée que l'étudiant dispose de conditions économiques relativement favorables, grâce à la situation de sa famille ou à son propre travail et, pour les mêmes raisons, que les boursiers résidant en Cité U fument moins que les autres étudiants non hébergés par leurs parents. En revanche, en ce qui concerne les autres caractéristiques associées à la consommation régulière de tabac, le rapport tend à attirer exclusivement l'attention sur des « états négatifs » - fatigue, stress, désordre alimentaire. Or l'enquête OVE montre que le tabac est aussi associé au fait de participer – plus fréquemment qu'en moyenne - à diverses activités culturelles ou militantes, ou encore à des jugements sur la vie sociale et les rapports avec autrui plus souvent positifs que ceux observés chez les non consommateurs. Cela ne signifie évidemment pas qu'il faudrait reconnaître au tabac des vertus sociales mais suggère qu'une attention spécifique devrait être portée aux moyens de relâcher les liens entre sa consommation et certaines formes de sociabilité.

ENTRETIEN AVEC FRANÇOISE NARRING, CHEF DE SERVICE AU CENTRE HOSPITALIER CANTONAL ET UNIVERSITAIRE DE GENÈVE

Le docteur Françoise Narring est médecin responsable depuis trois ans d'une consultation pour adolescents et jeunes adultes à l'hôpital de Genève. Elle a travaillé au Québec en épidémiologie et pendant douze ans dans un service de recherche épidémiologique consacré aux adolescents à l'hôpital de Lausanne.

Les jeunes Suisses présentent-ils des particularités en terme de santé par rapport aux jeunes Français ou européens ?

Chez les jeunes de 16 à 20 ans encore scolarisés, la grande majorité (environ 90 %) se dit en bonne santé voire en très bonne santé.

Quand on explore les différents domaines, les différents besoins de santé des jeunes, on voit qu'il y a des problèmes de type physique, somatique (maux de tête, de dos, troubles du sommeil, problèmes articulatoires, malaises chez les filles...). Ceci peut justifier les consultations médicales. On voit aussi des problèmes plus liés à la santé mentale, par exemple chez les filles. On voit la même chose en France, plutôt chez les lycéens. 10 à 15 % des filles ont des problèmes de dépression. Elles disent qu'elles se sentent souvent déprimées, stressées, tristes. Dans notre dernière enquête (2002), il y a 60 % des filles et 50 % des garçons qui disent qu'ils auraient besoin d'aide pour des problèmes de stress liés à l'école, au travail, au futur, aux projets de vie et aussi à la vie quotidienne en général.

Dans l'étude de la LMDE, 61 % des jeunes pensent que la société ne permet pas de réussir dans la vie et 15 % ont eu des idées suicidaires au cours des douze derniers mois. Ces chiffres vous surprennent-ils ?

Non, quand on regarde par exemple le suicide, on trouve chez nous que plus de 5 % des jeunes ont fait une tentative de suicide au cours des douze derniers mois et parmi eux, 70 % disent qu'ils n'en ont parlé à personne. Il n'y en a qu'une toute petite partie qui en parle et encore, c'est quand on leur pose la question ou qu'ils sont trop mal pour le cacher. Sur le plan de la santé mentale, ça semble un élément important, qui est plus en aval du stress et de la déprime puisqu'on sait que chez les jeunes, les tentatives de suicide sont très liées aux états dépressifs.

Les autres éléments de besoin de santé chez les jeunes concernent les comportements : consommation de tabac, d'alcool, de drogues. Dans les études européennes, voire internationales (dans les pays développés) la France et la Suisse se tiennent en haut du tableau. La Suisse est au premier rang pour la consommation de cannabis et cette consommation continue à augmenter chez les jeunes. Pour la plupart c'est une expérimentation. Ils goûtent ou consomment moins d'une fois par semaine, mais pour 10 à 15 % des jeunes, il y a consommation plusieurs fois par semaine, voire tous les jours.

Ce qui est aussi relativement important c'est l'alcool. Il s'agit plutôt de cuites que de consommation régulière. Ces cuites du samedi soir nous inquiètent beaucoup au niveau des conséquences que cela peut avoir sur des risques d'accidents, de violence, de sexualité sans protection.

Autre problème, les comportements alimentaires où ce sont moins des comportements à risque qui se présentent, mais plutôt une alimentation déstructurée, déséquilibrée ou des troubles du comportement alimentaire surtout chez les filles. Plus de la moitié disent qu'elles veulent maigrir, qu'elles ne se sentent pas bien dans leur corps, qu'elles font des régimes, voire se font vomir pour perdre du poids.

Chez les garçons et surtout les plus âgés, on trouve plutôt le désir de se muscler. Ils veulent prendre du poids pour avoir des muscles, paraître plus virils.
Le dernier domaine est celui de la sexualité. Il touche plus les filles même si les maladies sexuellement transmissibles touchent aussi les garçons. Ce sont surtout des prises de risque par rapport à la grossesse ou à des MST qui peuvent être liées à la prise de substance, alcool surtout, ou liées à des oublis de contraception, ou encore à des violences, puisqu'un certain nombre de filles déclarent avoir subi des abus sexuels (entre 10 et 15 %).

Que peut-on dire au sujet de la prévention ?

On n'a pas étudié strictement l'impact des campagnes de prévention ou du moins des mesures de prévention qui ont pu être prises. Par contre on a pas mal étudié le fait de se faire aider. Qui peut aider et dans quelles circonstances ? On voit que les parents jouent encore un grand rôle, même chez les plus âgés (19-20 ans) pour la santé physique. En ce qui concerne la sexualité, la santé mentale et les relations amoureuses, ce sont les amis qui deviennent les aides principales. Les parents sont aussi concernés par l'avenir professionnel et les études, dans leur financement. Ils représentent un gros point d'appui. Les amis de même âge, les copains représentent pas mal de soutien en ce qui concerne la vie quotidienne, la santé mentale, les aspects relationnels. Mais pour le soutien matériel, ce sont les parents ! En ce qui concerne l'accès aux soins, il y a beaucoup de jeunes qui voient un médecin une fois par an, surtout les généralistes. Pour les filles, ça peut être le gynécologue. Mais parmi ceux qui ont des problèmes, les problèmes liés au tabac, à l'alcool, au cannabis ou au suicide, c'est difficile d'en parler et ce contact avec des personnels de santé ne permet pas forcément de parler des problèmes qui les préoccupent.

S'agit-il d'un problème de fréquence insuffisante des consultations ou d'interlocuteur ?

Ça peut-être ça ou pour d'autres raisons. Les étudiants viennent chercher des certificats pour faire du sport par exemple ou consultent pour une angine le service médical universitaire ou un médecin. On voit qu'ils viennent à la consultation avec une demande précise, mais ne vont pas parler de leurs problèmes. Nous pensons aussi qu'il y a un problème de formation des médecins et des infirmiers à des méthodes de communication spécifiques pour les plus jeunes. Quand un médecin voit un jeune, il devrait systématiquement faire un abord plus global de la santé en posant trois ou quatre questions (on parle d'intervention brève) un peu ciblées sur le risque (suicidaire, d'addiction, de consommation, de sexualité). Cela permet d'entrer en matière pour ouvrir la porte, pour permettre au jeune de dire des choses sur des problèmes dont ils n'osent pas parler, soit parce qu'ils considèrent qu'on ne peut pas les aider, soit que c'est trop difficile d'en parler à quelqu'un dans un cabinet médical.
Dans notre consultation, nous avons une expérience de questions-réponses par Internet où les jeunes peuvent poser des questions sur leur santé et où un médecin répond sur le site Ciao.ch. On voit le style de questions que posent les jeunes. Ce sont souvent des questions qu'ils estiment gênantes et qu'ils n'osent pas poser à leur médecin. Il est fréquent qu'on leur réponde : « allez donc en parler à votre médecin ou à un soignant sur votre lieu de scolarité » et on a l'impression qu'ils sont résistants à cela. Ils espèrent trouver une réponse par Internet. Il faudrait alerter les médecins. Quand ils ont en face d'eux un jeune, il faudrait utiliser cette occasion pour leur poser plus de questions d'anamnèse et glisser une ou deux informations utiles.
On a encore du mal dans les consultations même pour adultes, à intégrer le curatif et le préventif. Le jeune qui vient pour une angine peut aussi être interrogé sur ses conduites de prise de risques, sur sa santé mentale, ses difficultés autour de ses études, ce que traditionnellement les médecins ne font pas beaucoup. Il y a un réel besoin d'ouverture.
Les filles sont plus nombreuses à consulter, en particulier un psychiatre ou un psychologue. Marie Choquet disait que, depuis une dizaine d'années, on constate une grande augmentation des filles qui

déclarent des symptômes de dépression. Comment interpréter cela ? Est-ce que ça reflète les difficultés de la société en général ou est-ce que les filles manifestent plus leurs difficultés sous forme de dépression que les garçons ? Est-ce que les garçons passeraient plus à l'acte (violence, délinquance) alors que les filles seraient plus tranquilles mais plus déprimées ? C'est un peu moins net en Suisse qu'en France, mais ici, il y a moins de chômage, le contexte socio-économique est plus favorable.

TROISIÈME PARTIE

SYNTHÈSES RÉGIONALES

PRÉSENTATION DES RÉSULTATS RÉGIONAUX

21 régions administratives ont été étudiées. Les réponses pour la Corse (N = 15) et les Antilles (N=10) n'ont pas été suffisantes pour les inclure dans l'analyse.
Le critère géographique qui a été retenu est le département d'études.
Les résultats ont ensuite été regroupés par académies. Excepté les régions Rhône-Alpes, PACA et Ile-de-France, une académie correspond généralement à une région administrative.
Après une présentation de quelques données sanitaires et sociales de la région et des principales caractéristiques des étudiants seront déclinés pour chaque région les thèmes suivants.
– Les comportements des étudiants face à leur santé : l'alimentation, la consommation de substances psychoactives, le recours au système de santé et la perception du corps.
– La vie affective et sexuelle.
– La santé physique et mentale.
– Les loisirs.
– Les violences.
– La perception de la société.
La significativité des croisements entre variables est vérifiée par le test du chi-2 au seuil de 1 %.

BRETAGNE

Caractéristiques sanitaires et sociales de la région

Scolarisation[37]

Le taux de scolarisation en 2000 chez les 16-19 ans est de 89,6 % (83,7 % en France métropolitaine). La Bretagne et le Limousin sont les régions où les jeunes de 16 à 19 ans sont le plus souvent scolarisés.
Le taux de scolarisation en 2000 chez les 20-24 ans est de 37,6 % (34,9 % en France métropolitaine).
La proportion de bacheliers en 1999 est de 70,4 % (61,8 % en France métropolitaine).

Taux de chômage des jeunes et des diplômés

– Le taux d'activité[38] des 16-24 ans est de 23,9 % (28,6 % en France métropolitaine). C'est le plus bas de France.
– La part des moins de 25 ans parmi les chômeurs s'élève à 17,2 % (contre 17 % en France métropolitaine).
– La part des chômeurs parmi les jeunes de 16 à 24 ans est de 6,06 % (contre 7,63 % en France métropolitaine).

Les causes de mortalité en Bretagne

En population générale, le taux de mortalité en 2003 pour la Bretagne est de 10,2 ‰ (9,2 ‰ en France métropolitaine)[39].

Causes de décès chez les hommes : suicides et alcoolisme

Le taux de suicide chez les hommes est l'un des plus hauts de France (41,56 pour 100 000 habitants contre 26,33 en France métropolitaine).
Le nombre de décès par abus d'alcool chez les hommes est l'un des plus élevés de France (12,43 décès pour 100 000 habitants contre 8,14 en France métropolitaine).

Cause de décès chez les femmes : un fort taux de suicides

Le taux de suicide chez les femmes est le plus fort de France (15,2 pour 100 000 habitants contre 9,1 en France métropolitaine).

Démographie médicale[40]

Pour 100 000 habitants, on recense moins de médecins spécialistes que la moyenne et un peu moins de médecins généralistes :
– 98 médecins généralistes (moyenne nationale : 103) ;
– 70 médecins spécialistes libéraux (moyenne nationale : 89,8) ;
– 7,9 psychiatres libéraux (moyenne nationale : 11,2).

---

37. Etude Céreq 1993-2002 sur les évolutions liées aux politiques régionales de formation professionnelle.
38. C'est le nombre de jeunes actifs (chômeurs + travailleurs) sur le nombre total de jeunes.
39. STATISS 2005 (Statistiques et Indicateurs de la Santé et du Social) – DRASS – DREES
40. Etude URCAM sur la médecine de ville – 2000.

Les étudiants de la région Bretagne

La part d'étudiants dans l'académie est en augmentation

L'effectif de l'enseignement supérieur en 2003-2004 pour l'académie de Rennes est de 108 574 inscrits, dont 69 185 étudiants inscrits à l'université, soit 63,7 % (63,2 % en France métropolitaine). L'évolution des effectifs entre 2002 et 2003 est de + 3,1 % ; c'est la troisième plus forte évolution.

Les caractéristiques des étudiants dans notre échantillon

525 étudiants ayant répondu à l'enquête étudient dans la région Bretagne, soit 5,7 % de notre échantillon.

L'échantillon rennais est composé de 48,4 % d'hommes et de 51,6 % de femmes, soit un peu moins de femmes que dans l'enseignement supérieur (54 %).

Les étudiants sont en moyenne plus jeunes que les autres : 21,4 ans contre 21,9 ans en moyenne parmi nos répondants.

Avec qui vivent-ils ?

25,1 % des étudiants de l'académie vivent chez leurs parents contre 29 % en moyenne nationale.

Ils sont en revanche plus nombreux que la moyenne à vivre en cité U : 12,2 % contre 9,9 % et en colocation (14,9 % à Rennes contre 8,9 % en moyenne).

Un temps de trajet plus court

Les étudiants déclarant un temps de trajet plus court sont plus nombreux dans la région puisque 28,9 % mettent moins de 10 minutes pour se rendre sur leur lieu d'études, ce qui est le cas pour seulement 21,4 % de la moyenne des étudiants.

La répartition des revenus

31 % des étudiants ont déclaré percevoir une bourse ou une allocation d'études.

Ils sont 38,9 % à avoir des revenus provenant d'une activité professionnelle, ce qui est proche de la moyenne nationale.

76,6 % d'entre eux déclarent recevoir des revenus de leurs parents.

Les comportements de santé

■ L'alimentation

L'alimentation des étudiants bretons diffère peu de celle de l'ensemble des étudiants. En effet, ils mangent un peu plus de féculents (ils sont moins nombreux à n'en manger que quelques fois par mois : 1,1 % contre 2,9 % au niveau national) et un peu moins de légumes (ils sont plus nombreux à ne jamais en manger : 1,1 % contre une moyenne nationale à 0,5 %).

37,5 % d'entre eux consomment des fruits tous les jours alors que 41 % en consomment plutôt une à trois fois par semaine.

66,2 % des étudiants de la région déclarent avoir une alimentation équilibrée.

■ Les consommations de substances psychoactives

Tabac, alcool cannabis : des consommations régulières importantes

Plus de fumeurs réguliers

26,9 % des étudiants de la région sont fumeurs quotidiens, ce qui représente la part la plus élevée de notre échantillon (contre 22,3 % en moyenne).

Les seules données de comparaison disponibles au niveau régional – pour la Bretagne – sur les consommations de substances psychoactives sont celles de l'enquête Escapad et elle place, comme pour les étudiants, la Bretagne en tête des régions pour la consommation régulière de tabac des jeunes de 17 ans. Même s'il semble que la prévalence nationale connaisse une baisse, le taux mesuré à 17 ans en 2002-2003 était élevé : 48 %.

Alcool : plus de consommateurs et plus réguliers que partout ailleurs

37,1 % des étudiants bretons consomment de l'alcool au moins une fois par semaine, ce qui la place en tête.

A 17 ans, ce sont les ivresses régulières qui sont déclarées le plus souvent dans cette région.

Comme ailleurs, la bière est le premier alcool consommé mais les étudiants bretons en consomment plus fréquemment : 22,1 % des étudiants ont déclaré en consommer une à deux fois par semaine contre 16,8 % en moyenne.

Comme pour le tabac, la consommation fréquente d'alcool est importante mais aussi l'expérimentation, qui est supérieure à celle des autres académies.

On constate que 10 % des étudiants de la région ne consomment jamais d'alcool contre 16,2 % de l'ensemble des répondants.

Parmi les étudiants que nous avons interrogés, tant la consommation régulière de cannabis que son expérimentation atteignent leur niveaux maximums en Bretagne.

49,5 % des étudiants de la région ont expérimenté le cannabis alors qu'ils sont 40,7 % dans ce cas en moyenne.

8,9 % des étudiants de la région consomment du cannabis régulièrement contre 6,2 % en moyenne.

Notons que ces consommations élevées ne sont pas une spécificité des étudiants puisque l'on retrouve les mêmes caractéristiques chez les plus jeunes dans l'enquête Escapad.

Il est à noter cependant qu'à un âge plus élevé ces consommations persistent, et de manière régulière pour une partie des étudiants. Il ne s'agit donc plus seulement d'expérimentation mais d'usage régulier.

Une expérimentation importante de champignons hallucinogènes et de poppers par rapport aux autres étudiants

Si 7,1 % des étudiants de notre échantillon déclarent avoir expérimenté le poppers, ils sont 12,1 % en Bretagne, ce qui en fait l'académie la plus expérimentatrice.

8,7 % ont expérimenté les champignons hallucinogènes contre seulement 5,4 % de l'ensemble des étudiants, ce qui en fait les étudiants les plus expérimentateurs. A 17 ans, le même phénomène est constaté dans l'enquête Escapad. 5,8 % des jeunes Bretons avaient déclaré avoir déjà consommé des champignons hallucinogènes et 4, 8 % avaient essayé le poppers.

Le recours au système de santé

77,4 % des étudiants bretons que nous avons interrogés avaient souscrit, pour l'année universitaire en cours, à une complémentaire santé.

10,4 % des étudiants déclarent qu'ils ne savent pas répondre à cette question.

Les consultations de médecins au cours des douze derniers mois

Généralement les étudiants consultent dans des cabinets de médecine libérale, ils sont moins de 10 % dans la région à consulter dans des centres de santé mutualistes.

Notons qu'ils consultent surtout des médecins généralistes qui sont à 70 % des praticiens libéraux (Drees, 2001).

Le généraliste est le médecin le plus vu par les étudiants puisque 90,7 % d'entre eux sont allés au moins une fois en consultation au cours des douze derniers mois.

Un quart des étudiants de la région déclare avoir consulté un dermatologue.
52,5 % des étudiantes bretonnes ont vu un gynécologue, soit autant que la moyenne des étudiantes.
Au cours de l'année précédente, le dentiste a été vu par moins d'un étudiant sur deux (48,6 %).

Plus de consultations chez le kiné

Parmi les étudiants bretons, 15,6 % ont consulté un kinésithérapeute au moins une fois. C'est plus que la moyenne nationale de 12 %.
Notons que la région semble bien dotée en masseurs kinésithérapeutes par rapport à la moyenne puisqu'en 2002 on recensait 97 professionnels pour 100 000 habitants contre 94 en France métropolitaine.

■ Poids et perception du corps

Les bretons suivent peu de régime amaigrissant

Les étudiants bretons sont ceux de France qui ont déclaré suivre le moins de régimes amaigrissants : seulement 29,3 % contre une moyenne nationale de 35,3 %. Cette différence se confirme chez la population féminine (38,1 % des étudiantes de la région ont déjà fait un régime pour perdre du poids contre 45,2 % des étudiantes interrogées dans le cadre de notre enquête).
Ils se considèrent légèrement moins en surpoids que les autres étudiants (20,6 % contre 23,4 %).

■ Les loisirs

Comme la moyenne des étudiants, l'étudiant breton regarde quotidiennement la télévision

72 % d'entre eux surfent au moins une fois par semaine sur Internet. Cette proportion ne diffère pas de la moyenne.
41 % pratiquent un sport au moins une fois par semaine ; 12 % n'en pratiquent jamais, ce qui là encore ne les distingue pas de la moyenne nationale.

Une faible fréquentation des cinés par souci financier

Avec 61 % qui vont au cinéma, moins de quelques fois par mois ou jamais, les étudiants bretons sont parmi les moins assidus dans les salles de cinéma.
Ils sont les plus contraints par leur budget dans leurs pratiques culturelles : 59 % expliquent leur faible fréquentation des cinémas par le manque de moyens financiers (50 % en moyenne nationale).
65 % ne vont jamais au théâtre, ce qui ne les distingue pas d'autres régions.

■ La vie affective et sexuelle

57,5 % des étudiants ont un(e) petit(e) ami(e) et la moitié sont amoureux.
76,8 % ont une expérience sexuelle et l'âge moyen du premier rapport se situe dans la moyenne nationale.
Presque les trois quarts des étudiant(e)s parlent de leur sexualité avec leur partenaire.
12, 8 % en moyenne évoquent leur sexualité avec leur mère et 3,3 % abordent ce sujet avec leur père.
90 % des étudiants que nous avons interrogés se considéraient bien informés sur la contraception, sur le sida et les IST lors de premier rapport sexuel.
En moyenne, 30 % des étudiants ayant répondu au questionnaire indiquent avoir utilisé un préservatif lors de leur dernière relation sexuelle.
42 % des étudiants utilisent le préservatif comme moyen de contraception et 42,8 % recourent à la pilule, ce qui les situe dans la moyenne nationale. 11,1 % cumulent pilule et préservatif.

Un recours moindre au dépistage du sida et des IST

Nationalement, 59,5 % des étudiants n'ont jamais procédé à un test de dépistage du VIH. Ils sont 64,4 % en Bretagne. 23,9 % ont déjà subi un test une fois et 8,9 %, plusieurs fois.
La moyenne régionale est légèrement inférieure, c'est en Bretagne que l'on rencontre le plus faible pourcentage d'étudiants ayant déjà subi plusieurs tests de dépistage.

Pour la prescription de la contraception, le recours au généraliste est plus fréquent que dans les autres régions

54,3 % des étudiantes se font prescrire leur contraceptif par un gynécologue (59,5 % en moyenne nationale) et 36,9 % par un généraliste (moyenne nationale : 27,7 %).
97,2 % consultent pour leur contraception au moins une fois par an (moyenne nationale : 95 %).
59,4, % ont déjà subi un frottis vaginal (58,8 % en moyenne nationale).
28,6 % ont eu recours à la pilule du lendemain (moyenne nationale : 29,2 %).

La santé physique et mentale des étudiants bretons

Bretagne et suicide, un cas particulier

Les variables de la déprime, du manque de forme, du temps de sommeil inférieur à 8 heures et du mauvais jugement relatif au temps de sommeil restent conformes à la moyenne nationale (respectivement de 11,3 %, 15,8 %, 56,2 % et 4,1 % pour une moyenne nationale de 13,1 %, 18,4 %, 57,5 % et 6 %).
Les variables relatives aux tentatives de suicide et aux consultations de psychiatre sont ici à remarquer (5,3 % et 3,7 % pour des moyennes nationales de 5,1 % et 4,7 %).
Si cette constatation reste conforme aux observations nationales déjà effectuées, elle est tout de même moins alarmiste que les observations de l'Observatoire régional de la santé[41] qui place la Bretagne dans la liste des régions les plus fortement touchées par les phénomènes du suicide, et de l'InVS[42] qui démontre que les régions françaises ne sont pas homogènes en termes de risque de décès par suicide des jeunes, plaçant ainsi la Corse, la Bretagne et les régions du Nord-Est comme zones géographiques particulièrement touchées par le phénomène du suicide des jeunes.
De même, G. Salem[43] constate des taux de suicide « particulièrement élevés en Bretagne intérieure » et la SNCF constate le même phénomène. En effet, si la SNCF n'établit pas de statistiques sur les suicides intervenus sur les voies, ses services collectent les messages venus de tout le réseau. Ces chiffres atteindraient en 2005 plus de 400 « suicides » en France. Les dix suicides intervenus sur 300 kilomètres de voies bretonnes en deux mois (décembre et janvier 2005-2006) constituent pour ces services « une forte conjonction indéniable »[44].
La Bretagne est une région particulière, de nombreux facteurs ont ici « favorisé » l'enracinement profond d'un « mal-être breton » générateur de suicides et d'idées suicidaires.
Yannick Barbançon, spécialiste de santé publique, président de la Mutualité des Côtes-d'Armor, avance pour sa part l'hypothèse que « les mutations économiques ont agi comme un catalyseur »[45].
Cette représentativité « en demi-teinte » des taux de tentatives de suicide en Bretagne est d'autant plus troublante que les chiffres des consultations de psychiatres sont relativement faibles, même s'il faut cependant relativiser cette constatation du fait de la répartition nationale des médecins spécialis-

41. Enquête ORS, « Décès par suicide en Bretagne, les effectifs et les taux au cours de la période 1980-1995 ».
42. BEH numéro 9/2000, 29 février 2000, « Mortalité par suicide chez les jeunes en France en 1997 et évolution depuis 1980 ».
43. G. Salem, *Atlas de la santé en France*, volume 1, MIRE, 1999.
44. Libération du 23 février 2006, « Suicides sur les rails de Bretagne », J.L Guillaume.
45. Actes du forum sur la prévention du suicide du 1er mars 2001 (organisé par le CHU, la ville de Brest, la Mutualité 29). Actes du forum consultables sur : http://www.mairie-brest.fr/documents/colloque_suicide.pdf.

tes de la santé mentale. Cet état de fait pose ainsi le problème des enquêtes de santé basées sur un modèle déclaratif. La santé déclarée, ressentie n'étant pas toujours la même d'un individu à l'autre, d'un moment à l'autre.
Toujours est-il que la Bretagne ressort ici, même si c'est dans une moindre mesure, comme une région où le suicide reste une préoccupation majeure.

Les violences

Les agressions sexuelles parmi les étudiantes

3,3 % des étudiantes ont déclaré avoir déjà vécu du harcèlement sexuel (moyenne nationale : 3 %).
5,8 % des étudiantes ont déclaré avoir déjà été victimes d'attouchements sexuels (moyenne nationale : 8,1 %).
3,9 % des étudiantes ont déclaré avoir déjà subi une tentative de rapport forcé (moyenne nationale : 4,7 %).
5,6 % des étudiants, garçons et filles, ont déclaré avoir subi une agression physique au cours des 12 derniers mois (moyenne nationale : 5,4 %)
7,4 % des étudiants ont déclaré s'être déjà sentis exclus par des remarques à caractère raciste (moyenne nationale 10,9 %).
18,1 % des étudiants ont déclaré s'être déjà senties exclues par des remarques à caractère sexiste (moyenne nationale : 22 %).
Il est difficile d'interpréter ces résultats, au-delà de ce qu'ils expriment, faute d'indicateurs supplémentaires. Les écarts en matière de sexisme, par exemple, sont-ils la preuve de comportements masculins différents d'une région à l'autre ? Ou sont-ils le produit d'une plus grande perception du sexisme et de ses manifestations par les filles ?
Les résultats sur le racisme doivent eux aussi être maniés avec prudence faute de pouvoir être croisées avec la proportion d'étudiants étrangers ou français issus de l'immigration.

La perception de la société

Au sein de la région, plus d'un étudiant sur deux déclare ne pas avoir confiance en l'avenir et plus de 6 sur 10 pensent que la société ne permet pas aux jeunes de réussir dans la vie, ce qui ne diffère pas des autres étudiants (respectivement 47,4 % et 62,1 %).
On constate également que seulement 17,3 % des étudiants bretons pensent que le marché du travail favorise l'égalité entre hommes et femmes, sans différence significative avec la moyenne nationale (20,3 %).

RÉGION PAYS DE LA LOIRE

Caractéristiques sanitaires et sociales de la région

Scolarisation

Le taux de scolarisation en 2000 chez les 16-19 ans est de 87 % (83,7 % en France métropolitaine).
Le taux de scolarisation en 2000 chez les 20-24 ans est de 31,6 % (34,9 % en France métropolitaine).
On observe dans cette région une forte progression de l'enseignement supérieur depuis le début des années 90.
La proportion de bacheliers en 1999 est de 65,6 % (61,8 % en France métropolitaine).

Taux de chômage des jeunes et des diplômés

– Le taux d'activité des 16-24 ans est de 33,5 % (28,6 % en France métropolitaine). C'est la seule région où ce taux a progressé sur la période 1993-1999.
– La part des moins de 25 ans parmi les chômeurs s'élève à 20,5 % (contre 17 % en France métropolitaine).
– La part des chômeurs parmi les jeunes de 16 à 24 ans est de 6,88 % (contre 7,63 % en France métropolitaine).

Rang sanitaire

Le taux de mortalité en 2003 pour la région Pays de la Loire est de 9,3‰ (9,2 ‰ en France métropolitaine).

Démographie médicale

Pour 100 000 habitants, il y a moins de médecins généralistes et spécialistes en Pays de la Loire qu'ailleurs en France.
– 95 médecins généralistes (moyenne nationale : 103).
– 66,5 médecins spécialistes libéraux (moyenne nationale : 89,8).
– 8,2 psychiatres libéraux (moyenne nationale : 11,2).

Les étudiants de la région Pays de la Loire

Moins d'étudiants inscrits à l'université que la moyenne

L'effectif de l'enseignement supérieur en 2003-2004 pour l'académie de Nantes est de 105 431 inscrits, dont 56 130 étudiants inscrits à l'université.
Le taux d'étudiants inscrits à l'université sur le nombre total d'étudiants inscrits dans l'enseignement supérieur est de 53,2 % (contre 63,2 % en France métropolitaine) ; c'est l'un des taux les plus faibles de France.

Les caractéristiques des étudiants dans notre échantillon

582 étudiants de la région Pays de la Loire ont répondu à l'ENSE, soit 6 % de notre échantillon.

Cette région correspond à l'académie de Nantes et est surreprésentée parmi nos répondants car elle ne représente que 4,7 % des étudiants de l'ensemble du territoire selon les données de l'enseignement supérieur.
On recense 51,7 % de femmes et 48,3 % d'hommes.
Les étudiants les plus âgés, qui ont plus de 26 ans, sont sous-représentés dans notre échantillon puisqu'ils représentent 12,4 % des étudiants contre 16,4 % en moyenne.

Mode d'habitation et temps de trajet

33,7 % des étudiants dans un établissement de la région vivent chez leurs parents et autant vivent seuls (hors cité U).
12,9 % des étudiants ont déclaré vivre en couple.
Ces résultats sont proches de la moyenne nationale.
Le temps de trajet des étudiants de la région pour se rendre sur leur lieu d'études est plutôt court puisque 68 % mettent moins d'une demi-heure.

La répartition des revenus des étudiants : un peu plus de boursiers

38,8 % des étudiants sont boursiers, ce qui est supérieur à la part d'étudiants boursiers recensés par le Cnous dans l'académie de Nantes, qui est de 35,3 %.
32 % des étudiants ont déclaré recevoir un revenu d'une activité professionnelle.

Les comportements de santé

Alimentation

Un comportement conforme à la moyenne nationale, une alimentation qui semble un peu plus équilibrée

65,7 %, déclarent avoir une alimentation équilibrée, ce qui est proche de la moyenne (63 %).
Leur alimentation semble un peu plus équilibrée dans les faits que celle des autres étudiants car on constate qu'ils un peu plus nombreux à consommer des légumes quotidiennement, 49,9 % contre 46,2 % pour l'ensemble des étudiants, et moins nombreux à ne jamais manger de poisson : seuls 2,3 % déclarent ne jamais en manger contre une moyenne nationale de 4,1 %.
Ils sont aussi un peu plus nombreux à manger de la viande tous les jours (40,7 % contre 36,7 % pour l'ensemble des étudiants interrogés).

Les consommations de substances psychoactives

Proche de la Bretagne, on retrouve également dans cette région une proximité dans certaines consommations à risque.
23,7 % des étudiants fument quotidiennement, ce qui est proche de la moyenne.

Une consommation d'alcool régulière et élevée

36,5 % des étudiants de la région consomment de l'alcool au moins une fois par semaine, c'est le taux le plus important après la Bretagne.
Si la consommation régulière semble plus élevée, c'est aussi le cas de la consommation même peu fréquente puisque seulement 10,1 % des étudiants ne consomment jamais d'alcool. On constate que les étudiants de la région déclarent plus souvent que les autres boire de la bière chaque semaine.
44,5 % des étudiants des Pays de la Loire qui ont répondu à notre enquête ont expérimenté le cannabis, ce qui place la région en 3e position. En 2003, ils étaient 54 % dans ce cas parmi les jeunes de 17 ans interrogés dans le cadre de l'enquête Escapad.

Graphique 26

Expérimentation de cannabis des étudiants selon l'académie d'études

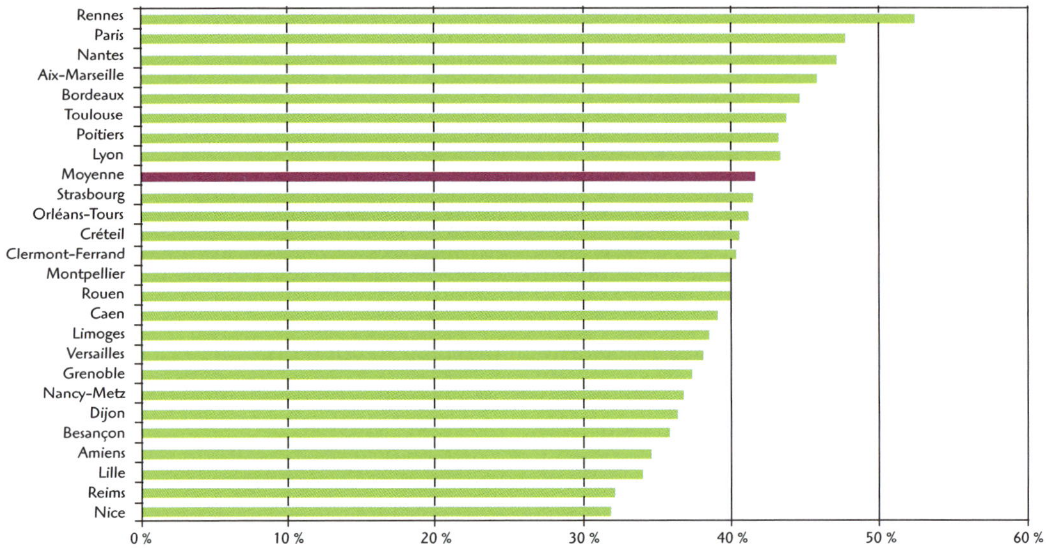

Source : ENSE, 2005.

Autres substances psychoactives : poppers et ecstasy souvent expérimentés

En Pays de Loire, 9,9 % des étudiants ont déjà consommé du poppers, ce qui est plus élevé que la moyenne (7,1 %). C'est la 3e académie pour l'expérimentation de cette substance.

6,4 % des étudiants ont consommé au moins une fois de l'ecstasy contre 4,3 % des étudiants sur le territoire.

Le recours au système de santé

Les trois quarts des étudiants que nous avons interrogés avaient une complémentaire santé pour l'année en cours, chiffre proche de la moyenne.

92,7 % des étudiants des Pays de la Loire ont vu un généraliste au moins une fois au cours des douze derniers mois, résultat proche de la moyenne nationale.

25,6 % ont vu un dermatologue.

Moins de consultations gynéco

49,5 % des étudiantes des Pays de la Loire ont déclaré ne pas avoir vu de gynécologue au cours des douze derniers mois, c'est le taux le plus important du territoire.

Cela signifie-t-il que le suivi gynécologique des étudiantes de la région est réellement moins bon ou un peu moins fréquent ?

Les données de comparaison dont nous disposons concernent les jeunes de la région entre 12 et 25 ans interrogés dans le cadre du baromètre santé jeunes.

34 % des jeunes filles de cette tranche d'âge ont vu un gynécologue au cours des douze derniers mois.

Le recours au dentiste

48,5 % des étudiants que nous avons interrogés ont consulté un dentiste, ils sont relativement plus nombreux dans la région, parmi les 12-25 ans (57,5 % des garçons et 65,6 % des filles).

Plusieurs explications peuvent justifier cet écart : dans les deux cas cela inclut les chirurgiens-dentistes et les orthodontistes, et ces derniers voient plus de patients d'un jeune âge, ce qui fait augmenter le taux de consultants parmi les jeunes interrogés par l'Inpes. Par ailleurs, il est également possible que les étudiants consultent moins souvent que les plus jeunes en raison du coût des soins qui sont à leur charge et non à celle de leurs parents, comme les plus jeunes. Comme nous l'avons vu dans notre échantillon national, les premiers soins auxquels renoncent les étudiants en raison de leur coût sont les soins dentaires.

Les autres spécialités médicales et paramédicales

11,5 % ont vu un kiné, 9 % ont consulté un ostéopathe et 5,6 % des étudiants de la région ont vu un psychologue au cours des douze derniers mois, des taux proches de la moyenne nationale.
On constate que 6,2 % des étudiants de notre échantillon ont vu un ORL (oto-rhino-laryngologue) sur l'année en cours alors qu'ils sont 4 % dans ce cas dans la région, ce qui est plutôt faible. La fréquence de consultation d'un ORL n'est pas mesurée dans le baromètre santé, on constate cependant que la densité d'ORL dans la région semble plutôt faible comparée aux autres régions.
8,4 % des étudiants de Pays de la Loire ont déclaré consulter dans des centres mutualistes.

■ Poids et perception du poids

Les étudiants de l'académie de Nantes se distinguent peu des autres étudiants. Ils font un peu moins de régimes amaigrissants (30,4 % contre 35,3 % pour l'ensemble des étudiants), ont une perception de leur poids identique à celle des autres étudiants (20,7 % se perçoivent en surpoids, la moyenne nationale est à 23,4 %).

■ Les loisirs

68,2 % des Nantais regardent la télévision quotidiennement et 72 % surfent au moins une fois par semaine sur Internet (75 % en moyenne nationale). Ils sont parmi les plus nombreux à déclarer que cela ne les intéresse pas (22 % pour 18 % en moyenne nationale).
40 % d'entre eux pratiquent un sport au moins une fois par semaine. Parmi les 35 % qui ne pratiquent que rarement ou jamais un sport, les Nantais sont les plus nombreux à invoquer les raisons financières (18 %).
Avec 32 % d'étudiants fréquentant les salles de cinéma quelques fois par mois et 65 % d'étudiants n'allant jamais au théâtre, Nantes se situe en deçà de la moyenne nationale. Ce sont les Nantais qui sont le plus grand nombre à invoquer, pour expliquer ce plus faible accès aux pratiques culturelles, les moyens financiers. 63 % en ce qui concerne le cinéma (contre 50 % en moyenne nationale) et 57 % pour le théâtre (contre 48 % en moyenne nationale).

■ La vie affective et sexuelle

Un étudiant sur deux est amoureux

58,3 % des étudiants ont un(e) petit(e) ami(e) et la moitié sont amoureux. 77,7 % ont déjà eu des rapports sexuels et l'âge moyen du 1er rapport se situe dans la moyenne nationale.
Presque les 3/4 des étudiant(e)s parlent de leur sexualité avec leur partenaire.
12, 8 % en moyenne évoquent leur sexualité avec leur mère et 3,3 % abordent ce sujet avec leur père.
La grande majorité des étudiants se considéraient bien informés sur la contraception, sur le sida et les IST lors de premier rapport sexuel.
Moins d'un étudiant sur trois a utilisé un préservatif lors de son dernier rapport sexuel.

43,6 % utilisent comme contraceptif le préservatif et 39,1 % recourent à la pilule, ce qui les situe dans la moyenne nationale. 12,8 % cumulent pilule et préservatif.

Moins d'un étudiant sur deux a déjà pratiqué le test de dépistage du sida

Nationalement, 59,5 % des étudiants n'ont jamais procédé à un test de dépistage du VIH, ils sont 57,8 % en Pays de la Loire ; 25,3 % ont déjà effectué un test une fois et 14,5 %, au moins deux fois.

Prescription de la contraception : généraliste et gynécologue font jeu égal

42,7 % des étudiantes se font prescrire leur contraceptif par leur gynécologue (59,5 % en moyenne nationale) et 42,7 % par leur généraliste (moyenne nationale : 27,7 %).
92,8 % consultent pour leur contraception au moins une fois par an (moyenne nationale : 95 %).
54,7 % ont déjà fait pratiquer un frottis vaginal (58,8 % en moyenne nationale). 27,9 % ont eu recours à la pilule du lendemain (moyenne nationale : 29,2 %). Dans l'enquête baromètre santé 2000, 12,5 % des jeunes de 15 à 25 ans interrogées dans la région avaient déjà eu recours à la pilule du lendemain.

La santé physique et mentale des étudiants en Pays de la Loire

La région Pays de la Loire face aux suicides

La région Pays de la Loire est caractérisée par un taux de consultations de psychiatres légèrement supérieur à la moyenne nationale (5,4 % pour une moyenne nationale de 4,7 %), sans que cela soit significatif.
La part d'étudiants qui déclarent dormir moins de 8 heures par nuit est de 57,7 %, soit un taux proche de la moyenne.
Le taux de tentatives de suicide est supérieur à la moyenne nationale (6,2 % pour une moyenne nationale de 5,1 %). Les autres items sont tous en deçà (les étudiants interrogés sont ainsi 9,9 % à avouer être souvent déprimés pour une moyenne nationale de 13,1 % et 15,1 % à accuser souvent un manque de forme pour une moyenne nationale de 18,4 % et 4,5 % à juger leur temps de sommeil tout à fait insuffisant pour une moyenne nationale de 6 %).
Notre constatation sur le taux de tentatives de suicides est bien plus alarmiste que les observations faites par l'INPES. En effet, pour le baromètre santé 2000, les jeunes de 12 à 25 ans sont « 4, 5 % à être déjà passés à l'acte »[46]. Mais il est vrai, et l'INPES soulève la même problématique, que la déclaration d'une tentative de suicide est liée à l'interprétation que fait le sujet du geste de la tentative de suicide. Ce qui est une tentative de suicide pour lui, ne le sera pas forcément pour quelqu'un d'autre, c'est une donnée subjective.
En outre, notons que pour le baromètre santé, le questionnement est effectué par téléphone, ainsi, il peut y avoir une sous-déclaration plus importante par rapport au mode de collecte choisi dans l'ENSE.
Ce qui est donc important de noter ici, c'est que « l'on considère aujourd'hui que la gravité du geste ne réside pas seulement dans l'importance des lésions ou la force de l'intentionnalité, mais aussi dans la signification que lui donne le sujet »[47] ; ainsi, il est important de prendre en compte cette particularité régionale et cela d'autant plus qu'au sein de la population générale de la région Pays de la Loire le suicide est « la première cause de mortalité prématurée, avant les accidents de circulation et l'alcoolisme »[48].
Plaçant ainsi la région Pays de la Loire parmi les plus mal classées pour l'indicateur du taux de suicide.

46. *baromètre santé 2000, les comportements des 12-25 ans*, vol. 2.3, éditions INPES.
47. « Pensées suicidaires et tentatives de suicide », *baromètre santé 2000, les comportements des 12-25 ans*.
48. G. Salem, *Atlas de la santé en France, volume 1, les causes de décès*, MIRE, 1999.

■ les violences

5,2 % des étudiants, garçons et filles, ont déclaré avoir subi une agression physique au cours des 12 derniers mois (moyenne nationale : 5,4 %).

Les agressions sexuelles au cours de la vie

1,3 % des étudiantes ont déclaré avoir déjà vécu du harcèlement sexuel (moyenne nationale : 3 %). Ce chiffre est significativement inférieur à la moyenne nationale.
6,7 % des étudiantes ont déclaré avoir déjà été victimes d'attouchements sexuels, ce qui est proche de la moyenne nationale (8,1 %).
4,9 % des étudiantes ont déclaré avoir déjà subi une tentative de rapport forcé (moyenne nationale : 4,7 %).
Dans l'enquête baromètre santé 2000, 5,6 % des garçons et 1,8 % des filles (20-25 ans) avaient déclaré avoir été frappés au cours des 12 derniers mois et 3,1 % des filles (15-25 ans) avaient déclaré avoir été victimes d'abus sexuels dans leur vie.
5,6 % des étudiants ont déclaré s'être déjà sentis exclus par des remarques à caractère raciste (moyenne nationale : 10,9 %).
21,8 % des étudiantes ont déclaré s'être déjà senties exclues par des remarques à caractère sexiste (moyenne nationale : 22 %).
Il est difficile d'interpréter ces résultats, au-delà de ce qu'ils expriment, faute d'indicateurs supplémentaires. Les écarts en matière de sexisme, par exemple, sont-ils la preuve de comportements masculins différents d'une région à l'autre ? Ou sont-ils le produit d'une plus grande perception du sexisme et de ses manifestations par les filles ?
Les résultats sur le racisme doivent eux aussi être maniés avec prudence faute de pouvoir être croisés avec la proportion d'étudiants étrangers ou français issus de l'immigration.

■ La perception de la société

Seulement 37,7 % des étudiants que nous avons interrogés pensent que notre société permet aux jeunes de réussir dans la vie. Et ce manque de confiance est renforcé chez les filles, qui ne sont que 33,9 % à le penser (pour 45 % des garçons)
Ils sont 53,6 % à avoir confiance en l'avenir, soit un peu plus d'un étudiant sur deux.
L'inégalité entre hommes et femmes dans le monde du travail semble être une constatation presque unanime puisque 79,3 % des étudiants de l'académie nantaise font cette constatation. Mais l' écart de perception entre les filles et les garçons n'est pas négligeable (14 points).

RÉGION ALSACE

Caractéristiques sanitaires et sociales de la région

Scolarisation

Le taux de scolarisation en 2000 chez les 16-19 ans est de 78,7 % (83,7 % en France métropolitaine). C'est une des régions qui scolarisent le moins les 16-19 ans.
Le taux de scolarisation en 2000 chez les 20-24 ans est de 31,8 % (34,9 % en France métropolitaine).
La proportion de bacheliers en 1999 est de 56,5 % (61,8 % en France métropolitaine).

Taux de chômage des jeunes et des diplômés

– Le taux d'activité des 16-24 ans est de 38,7 % (28,6 % en France métropolitaine). C'est le plus haut de France.
– La part des moins de 25 ans parmi les chômeurs s'élève à 19,4 % (contre 17 % en France métropolitaine).
– La part des chômeurs parmi les jeunes de 16 à 24 ans est de 6,28 % (contre 7,63 % en France métropolitaine). Cette région est peu touchée par le chômage toutes classes d'âge confondues.

Rang sanitaire

Mortalité

Le taux de mortalité en 2003 pour l'Alsace est de 8 ‰ (9,2 ‰ en France métropolitaine). C'est l'un des plus faibles de France.

Cause de décès chez les hommes

Le taux de suicide chez les hommes est l'un des plus bas de France (16,43 pour 100 000 habitants contre 26,33 en France métropolitaine).

Cause de décès chez les femmes

Le taux de suicide chez les femmes est l'un des plus bas de France (6,6 pour 100 000 habitants contre 9,1 en France métropolitaine).

Démographie médicale

L'Alsace est une des régions qui a le plus de psychiatres pour 100 000 habitants.
Pour 100 000 habitants :
– 106 médecins généralistes (moyenne nationale : 103) ;
– 95,7 médecins spécialistes libéraux (moyenne nationale : 89,8) ;
– 12,4 psychiatres libéraux (moyenne nationale : 11,2).

Les caractéristiques des étudiants de la région

Une part importante d'étudiants dans la région

Le poids des jeunes de 17 à 25 ans et des étudiants en particulier est en augmentation dans l'académie entre 1998 et 2003.

– L'effectif de l'enseignement supérieur en 2003-2004 pour l'académie de Strasbourg est de 66 971 inscrits dont 48 332 étudiants inscrits à l'Université.
Le taux d'étudiants inscrits à l'université sur le nombre total d'étudiants inscrits dans l'enseignement supérieur est de 72,2 % (contre 63,2 % en France métropolitaine) ; c'est le taux le plus élevé de France.

Les étudiants de notre échantillon

295 personnes ayant répondu à l'enquête étudient en Alsace.
On recense parmi eux 51,5 % d'hommes et 48,5 % de femmes, soit une légère surreprésentation des hommes par rapport à leur part dans l'enseignement supérieur.
Dans l'enquête, l'âge moyen des étudiants dans la région est de 22,1 ans, soit un peu moins que l'âge de 22,5 ans en moyenne dans l'académie.

Revenus : moins de boursiers et plus d'étudiants aidés par leurs parents...

La part de boursiers en Alsace est moins importante qu'ailleurs, puisque selon les données du Cnous et du ministère de l'Education nationale 24,2 % des étudiants bénéficiaient d'une bourse pour l'année universitaire 2004-2005 pour 30 % sur l'ensemble de la France.
D'après l'ENSE, les étudiants salariés sont moins nombreux : 27,1 % contre 33,3 % sur l'ensemble des académies.
80,3 % des étudiants reçoivent des revenus de la part de leurs parents, ce qui dépasse la moyenne nationale.

... Mais plus de décohabitants

D'après l'ENSE, 27,5 % des étudiants alsaciens vivent chez leurs parents. C'est moins que dans les autres régions.
Ils sont en revanche plus nombreux à vivre en cité universitaire ou seule dans un autre type de logement.
Notons que selon les données du Cnous en 2003 près d'une demande de logement – dans le cadre du dossier social étudiant – sur deux aboutit, ce qui est supérieur à la moyenne nationale de 38 %.
75, 2 % des étudiants alsaciens mettent moins d'une demi-heure pour se rendre sur leur lieu d'études.
Ces deux phénomènes sont très certainement liés : les étudiants quittent le domicile familial et se rapprochent de leur lieu d'études. On le vérifie d'ailleurs sur l'analyse nationale.

Les comportements de santé

Alimentation

Plus de féculents !

Leur alimentation diffère par une consommation beaucoup plus importante de féculents : ils sont 55,9 % à en consommer tous les jours contre 46,7 % dans le restant de la France mais ils sont aussi plus nombreux à consommer quotidiennement des fruits et légumes : 49,3 % et 38,6 % contre 46,2 % et 35,7 % dans le restant de la France.

Les consommations de substances psychoactives

Des consommations proches de la moyenne

Parmi nos répondants, on recense 20,7 % de fumeurs réguliers et 9,8 % de fumeurs occasionnels, soit des taux proches de la moyenne.

33,8 % d'étudiants alsaciens consomment de l'alcool au moins une fois par semaine et 14,1 % n'en consomment jamais.
La bière est préférée aux autres alcools, comme pour les autres étudiants.
39 % des étudiants ont expérimenté le cannabis, soit un taux proche de la moyenne. Les jeunes sont 47 % à 17 ans selon l'OFDT, ce qui est plutôt inférieur à la moyenne française.
Les autres substances ont été expérimentées par les étudiants interrogés en Alsace dans des proportions proches de la moyenne : 4,5 % on testé le poppers, 4,8 % les champignons hallucinogènes et 2,4 % l'ecstasy.

Le recours au système de santé

Les étudiants alsaciens ont consulté moins de médecins généralistes

Alors que 89,8 % des étudiants que nous avons interrogés ont vu un généraliste au cours des douze derniers mois, ils sont seulement 83,8 % parmi les étudiants alsaciens, soit le taux le plus faible de France.
Selon le baromètre santé, 72,5 % des garçons et 80,9 % des filles entre 12 et 25 ans ont vu un généraliste au cours des douze derniers mois.
Cela ne semble pas dû à une éventuelle pénurie d'omnipraticiens, qui sont autant en Alsace qu'en France en moyenne[49] (162 médecins pour 100 000 habitants et 163 en moyenne).
La consultation chez un dermatologue concerne environ un quart des étudiants alsaciens que nous avons interrogés, ce qui est proche de la moyenne nationale.
60,9 % des étudiantes ont vu un gynécologue au moins une fois au cours des douze derniers mois.

Le dentiste consulté plus souvent

La visite d'un dentiste concerne plus souvent les étudiants de la région puisque 53,1 % d'entre eux déclarent y être allés au cours des douze derniers mois contre 46,9 % des étudiants ailleurs.
Qu'il s'agisse de soins poussés ou d'une simple consultation, ce résultat va dans le sens d'une meilleure prévention bucco-dentaire parmi ces étudiants.
Moins de 10 % des étudiants alsaciens ont consulté au moins une fois un kinésithérapeute.
La consultation en ostéopathie concerne 6,9 % des personnes que nous avons interrogées.
3,4 % des étudiants de la région ont vu un psychologue, soit autant qu'ailleurs.
71,4 % des étudiants de la région ont souscrit pour l'année en cours à un contrat de complémentaire santé. Ils sont 11 % à ne pas savoir répondre à cette question.
Comme ailleurs les étudiants consultent surtout des médecins installés en libéral. Les centres de santé mutualistes ne sont fréquentés que par 7,5 % d'entre eux.

Régimes et perception du poids

Les étudiants de l'académie de Strasbourg se trouvent un peu plus en situation de surpoids que les autres étudiants : 26,2 % contre une moyenne nationale de 23,4 %, mais trouvent cependant que leur alimentation est plutôt équilibrée : 66,9 % contre une moyenne nationale à 63 %.

Les loisirs

51 % des étudiants alsaciens regardent quotidiennement la télévision, ce qui fait d'eux les étudiants les moins accro de la télé.
En revanche, 78 % surfent au moins une fois par semaine sur Internet.

49. Dress, 2001.

39 % font du sport au moins une fois par semaine et 16 % ne pratiquent jamais de sport.
59 % vont au cinéma au moins une fois par semaine.

Les étudiants alsaciens vont plus souvent au théâtre

54 % des étudiants ne vont jamais au théâtre, contre 42 % de l'ensemble des étudiants, ce qui place l'Alsace au 1er rang des villes de province pour le nombre d'étudiants fréquentant les théâtres.

Vie affective et sexuelle

Un étudiant sur deux est amoureux

59 % des étudiants ont un(e) petit(e) ami(e), et la moitié sont amoureux.
77 % ont une expérience de la sexualité et l'âge du 1er rapport se situe dans la moyenne nationale.
Près de quatre étudiants sur cinq parlent de leur sexualité avec leur partenaire.
12, 8 % en moyenne évoquent leur sexualité avec leur mère et 3,3 % abordent ce sujet avec leur père.
Comme ailleurs, 90 % étudiants se considéraient bien informés sur la contraception mais également sur le sida et les IST lors du premier rapport sexuel.
En moyenne, 30 % des étudiants ayant répondu au questionnaire indiquent avoir utilisé un préservatif lors de leur dernière relation sexuelle.

Le préservatif devance la pilule

44,6 % utilisent le préservatif comme contraceptif et 37,9 % recourent à la pilule, ce qui les situe dans la moyenne nationale. 13,8 % cumulent pilule et préservatif.
59,5 % de l'ensemble des étudiants que nous avons interrogés n'ont jamais procédé à un test de dépistage du VIH, ils sont 61,4 % en Alsace.
25,2 % ont fait un test et 11,7 % en ont fait au moins deux. Dans l'enquête baromètre santé 2000 en Alsace, 14,9 % avaient déjà réalisé un test VIH.

Un des plus forts taux de consultations médicales

64 % des étudiantes se font prescrire leur contraceptif par un gynécologue (59,5 % en moyenne nationale) et 23,4 % par un généraliste (moyenne nationale : 27,7 %).
98 % consultent pour leur contraception au moins une fois par an (moyenne nationale : 95 %).
62 % ont déjà subi un frottis vaginal (58,8 % en moyenne nationale).
29,2 % ont eu recours à la pilule du lendemain, ce qui est sensiblement strictement égal à la moyenne nationale. Dans l'enquête baromètre santé 2000, elles étaient 12,6 %

La santé physique et mentale des étudiants alsaciens

Une région conforme à la moyenne

L'académie de Strasbourg, correspondant à la région Alsace, est caractérisée par un taux de déprime des étudiants interrogés légèrement supérieur à la moyenne nationale (14,5 % pour une moyenne nationale de 13,1 %) et un temps de sommeil déclaré inférieur à 8 heures, lui aussi supérieur à la moyenne nationale (59,7 % pour une moyenne nationale de 57,5 %).
Dans un même temps, les étudiants de l'académie de Strasbourg consultent les psychiatres dans une proportion conforme à la moyenne nationale (4,8 % pour une moyenne nationale de 4,7 %), ils ne semblent pas plus qu'ailleurs accuser souvent un manque de forme (17,6 % pour une moyenne nationale de 18,4 %) et ne semblent pas fortement exposés au risque de la tentative de suicide (3,7 % pour une moyenne nationale de 5,1 %), ce qui, pour les tentatives de suicide, est conforme aux observa-

tions du baromètre santé 2000 de l'Inpes. En effet, pour celui-ci, « en Alsace, 5,1 % des jeunes filles et 1,5 % des jeunes garçons âgés entre 12 et 25 ans ont déclaré avoir fait une tentative de suicide au cours de leur vie »[50] (soit une moyenne de 3,3 % des jeunes interrogés par l'Inpes pour 3,7 % pour notre enquête).
En somme, la région Alsace, d'après nos observations statistiques, ne présente pas les grands traits sanitaires pouvant laisser penser que les étudiants interrogés puissent être plus qu'ailleurs sur-exposés au phénomène du mal-être étudiant.

Une meilleure connaissance des BAPU

Alors que 11,2 % des étudiants que nous avons interrogés déclarent connaître les BAPU, ils sont 16,2 % dans ce cas en Alsace, soit une proportion significativement supérieure à la moyenne.
Notons cependant qu'il y a peu de BAPU en France et qu'il y en a un à Strasbourg, ce qui explique cette proportion légèrement supérieure.
Il reste tout de même plus de 8 étudiants sur 10 qui ne connaissent pas les BAPU.

Les violences

La part d'étudiantes ayant subi des agressions sexuelles est proche de la moyenne

3,4 % des étudiantes ont déclaré avoir déjà vécu du harcèlement sexuel (moyenne nationale : 3 %).
8,2 % des étudiantes ont déclaré avoir déjà été victimes d'attouchements sexuels (moyenne nationale 8,1 %).
5,3 % des étudiantes ont déclaré avoir déjà subi une tentative de rapport forcé (moyenne nationale : 4,7 %).
4,1 % des étudiants, garçons et filles, ont déclaré avoir subi une agression physique au cours des 12 derniers mois (moyenne nationale : 5,4 %).
Dans l'enquête baromètre santé 2000, 12,3 % des garçons et 4,7 % des filles (20-25 ans) avaient déclaré avoir été frappés au cours des 12 derniers mois et 2,5 % des filles (15-25 ans) avaient déclaré avoir subi des rapports sexuels forcés.
9,7 % des étudiants ont déclaré s'être déjà sentis exclus par des remarques à caractère raciste (moyenne nationale : 10,9 %).
25 % des étudiantes ont déclaré s'être déjà senties exclues par des remarques à caractère sexiste (moyenne nationale : 22 %).
Il est difficile d'interpréter ces résultats, au-delà de ce qu'ils expriment, faute d'indicateurs supplémentaires. Les écarts en matière de sexisme, par exemple, sont-ils la preuve de comportements masculins différents d'une région à l'autre ? Ou sont-ils le produit d'une plus grande perception du sexisme et de ses manifestations par les filles ?
Les résultats sur le racisme doivent eux aussi être maniés avec prudence faute de pouvoir être croisés avec la proportion d'étudiants étrangers ou français issus de l'immigration.

La perception de la société

Les étudiants alsaciens un peu plus optimistes ?

Alors que seulement 36,4 % des étudiants ayant répondu à l'enquête déclarent que notre société favorise plutôt la réussite des jeunes, ils sont 45,5 % en Alsace, ce qui est la part la plus importante des régions.

50. *Baromètre santé 2000, les comportements des 12-25 ans*, vol. 2.3, éditions INPES.

Ils sont également plus nombreux à déclarer qu'ils sont confiants en l'avenir : 58,3 % contre 40,7 % en moyenne.
En revanche, comme ailleurs, les étudiants pensent que le monde du travail ne respecte globalement pas l'égalité entre hommes et femmes (78,6 %). L'écart entre les filles et les garçons est faible (2 points).

RÉGION LORRAINE

Caractéristiques sanitaires et sociales de la région

Le taux de scolarisation

Le taux de scolarisation en 2000 chez les 16-19 ans est de 83,8 % (83,7 % en France métropolitaine).
Le taux de scolarisation en 2000 chez les 20-24 ans est de 33,6 % (34,9 % en France métropolitaine).
La proportion de bacheliers en 1999 est de 64,1 % (61,8 % en France métropolitaine).

Taux de chômage des jeunes et des diplômés

– Le taux d'activité des 16-24 ans est de 27,9 % (28,6 % en France métropolitaine).
– La part des moins de 25 ans parmi les chômeurs s'élève à 20,7 % (contre 17 % en France métropolitaine).
– La part des chômeurs parmi les jeunes de 16 à 24 ans est de 7,4 % (contre 7,63 % en France métropolitaine).

Rang sanitaire

Le taux de mortalité en 2003 pour la Lorraine est de 9,4 ‰ (9,2 ‰ en France métropolitaine).

Démographie médicale

une région moins bien dotée en professionnels de santé
Pour 100 000 habitants on recense :
– 97 médecins généralistes (moyenne nationale : 103) ;
– 72,5 médecins spécialistes libéraux (moyenne nationale : 89,8) ;
– 6,4 psychiatres libéraux (moyenne nationale : 11,2).

Les caractéristiques des étudiants dans l'académie de Nancy-Metz

Des effectifs d'étudiants croissants mais de façon moins importante qu'ailleurs

L'effectif de l'enseignement supérieur en 2003-2004 pour la Lorraine est de 77 941 inscrits, dont 51 696 étudiants inscrits à l'université, soit 66,3 % (63,2 % en France métropolitaine).
Comme en Alsace, région voisine, la part de jeunes de 17 à 25 ans (+ 0,2 %) et celle d'étudiants (+ 3,4 %) dans cette région est en augmentation depuis 1993, mais dans une moindre mesure.
Il est cependant à noter que la part d'étudiants augmente moins vite que sur l'ensemble du territoire, ce qui peut être dû à la baisse notable des effectifs de bacheliers sur la même période (– 4,6 %).

Des répondants plus jeunes que dans l'académie

408 étudiants ayant répondu au questionnaire sont en Lorraine.
48 % sont des hommes et 52 % sont des femmes, ce qui est proche de la répartition par sexes indiquée par les chiffres du ministère de l'Enseignement supérieur (respectivement 47 et 53 %).
Nos répondants sont en revanche plus jeunes en moyenne que dans l'ensemble de l'académie : 21,4 ans contre 22 ans.

Plus d'étudiants en cité U

33,5 % des étudiants de l'académie vivent chez leurs parents, contre 36,5 % en moyenne. On note que les décohabitants de l'académie – dans l'enquête – sont 11,8 % à vivre en cité universitaire. L'académie réunit 11,4 % des logements des Crous contre seulement 6,7 % pour l'ensemble des étudiants, ce qui peut expliquer cette proportion légèrement plus élevée d'étudiants ayant déclaré vivre en résidence universitaire (11,8 % contre 9,4 %, cependant sans différence significative).

Plus de boursiers et moins d'étudiants salariés

27,6 % des étudiants de l'académie de Nancy sont salariés contre 33,3 % en moyenne.
On recense cependant plus de boursiers dans l'académie, comme le montre le tableau suivant, qui compare les résultats de l'enquête et les chiffres du Cnous.

Tableau 22

Part d'étudiants boursiers pour l'année 2004-2005

	ENSE-LMDE	CNOUS
Région Lorraine (académie de Nancy-Metz)	34,5 %	36 %
France entière	30 %	32,9 %

68,6 % des étudiants de la région ont déclaré un temps de trajet pour se rendre sur leur lieu d'études de moins d'une demi-heure. On ne constate pas de différence significative à la moyenne.

Les comportements de santé

L'alimentation des étudiants lorrains

Au pays de la mirabelle, 18 % mangent des fruits moins d'une fois par semaine

64 % des étudiants lorrains considèrent avoir une alimentation équilibrée (63 % en moyenne).
Moins d'un étudiant sur dix se rend au moins une fois par semaine au fast-food alors que 47,1 % y vont quelques fois par mois, ce qui est supérieur à la moyenne nationale de 39,3 %.
40 % consomment de la viande quotidiennement et 15,4 % en consomment moins d'une fois par semaine.
46 % mangent du poisson au moins une fois par semaine. 36 % consomment des fruits chaque jour et 18 % en mangent moins d'une fois par semaine.
Ces chiffres sont très proches de ceux des autres étudiants.

Moins de légumes que de féculents

44,6 % mangent des légumes chaque jour (46,2 % en moyenne) et 10,3 % en mangent moins d'une fois par semaine, soit autant que la moyenne.
Près de la moitié des étudiants mange des féculents chaque jour, ce qui est proche de l'ensemble des étudiants (46,7 %).

Les consommations de substances psychoactives

Des consommations moyennes

Le tabagisme régulier concerne 18,9 % des étudiants de notre échantillon régional, et en moyenne nationale 22,3 % des étudiants ont déclaré fumer tous les jours, ce qui n'est pas significativement différent.

Pour 31,1 % d'entre eux, ils consomment de l'alcool au moins une fois par semaine et 29,2 % en consomment moins que deux fois par mois.
Comme on l'a constaté pour les autres étudiants buvant de l'alcool, la bière arrive en tête des consommations, et seulement 28,3 % des étudiants lorrains n'en consomment jamais pour une moyenne, proche de 26,9 %.
Parmi nos répondants, 39,5 % ne consomment jamais de premix, ce qui est proche de la moyenne nationale (37,4 %).
En Lorraine, 4 étudiants sur 10 ont déjà consommé du cannabis alors que les jeunes de 17 ans sont 1 sur 2 dans ce cas.
6,4 % des étudiants ont expérimenté les champignons hallucinogènes, 3,9 % l'ecstasy et 4,4 % le poppers.
Ces proportions ne sont pas significativement différentes des moyennes nationales (respectivement 5,4 %, 4,3 % et 7,1 %).

Le recours au système de santé

Une meilleure couverture complémentaire
Alors que 11,9 % des étudiants que nous avons interrogés n'ont pas de complémentaire santé, ils sont deux fois moins nombreux en Lorraine.
En région Lorraine, la part d'étudiants ayant déclaré avoir consulté au moins une fois un médecin généraliste ou spécialiste au cours des douze derniers mois est proche de la moyenne.
Plus de 9 étudiants sur 10 ont vu un généraliste, 50,7 % ont consulté un dentiste et 22,8 % ont vu un dermatologue.
On constate que 60,2 % des femmes ont consulté un gynécologue, ce qui ne diffère pas significativement de la moyenne.
Les professionnels moins consultés sont ceux du domaine paramédical : 10,5 % ont vu un kinésithérapeute et 6,4 % un ostéopathe. 4,2 % des étudiants interrogés ont vu un psychologue au moins une fois au cours des douze derniers mois.
La consultation dans des centres mutualistes concerne un peu plus d'1 étudiant sur 10.

Poids et perception du corps

Si 26 % des étudiantes et 18 % des étudiants de la région se considèrent actuellement en surpoids, 43,5 % des filles et 11,5 % des garçons ont déjà fait un régime au cours de leur vie, ce qui est proche des autres étudiants.
Il est intéressant de noter l'écart entre la perception du surpoids et l'expérience du régime, cet écart est inverse chez les garçons et chez les filles.

Les loisirs

Comme ailleurs, beaucoup de télé

63,7 % des étudiants lorrains regardent quotidiennement la télévision, pour une moyenne nationale de 65,9 %
77 % surfent hebdomadairement sur le Net.
43 % font du sport au moins une fois par semaine (moyenne nationale, 41 %).
42 % vont au cinéma au moins plusieurs fois par mois, ce qui est proche de la moyenne. Cela signifie que la majorité des étudiants y va moins souvent.
Ils sont 41 % à aller au théâtre, ce qui révèle une fréquentation proche des autres étudiants.

La vie affective et sexuelle des étudiants de la région

En Lorraine, un peu plus d'étudiants en couple

63,5 % des étudiants ont un(e) petit(e) ami(e) et 53,9 % sont amoureux.
80,6 % ont déjà une expérience sexuelle et l'âge moyen du premier rapport sexuel déclaré par les étudiants de la région (17,8 ans) se situe dans la moyenne nationale.
Presque les trois-quarts des étudiant(e)s parlent de leur sexualité avec leur partenaire.
12, 8 % en moyenne évoquent leur sexualité avec leur mère et 3,3 % abordent ce sujet avec leur père.
En moyenne, 30 % des étudiants ayant répondu au questionnaire indiquent avoir utilisé un préservatif lors de leur dernière relation sexuelle. Et, parmi ceux qui ont déclaré ne pas en avoir utilisé, 21 % indiquent qu'ils étaient avec leur partenaire depuis un certain temps. Les étudiants de la région ne se distinguent pas significativement de la moyenne nationale.
Le préservatif, premier contraceptif
44,6 % utilisent le préservatif comme contraceptif et 37,5 % recourent à la pilule, ce qui les situe dans la moyenne nationale. 9,1 % cumulent pilule et préservatif.
Nationalement, 59,5 % des étudiants n'ont jamais procédé à un test de dépistage du VIH, ils sont 60 % en Lorraine. 23,5 % ont déjà effectué un test une fois et 14 % l'ont fait au moins deux fois au cours de leur vie.

La contraception des étudiantes lorraines : plus prescrite par le gynéco et moins par le généraliste qu'ailleurs

72,8 % des étudiantes se font prescrire leur contraceptif par leur gynécologue (59,5 % en moyenne nationale), ce qui en fait l'un des taux régionaux les plus élevés, et pour 17,7 % il est prescrit par leur généraliste (pour 27,7 % en moyenne).
C'est une des régions dans lesquelles cette proportion est la plus faible.
95 % des étudiantes consultent pour leur contraception au moins une fois par an, soit autant que la moyenne.
63,2 % ont déjà subi un frottis vaginal (58,8 % en moyenne nationale). Le plus fort taux de prescription des frottis vaginaux est cohérent avec le plus fort taux de prescription de la contraception par le gynécologue.
31,6 % ont eu recours à la pilule du lendemain (moyenne nationale : 29,2 %).

La santé physique et mentale

Une région relativement épargnée ?

L'académie de Nancy-Metz est remarquable car elle est toujours proche des moyennes nationales.
On constate que 4,2 % des étudiants ont consulté un psychiatre au moins une fois au cours des douze derniers mois.
Sur l'année écoulée, 10,8 % déclarent avoir souvent été déprimés, 14,2 % ont souvent manqué de forme. La majorité des étudiants dort moins de 8 heures par nuit en moyenne. Ils sont 4,9 % à juger leur temps de sommeil « tout à fait insuffisant ».
4,6 % des étudiants lorrains ont déclaré avoir fait une tentative de suicide, ce qui n'est pas significativement éloigné de la moyenne.
En population générale, selon les chiffres nationaux STATISS 2004[51] du suicide au sein des régions françaises on recense en Lorraine 408 cas de suicide sur les 10 806 cas en France métropolitaine en 2000, soit 3,7 %. La Lorraine représentant 3,8 % de la population du territoire, on peut dire qu'il n'y a, a priori, pas de surreprésentation du phénomène suicidaire dans la région.

Cela semble donc plutôt cohérent avec nos résultats, même si l'on compare des suicides aboutis à des tentatives.

Les violences

4,3 % des étudiantes ont déclaré avoir déjà vécu du harcèlement (moyenne nationale : 3 %).
7,2 % des étudiantes ont déclaré avoir déjà été victimes d'attouchements sexuels (moyenne nationale 8,1 %).
1,8 % des étudiantes ont déclaré avoir déjà subi une tentative de rapport forcé (moyenne nationale : 4,7 %). Notons que ce dernier chiffre est significativement inférieur à la moyenne nationale.
4,9 % des étudiants, garçons et filles, ont déclaré avoir subi une agression physique au cours des 12 derniers mois (moyenne nationale : 5,4 %)
9,6 % des étudiants ont déclaré s'être déjà sentis exclus par des remarques à caractère raciste (moyenne nationale : 10,9 %).
23,8 % des étudiantes ont déclaré s'être déjà senties exclues par des remarques à caractère sexiste (moyenne nationale : 22 %).
Il est difficile d'interpréter ces résultats, au-delà de ce qu'ils expriment, faute d'indicateurs supplémentaires. Les écarts en matière de sexisme, par exemple, sont-ils la preuve de comportements masculins différents d'une région à l'autre ? Ou sont-ils le produit d'une plus grande perception du sexisme et de ses manifestations par les filles ?
Les résultats sur le racisme doivent eux aussi être maniés avec prudence faute de pouvoir être croisés avec la proportion d'étudiants étrangers ou français issus de l'immigration.

La perception de la société

Si 39 % des étudiants lorrains pensent que notre société permet aux jeunes de réussir dans la vie, ils sont en revanche 59,6 % à penser le contraire (62,1 % en moyenne).
Un étudiant sur deux déclare être confiant en l'avenir, pour une moyenne de 50,7 %.
Comme la moyenne des étudiants, les étudiants lorrains sont seulement deux sur dix à penser que l'égalité entre hommes et femmes est respectée dans le monde du travail.
On constate que les hommes pensent aussi en majorité – même si c'est dans une moindre proportion – que le monde du travail est inégalitaire.

51. *Causes médicales de décès, hommes et femmes de tous âges en 2000*, DRASS, DRESS, 2004.

RÉGION MIDI-PYRÉNÉES

■ Caractéristiques sanitaires et sociales de la région

C'est l'une des régions les moins jeunes de France (la part des jeunes âgés de moins de 25 ans y est de 28 % contre 30,9 % en France métropolitaine).

Taux de scolarisation

Le taux de scolarisation en 2000 chez les 16-19 ans est de 86,9 % (83,7 % en France métropolitaine).
Le taux de scolarisation en 2000 chez les 20-24 ans est de 42,8 % (34,9 % en France métropolitaine).
C'est en Ile-de-France et Midi-Pyrénées que la hausse du taux de scolarisation a le plus fortement progressé entre 1994 et 2000. C'est aussi une des régions qui scolarisent le plus les 20-24 ans.
La proportion de bacheliers en 1999 est de 62,1 % (61,8 % en France métropolitaine).

Taux de chômage des jeunes et des diplômés

– Le taux d'activité des 16-24 ans est de 27,4 % (28,6 % en France métropolitaine). C'est l'un des plus bas de France.
– La part des moins de 25 ans parmi les chômeurs s'élève à 16,3 % (contre 17 % en France métropolitaine).
– La part des chômeurs parmi les jeunes de 16 à 24 ans est de 7,24 % (contre 7,63 % en France métropolitaine).

Rang sanitaire

Selon l'atlas de la santé en France, l'espérance de vie à la naissance place la région parmi les premières de France et le risque de mortalité prématurée est le plus bas de France.

Mortalité

Le taux de mortalité en 2003 pour la région Midi-Pyrénées est de 10,2 ‰ (9,2 ‰ en France métropolitaine).
Cause de mortalité chez les hommes
Le nombre de décès par abus d'alcool chez les hommes est le plus faible de France (4,35 décès pour 100 000 habitants contre 8,14 en France métropolitaine).
Cause de décès chez les femmes
Le taux de suicide chez les femmes est l'un des plus bas de France (6,7 pour 100 000 habitants contre 9,1 en France métropolitaine).

Démographie médicale

La région Midi-Pyrénées est une des régions qui ont le plus de généralistes et de spécialistes pour 100 000 habitants.
En effet, pour 100 000 habitants on recense :
– 115 médecins généralistes (moyenne nationale : 103) ;
– 102,2 médecins spécialistes libéraux (moyenne nationale : 89,8) ;
– 11,7 psychiatres libéraux (moyenne nationale : 11,2).

Les étudiants de la région Midi-Pyrénées

Le poids des 17-25 ans augmente plus vite dans la région que sur l'ensemble du territoire.

La part d'étudiants connaît une faible hausse

L'effectif de l'enseignement supérieur en 2003-2004 pour l'académie de Toulouse est de 113 182 inscrits, dont 73 207 étudiants inscrits à l'université, soit 64,7 % (63,2 % en France métropolitaine).
L'évolution des effectifs entre 2002 et 2003 est de + 0,2 % ; c'est l'évolution la plus faible de toutes les académies.
467 personnes ayant répondu à l'enquête étudient dans la région Midi-Pyrénées. Cela représente 5 % des étudiants interrogés en France métropolitaine, soit autant que dans l'enseignement supérieur.

Caractéristiques des répondants de la région

47,5 % des répondants sont des hommes et 52,5 % sont des femmes.
La répartition par âges est proche de la moyenne des étudiants ayant répondu au questionnaire : 25,1 % des étudiants ont 19 ans et moins et, pour 41,3 % d'entre eux, l'âge est compris entre 20 et 22 ans.

Les revenus

28,5 % des étudiants ont déclaré que leurs revenus provenaient d'une activité professionnelle, 78,4 % sont aidés par leurs parents et 35 % sont boursiers (32, 7 % selon le Cnous).

Des étudiants plus autonomes du point de vue du logement

Alors que 37,5 % des étudiants ont déclaré vivre chez leurs parents, ils sont seulement 27 % dans la région, ce qui est significativement inférieur.
Les modes de cohabitation alternatifs sont la colocation (12,8 %), le partage du domicile avec le partenaire (16,9 %) ou encore la vie seul (31,7 % vivent seuls hors résidence universitaire).
69,2 % des étudiants ont déclaré mettre moins de 30 minutes pour se rendre sur leur lieu d'études.

Les comportements de santé

Alimentation

Une meilleure perception de leur alimentation
Les étudiants de l'académie sont nombreux à déclarer avoir une alimentation équilibrée : 69,2 % contre une moyenne nationale de 63 %.

Plus de légumes, moins de fruits et de poisson
Leur alimentation diffère de celle de l'ensemble des étudiants sur les points suivants :
– ils sont plus nombreux à consommer des légumes tous les jours (49 % contre 46,2 %) ;
– ils consomment des fruits moins fréquemment ;
– ils sont nettement moins nombreux à consommer du poisson : 40,7 % en consomment au moins une fois par semaine, contre 46,1 % en moyenne. C'est le taux le plus faible de toutes les régions.

Les consommations de substances psychoactives

On recense 22,9 % de fumeurs quotidiens et 28,1 % d'étudiants n'ayant jamais fumé.

Alcool : peu d'abstinents
Si la consommation hebdomadaire d'alcool n'est pas plus importante que dans les autres régions, on constate en revanche que les non-consommateurs sont beaucoup moins nombreux en Midi-Pyrénées

que dans les autres régions. En effet seulement 9,6 % des étudiants ne consomment jamais d'alcool contre 16,2 % en moyenne.
Comme le déclarent les autres étudiants, la bière est également l'alcool consommé le plus fréquemment par les étudiants de la région.
Le phénomène des premix ne les épargne pas non plus : près d'un quart des étudiants en consomme au moins deux fois par mois.

Cannabis : expérimenté par un peu moins d'un étudiant sur deux
6,9 % des étudiants consomment du cannabis régulièrement, ce qui est proche de la moyenne de 6,2 %.
Plus d'un étudiant sur deux déclare n'en avoir jamais consommé.
Entre 5,4 % et 5,8 % des étudiants sont concernés par l'expérimentation de champignons hallucinogènes, d'ecstasy et de poppers, des taux proches de la moyenne.

Le recours au système de santé

Les étudiants toulousains ne semblent pas consulter plus de médecins que dans les autres académies, puisque pour la majorité des médecins ils ont autant consulté que la moyenne des étudiants.
Au cours des douze derniers mois, 90,1 % ont déclaré avoir consulté un généraliste, 27 % un dermatologue, 44,5 % un dentiste et 12 % un ostéopathe.

Un meilleur suivi gynéco ?
On constate en effet que, dans notre échantillon, 65 % des femmes de la région ont vu un gynécologue au minimum une fois au cours des douze derniers mois alors que cela concerne 55,6 % des étudiantes en moyenne.
Selon les données du Conseil de l'ordre des médecins en 2004, la densité de médecins gynécologues dans la région était plutôt supérieure à la moyenne, comme en Aquitaine et en Languedoc-Roussillon, cela peut être une des explications de ce plus fort recours des étudiantes de la région.

Une couverture complémentaire moyenne
76 % des étudiants de la région ayant renvoyé le questionnaire ont déclaré avoir une complémentaire santé prenant en charge les soins médicaux non remboursés par la sécurité sociale. Ceci est proche de la moyenne.

Poids et perception du corps

Plus de régimes et une meilleure perception de leur poids…
Les filles de l'académie de Toulouse suivent un peu plus de régimes que dans le restant de la France : 48,5 % contre 45,2 % en moyenne, mais les étudiants se perçoivent nettement moins en surpoids que dans le restant de la France : 19,1 % contre 23,4 %.

Les loisirs

Avec 65 % d'étudiants regardant quotidiennement la télévision, les étudiants de Midi-Pyrénées se situent dans la moyenne nationale.
71 % surfent sur Internet au moins une fois par semaine.

Des étudiants sportifs
Ils sont plus sportifs que la moyenne nationale puisque 52 % font du sport au moins une fois par semaine, ce qui dépasse la moyenne de 11 points.
Leur fréquentation des salles de cinéma se situe strictement dans la moyenne nationale.

Comme dans les autres villes de province, la fréquentation du théâtre ne concerne que peu d'étudiants puisque 60 % d'entre eux ne vont jamais au théâtre.

La vie affective et sexuelle

La moitié d'amoureux

58 % des étudiants ont un(e) petit(e) ami(e), la moitié se déclare amoureux.
81 % ont déjà une expérience sexuelle et l'âge moyen du premier rapport se situe dans la moyenne nationale.
Presque les 3/4 des étudiants, hommes ou femmes, parlent de leur sexualité avec leur partenaire.
12, 8 % en moyenne évoquent leur sexualité avec leur mère et 3,3 % abordent ce sujet avec leur père.
Dans la région, 9 étudiants sur 10 se considéraient bien informés sur la contraception et sur le sida et les IST. Ces données sont proches de la moyenne.
En moyenne, 30 % des étudiants ayant répondu au questionnaire indiquent avoir utilisé un préservatif lors de leur dernière relation sexuelle. Et, parmi ceux qui ont déclaré ne pas en avoir utilisé, 21 % indiquent qu'ils étaient avec leur partenaire depuis un certain temps. Les étudiants de la région ne se distinguent pas significativement de la moyenne nationale.

Le préservatif devance la pilule

45,6 % utilisent le préservatif comme contraceptif et 36,2 % recourent à la pilule, ce qui les situe dans la moyenne nationale. 10,7 % cumulent pilule et préservatif.
Nationalement, 59,5 % des étudiants n'ont jamais procédé à un test de dépistage du VIH ; ils sont 58,2 % en Midi-Pyrénées.
26,3 % ont déjà pratiqué un test de dépistage, une fois, et 14,1 % l'ont fait au moins deux fois.

Un fort recours au gynécologue et un bon taux de prescription des frottis vaginaux

69,4 % des étudiantes se font prescrire leur contraceptif par leur gynécologue (59,5 % en moyenne nationale) et 18,9 % par leur généraliste (27,7 % en moyenne). Même si les taux sont élevés la différence à la moyenne n'est cependant pas significative.
94,2 % consultent pour leur contraception au moins une fois par an, ce qui est proche de la moyenne nationale (95 %).
63,8 % des étudiantes que nous avons interrogées dans la région ont déjà subi un frottis vaginal (58,8 % en moyenne nationale).

Près d'un tiers des étudiantes ont eu déjà recours à la pilule du lendemain

30,7 % ont eu recours à la pilule du lendemain (moyenne nationale : 29,2 %).

La santé physique et mentale

Une région privilégiée ?...

Comme pour toutes les régions du sud de la France (Aquitaine, Languedoc-Roussillon, PACA), la part d'étudiants interrogés ayant consulté un psychiatre est élevée au sein de la région Midi-Pyrénées (7,7 % pour une moyenne nationale de 4,7 %).
Le fort taux de consultation de psychiatres est certainement explicable ici, comme dans les autres régions du sud de la France, par une plus grande facilité d'accès aux soins psychiatriques, du fait notamment d'une plus grande densité des spécialistes de la santé mentale. G. Salem observe d'ailleurs à ce sujet que « dans un environnement physique et social souvent plus favorable et avec un système de soins préventifs et curatifs bien développé, la région Midi-Pyrénées apparaît, dans son ensemble, privilégiée, comparée aux indices nationaux : espérance de vie situant la région au premier rang des

régions françaises, risque de mortalité prématurée le plus bas de France [...] »[52]. Ainsi, dans la même logique ce sont les étudiants de l'académie de Toulouse, en comparaison avec les autres académies de France, qui se déclarent être les moins fatigués (36 % pour une moyenne nationale de 40,9 %).
Les autres items restant conformes ou inférieurs aux moyennes nationales.
Mais, même si nous ne pouvons, pour l'instant, expliciter ce particularisme, notons que, comme pour la région Languedoc-Roussillon, la part d'étudiants se déclarant déprimés est elle aussi supérieure à la moyenne nationale (les étudiants sont 15 % à déclarer être souvent déprimés pour une moyenne nationale de 13,1 %).

Les violences

Des chiffres proches de la moyenne des étudiants interrogés

3,5 % des étudiantes ont déclaré avoir déjà subi du harcèlement sexuel (moyenne nationale : 3 %).
8,4 % des étudiantes ont déclaré avoir déjà été victimes d'attouchements sexuels (moyenne nationale 8,1 %).
4,5 % des étudiantes ont déclaré avoir déjà subi une tentative de rapport forcé.
5,8 % des étudiants, garçons et filles, ont déclaré avoir subi une agression physique au cours des 12 derniers mois (moyenne nationale : 5,4 %)
9 % des étudiants ont déclaré s'être déjà sentis exclus par des remarques à caractère raciste (moyenne nationale 10,9 %).
20,4 % des étudiantes ont déclaré s'être déjà senties exclues par des remarques à caractère sexiste (moyenne nationale : 22 %)
Il est difficile d'interpréter ces résultats au-delà de ce qu'ils expriment, faute d'indicateurs supplémentaires. Les écarts en matière de sexisme, par exemple, sont-ils la preuve de comportements masculins différents d'une région à l'autre ? Ou sont-ils le produit d'une plus grande perception du sexisme et de ses manifestations par les filles ?
Les résultats sur le racisme doivent eux aussi être maniés avec prudence faute de pouvoir être croisés avec la proportion d'étudiants étrangers ou français issus de l'immigration.

La perception de la société

Seulement un tiers des étudiants de Midi-Pyrénées pensent que notre société permet aux jeunes de réussir dans la vie. Ce résultat se situe dans la moyenne.
49,9 % des étudiants sont tout à fait ou assez confiants en l'avenir.

L'égalité hommes-femmes... surtout pour les hommes et moins qu'ailleurs ?

Pour 82 % d'entre eux, les étudiants de Midi-Pyrénées que nous avons interrogés estiment que le monde du travail ne favorise pas l'égalité entre hommes et femmes.
Notons que, si l'on isole les hommes des femmes, on constate que les femmes de la région sont encore moins nombreuses qu'ailleurs à juger le monde du travail égalitaire : 12,6 % d'entre elles contre 17,8 % pour l'ensemble des étudiantes de notre échantillon et 26,2 % des hommes en moyenne.

52. G. Salem, *Atlas de la santé en France, volume 1, les causes de décès*, MIRE, 1999.

AQUITAINE

Caractéristiques sanitaires et sociales de la région

La population de la région Aquitaine représente 4,8 % de la population française, ce qui en fait la 6e région française.

Taux de scolarisation

Le taux de scolarisation en 2000 chez les 16-19 ans est de 81,4 % (83,7 % en France métropolitaine).
Le taux de scolarisation en 2000 chez les 20-24 ans est de 34,1 % (34,9 % en France métropolitaine).
La proportion de bacheliers en 1999 est de 58,7 % (61,8 % en France métropolitaine).

Taux de chômage des jeunes et des diplômés

– Le taux d'activité des 16-24 ans est de 27,4 %, soit légèrement inférieur au taux en France métropolitaine (28,6 %).
– La part des moins de 25 ans parmi les chômeurs s'élève à 16,4 % (contre 17 % en France métropolitaine).
– La part des chômeurs parmi les jeunes de 16 à 24 ans est de 8,49 % (contre 7,63 % en France métropolitaine).

Rang sanitaire

Le taux de mortalité en 2003 pour la région Aquitaine est de 10,4 ‰ (9,2 ‰ en France métropolitaine).

Démographie médicale

L'Aquitaine est une des régions de France qui comptent le plus de généralistes et de psychiatres par habitant.
Pour 100 000 habitants :
– 113 médecins généralistes (moyenne nationale : 103) ;
– 97,8 médecins spécialistes libéraux (moyenne nationale : 89,8) ;
– 13,5 psychiatres libéraux (moyenne nationale : 11,2).

Les caractéristiques des étudiants de la région

Effectifs de jeunes et d'étudiants

Alors que la part des 17-25 ans a augmenté de 0,4 % sur l'ensemble du territoire entre 1998 et 2003, dans la région il a été en diminution de 0,6 %.
L'effectif de l'enseignement supérieur en 2003-2004 pour l'Aquitaine est de 100 602 inscrits, dont 68 889 étudiants inscrits à l'université (soit 68,5 % contre 63,2 % en France métropolitaine).
Le nombre d'étudiants connaît une croissance un peu inférieure à celle de la France entière (4,6 % contre 6 %).

Caractéristiques des étudiants de notre échantillon

418 étudiants de notre échantillon font partie de l'académie de Bordeaux, soit 4,4 % de l'ensemble des répondants.
L'échantillon redressé compte 47 % d'hommes et 53 % de femmes.
La répartition par âges des étudiants est proche de la moyenne.
L'âge moyen des répondants est de 21,8 ans. Il est proche de l'âge moyen des étudiants en Aquitaine selon le ministère de l'Enseignement supérieur (22,2 ans).

Près de 40 % des étudiants vivent seuls

L'Aquitaine est la région dans laquelle la proportion d'étudiants vivant seuls est la plus élevée (38 % pour 26,2 % en moyenne nationale).
23,2 % vivent chez leurs parents.
On constate qu'une grande majorité d'étudiants (70,3 %) déclarent un temps de trajet inférieur à 30 minutes pour se rendre sur leur lieu d'études.
77,1 % des étudiants de la région ont déclaré être aidés financièrement par leurs parents. 30,1 % exercent une activité professionnelle dont ils tirent un revenu.

Plus de boursiers dans notre échantillon

On recense 35,6 % de boursiers parmi nos répondants, soit plus que les 30,6 % recensés par le Crous.

Les comportements de santé

Alimentation

Les étudiants déclarent avoir une alimentation équilibrée
Les étudiants aquitains sont 67,5 % à déclarer avoir une alimentation équilibrée, soit une proportion proche de la moyenne nationale (63 %).
43,8 % mangent des féculents tous les jours et 46,9 % consomment des légumes mais ils sont moins nombreux à déclarer consommer des fruits quotidiennement (38 %).
La viande est consommée quotidiennement par 37,1 % des étudiants que nous avons interrogés dans la région et ils sont plus nombreux à en consommer une à trois fois par semaine (49,5 %).
La consommation hebdomadaire de poisson concerne 46,6 % des étudiants de la région.
On a également demandé aux étudiants s'ils consommaient des fast-foods, la majorité y va moins de quelques fois par mois.
L'alimentation des Aquitains ne diffère pas de celle de la totalité des étudiants de notre échantillon.

Les consommations de substances psychoactives

24,9 % des étudiants fument quotidiennement. On recense 5 % d'anciens fumeurs.

Alcool : après la bière, le vin est plus souvent consommé dans la région
33,3 % des étudiants de l'académie ont déclaré consommer de l'alcool au moins une fois par semaine et 28,7 % deux à trois fois par mois. Ces proportions ne sont pas significativement différentes de la moyenne nationale.
Si la bière est l'alcool consommé le plus fréquemment comme ailleurs, on constate que plus d'étudiants aquitains consomment du vin.
En effet, alors que 14,1 % des étudiants de notre échantillon national ont déclaré boire du vin une à deux fois par semaine, ils sont 19,4 % dans la région.
20,6 % des étudiants consomment des boissons premix plusieurs fois par mois.

Cannabis : près d'1 étudiant sur 2 a déjà essayé
L'expérimentation de cannabis concerne près d'un étudiant sur deux dans la région. A 17 ans, selon les données collectées lors des journées d'appel et de préparation à la défense en 2002 et 2003, cela concernait 56 % des jeunes, soit une proportion plus forte en Aquitaine qu'en moyenne.
5 % des étudiants aquitains ayant répondu à notre enquête déclarent avoir déjà consommé du poppers, 3,2 % ont consommé de l'ecstasy, et 5 % des champignons hallucinogènes, ce qui diffère peu des autres étudiants.

Le recours au système de santé

On recense un nombre important d'étudiants ayant vu un généraliste au moins une fois au cours des douze derniers mois : ils sont 92,1 % dans la région, soit une proportion moyenne.
Parmi les consultants, on constate cependant une particularité dans la région : les étudiants sont relativement plus nombreux à n'y être allés qu'une fois (24,4 % contre 18,6 % en moyenne).
Les étudiants ayant vu un dermatologue (26,3 %), un psychologue (3,6 %) ou un ostéopathe (14,8 %) dans la région sont autant qu'en moyenne.

Davantage de consultations gynécologiques pour les étudiantes de la région Aquitaine
Comme dans la région Midi-Pyrénées, qui jouxte l'Aquitaine, on recense une proportion plus importante de consultantes en gynécologie : 67 % contre 55,6 % en moyenne, soit une différence très significative.
La forte densité de gynécologues dans la région peut expliquer en partie ce résultat.

Moins de consultations dentaires
Au sein de nos répondants, l'Aquitaine est la région dans laquelle les étudiants sont les moins nombreux à avoir consulté un chirurgien-dentiste ou un orthodontiste au cours de l'année écoulée, puisque 42,1 % y sont allés au moins une fois contre 46,9 % en moyenne.
En 2002, 2,9 % des chirurgiens-dentistes du territoire étaient installés en région Aquitaine, alors que la population de cette région représente 5 % de la population métropolitaine. Ces professionnels semblent donc être en sous-effectif dans la région.
Ce taux pose la question de la santé bucco-dentaire d'une partie de la population puisque l'on sait par ailleurs que 11,2 % des étudiants de notre échantillon national ont renoncé à des soins dentaires, au cours des douze derniers mois, parce qu'ils étaient trop chers.
76,6 % des étudiants de la région ont déclaré avoir une complémentaire santé alors que 10,5 % n'en ont pas et autant déclarent ne pas le savoir, ce qui diffère peu de la moyenne nationale.
11,7 % des étudiants consultent dans des centres de santé mutualistes.

Poids et perception du corps

Si 33,7 % de l'ensemble des étudiants de la région ont déclaré avoir déjà fait un régime amaigrissant, cela concerne 43,2 % des femmes.

La sensation d'être en surpoids concerne un étudiant sur cinq et les femmes de manière plus importante
Les étudiants de l'académie de Bordeaux sont moins nombreux que les autres étudiants à se percevoir en situation de surpoids : 20,6 % contre 23,4 %.
Cet écart concerne aussi les femmes : 22,5 % contre une moyenne nationale de 26,6 %.

Les loisirs

L'étudiant bordelais passe le même temps devant sa télévision que l'étudiant moyen. 68,2 % des étudiants regardent la télévision tous les jours.

Ils sont 38,5 % à utiliser Internet quotidiennement.
L'absence d'accès et de moyens financiers est citée par 46 % des étudiants estimant ne pas assez utiliser Internet.
Ils pratiquent le sport à 42 % au moins une fois par semaine et sont un peu plus nombreux (+ 4 points) que la moyenne nationale à fréquenter les salles de cinéma. Ils se situent, pour la fréquence des sorties au théâtre, dans la moyenne basse des villes de province.

■ La vie affective et sexuelle

Un peu plus d'amoureux en Aquitaine !

62,9 % des étudiants ont déclaré avoir un(e) petite ami(e) et 53 % sont amoureux.
83,5 % ont déjà eu des rapports sexuels, ce qui les situe au-delà de la moyenne nationale (+ 4 points), sans pour autant que nous observions une précocité particulière.

La sexualité, avec qui en parler ?

76,3 % des étudiant(e)s parlent de leur sexualité avec leur partenaire.
13,6 % évoquent leur sexualité avec leur mère et 2,4 % abordent ce sujet avec leur père.

Bien informés !

9 étudiants sur 10 se considéraient bien informés sur la contraception et sur le sida et les IST lors de 1er rapport sexuel.

Préservatif ou pilule ?

En moyenne, 30 % des étudiants ayant répondu au questionnaire indiquent avoir utilisé un préservatif lors de leur dernière relation sexuelle.
44,7 % des étudiants utilisent le préservatif comme moyen de contraception et 36,4 % recourent à la pilule seule, ce qui les situe dans la moyenne nationale. En moyenne, 14,6 % cumulent pilule et préservatif.

Le dépistage du sida concerne toujours une minorité d'étudiants

Nationalement, 59,5 % des étudiants n'ont jamais procédé à un test de dépistage du VIH, 24,9 % ont déjà subi un test une fois et 13,8 %, deux fois. En Aquitaine, 58 % n'ont jamais effectué de test de dépistage.

Un recours très marqué au gynécologue

73,7 % des étudiantes se font prescrire leur contraceptif par leur gynécologue (59,5 % en moyenne nationale). Ce résultat est cohérent avec le taux de recours plus important que l'on a constaté ci-dessus.
94,7 % consultent pour leur contraception au moins une fois par an. 63,2 % ont déjà subi un frottis vaginal (58,8 % en moyenne nationale). 28,1 % ont eu recours à la pilule du lendemain, ce qui les situe dans la moyenne nationale.

■ La santé physique et mentale

Les items relatifs au mal-être étudiant de l'académie de Bordeaux sont globalement proches des moyennes nationales.
Les étudiants de la région sont 19,4 % à déclarer souvent manquer de forme (pour une moyenne nationale de 18,4 %), leur temps de sommeil est inférieur à 8 heures pour 55,7 % d'entre eux (pour

une moyenne nationale de 57,5 %) et ils sont 6,2 % à juger leur temps de sommeil tout à fait insuffisant (pour une moyenne nationale de 6 %).
Les étudiants interrogés sont 13,2 % à avouer être souvent déprimés, ce qui se situe dans la moyenne nationale (13,1 %).
La part d'étudiants ayant déclaré une tentative de suicide diffère peu de la moyenne nationale (6,7 % pour une moyenne nationale de 5,1 %).

Une part importante d'étudiants ayant recours au psychiatre

Le taux de consultation de psychiatres est largement supérieur à la moyenne (7,9 % pour 4,7 %).
Cela peut être relié à la répartition nationale des spécialistes de la santé mentale en France qui facilite l'accès aux soins des étudiants vivants au sud de la Loire.

La perception de la société

66,5 % des étudiants de la région pensent que notre société ne permet pas aux jeunes de réussir dans la vie. La perception est identique chez les filles et les garçons, alors qu'en moyenne nationale l'écart est de 6 points.
En Aquitaine, ils sont un peu moins nombreux à ne pas avoir confiance en l'avenir : 44,87 %.
En revanche, 8 étudiants sur 10 s'accordent pour dire que l'égalité hommes-femmes n'est pas favorisée par notre marché du travail. La moitié d'entre eux, seulement, porte un jugement globalement positif sur l'égalité hommes-femmes dans la société.

RÉGION CENTRE

Caractéristiques des étudiants de la région

Scolarisation

Le taux de scolarisation en 2000 chez les 16-19 ans est de 80,8 % (83,7 % en France métropolitaine). C'est une des régions qui scolarisent le moins les 16-19 ans.
Le taux de scolarisation en 2000 chez les 20-24 ans est de 26,6 % (34,9 % en France métropolitaine).
La proportion de bacheliers en 1999 est de 60,6 % (61,8 % en France métropolitaine).

Taux de chômage des jeunes et des diplômés

– Le taux d'activité des 16-24 ans est de 31,6 % (28,6 % en France métropolitaine). C'est l'un des plus hauts de France.
– La part des moins de 25 ans parmi les chômeurs s'élève à 18,8 % (contre 17 % en France métropolitaine).
– La part des chômeurs parmi les jeunes de 16 à 24 ans est de 7,81 % (contre 7,63 % en France métropolitaine).

Rang sanitaire

Le taux de mortalité en 2003 pour la région Centre est de 10,5 ‰ (9,2 ‰ en France métropolitaine). Toutes causes confondues on constate une sous-mortalité de 2 % dans la région par rapport à la France métropolitaine mais une surmortalité pour les morts violentes de 13 points.

Démographie médicale

La densité médicale dans la région semble moins bonne qu'ailleurs
Pour 100 000 habitants, on recense en région Centre :
– 89 médecins généralistes (moyenne nationale : 103) ;
– 65,6 médecins spécialistes libéraux (moyenne nationale : 89,8) ;
– 7,8 psychiatres libéraux (moyenne nationale : 11,2).
Cela aura-t-il des conséquences sur l'accès aux soins de la population que nous avons interrogée ?

Caractéristiques des étudiants de la région Centre

Il est à noter qu'à la fois le poids des jeunes, celui des bacheliers mais aussi celui des étudiants dans la région a eu tendance à diminuer depuis 1998.

La part d'étudiants connaît une faible croissance

L'effectif de l'enseignement supérieur en 2003-2004 pour l'académie d'Orléans est de 58 413 inscrits, dont 37 492 étudiants inscrits à l'université, soit 64,2 % (63,2 % en France métropolitaine).
L'évolution des effectifs entre 2002 et 2003 est de + 0,4 % ; c'est l'une des plus faibles évolutions.

Les étudiants de notre échantillon

287 étudiants ayant répondu à l'enquête sont en région Centre, soit 3,1 % de notre échantillon.
45,2 % sont des hommes et 54,8 % sont des femmes.
44,8 % des répondants ont entre 20 et 22 ans.

Une majorité de décohabitants

30 % des étudiants de la région vivent chez leurs deux parents et 3,8 % chez leur mère.
28,2 % vivent seuls et 10,8 % résident en cité universitaire.
Ces résultats sont proches de la moyenne nationale.
70,7 % des étudiants de la région ont déclaré mettre généralement moins de 30 minutes pour se rendre sur leur lieu d'études.

Une structure de revenus proche de la moyenne

77,4 % des étudiants du Centre reçoivent des revenus de la part de leurs parents et 32,3 % des étudiants reçoivent un revenu d'une activité professionnelle.
34,5 % des étudiants de la région ont déclaré recevoir une bourse d'études. Ils sont 33,5 % sur l'ensemble de la région selon le Crous, ce qui signifie que notre échantillon est proche de la réalité sur ce critère.

Les comportements de santé

Alimentation

Les étudiants de la région Centre trouvent leur alimentation plus équilibrée que la moyenne des autres étudiants : 67,6 % déclarent manger équilibré contre 63 % de l'ensemble des étudiants.

Une consommation de fast-food moins fréquente
Les étudiants de la région Centre vont moins souvent au fast-food que le reste des étudiants : ils ne sont que 5,9 % à y aller une à trois fois par semaine contre une moyenne nationale à 10 %.

Les consommations de substances psychoactives

Si 34,1 % des étudiants déclarent ne jamais avoir fumé, ils sont 31,1 % à fumer au moins occasionnellement.

Une fréquence de consommation proche de la moyenne mais plus de vin quotidien…
24 % consomment de l'alcool au moins une fois par semaine et 25,8 % deux à trois fois par mois.
Près de 7 étudiants sur 10 consomment de la bière même très occasionnellement.
On constate que 2,1 % des étudiants de la région ont déclaré boire du vin quotidiennement contre seulement 0,6 % de la moyenne.
Les premix sont autant consommés qu'ailleurs : seulement 44,4 % des étudiants – qui consomment de l'alcool – ne consomment jamais de ces boissons, mélanges d'alcools forts et de sirops sucrés.
On recense 4,9 % de consommateurs réguliers de cannabis parmi les étudiants de l'académie d'Orléans et 58,2 % d'abstinents.
Parmi les autres substances psychoactives, le poppers, l'ecstasy et les champignons hallucinogènes ont été expérimentés par autant d'étudiants que sur l'ensemble du territoire, respectivement par 6,6 %, 3,6 % et 4,5 % des étudiants de la région.

Le recours au système de santé

On ne constate aucune différence significative avec la moyenne pour la fréquence des consultations de professionnels de santé des étudiants que nous avons interrogés en région Centre.
Comme ailleurs, le généraliste est le professionnel de santé le plus consulté puisque près de 9 étudiants sur 10 en ont vu un au moins une fois.
Pour les femmes vient ensuite le gynécologue pour 51,5 % d'entre elles.

41,1 % ont eu recours à un dentiste pour une moyenne de 46,9 %.
8,4 % des étudiants de la région Centre ont consulté un kiné et autant ont vu un ostéopathe.
69 % étaient couverts pour le risque santé pour l'année universitaire en cours alors que 13,6 % ont déclaré ne pas avoir de complémentaire santé.
8,6 % des étudiants ont déclaré consulter dans des centres de santé mutualistes.

■ Poids et perception du corps

Une perception du surpoids moins importante
Les étudiants du Centre sont un peu moins nombreux à déclarer avoir suivi des régimes (32,1 % contre une moyenne nationale de 35,3 %) et se trouvent moins en situation de surpoids que les autres étudiants : 20,6 % contre une moyenne nationale de 23,4 %.

■ Les loisirs

72 % des étudiants de la région Centre regardent la télévision quotidiennement, ce qui les met au 2e rang national.
Ils sont également 72 % à surfer hebdomadairement sur le Net, ce qui les place dans la moyenne haute des villes de province. Mais, parmi ceux qui recourent peu à Internet, les étudiants de la région Centre sont parmi les plus nombreux (29 %) à donner comme explication l'absence d'accès à Internet, ce qui les situe dans la fourchette haute.

Des étudiants un peu plus sportifs

42 % font du sport au moins une fois par semaine et ils sont moins nombreux que la moyenne nationale à ne jamais pratiquer de sport.
31 % vont au cinéma au moins quelques fois par mois (39 % en moyenne nationale). 48 % de ceux qui n'y vont pas l'expliquent par le manque de moyens financiers.
65 % ne vont jamais au théâtre, soit une majorité d'étudiants.

■ La vie affective et sexuelle

Battements de cœur en région Centre

61 % des étudiants ont un(e) petit(e) ami(e), 55 % sont amoureux. 80 % ont déjà eu une expérience sexuelle et l'âge moyen du 1er rapport se situe dans la moyenne nationale.
Presque les trois quarts des étudiant(e)s parlent de leur sexualité avec leur partenaire.
12, 8 % en moyenne évoquent leur sexualité avec leur mère et 3,3 % abordent ce sujet avec leur père.
La majorité des étudiants se considéraient bien informés sur la contraception et sur le sida et les IST lors de premier rapport sexuel, soit 9 étudiants sur 10.

1 étudiant sur 3 a utilisé un préservatif lors de son dernier rapport sexuel

En moyenne, 30 % des étudiants ayant répondu au questionnaire indiquent avoir utilisé un préservatif lors de leur dernière relation sexuelle.
43,3 % utilisent le préservatif comme contraceptif et 37,9 % recourent à la pilule, ce qui les situe dans la moyenne nationale. 13,8 % cumulent pilule et préservatif.
En moyenne, 59,5 % des étudiants n'ont jamais procédé à un test de dépistage du VIH, ils sont 62 % en région Centre.
24,4 % ont fait un test une fois et 11,1 % en ont fait plusieurs fois.

Un accès à la prévention et à la contraception identique à la moyenne nationale

54 % des étudiantes se font prescrire leur contraceptif par un gynécologue (59,5 % en moyenne nationale) et 34,7 % par un généraliste (moyenne nationale : 27,7 %).
96,4 % consultent pour leur contraception au moins une fois par an (moyenne nationale : 95 %).
61,9 % ont déjà subi un frottis vaginal (58,8 % en moyenne nationale).
23,3 % ont eu recours à la pilule du lendemain (moyenne nationale : 29,2 %).

La santé physique et mentale

Une région épargnée ?

3,1 % des étudiants de la région ont déclaré avoir consulté un psychiatre au cours des douze derniers mois. Cette proportion est proche de la moyenne (4,7 %).
Notons cependant que l'on constate une relative pénurie de spécialistes de la santé mentale dans la région Centre (7,8 psychiatres libéraux pour 100 000 habitants[53], alors que la moyenne française est de 11,2 psychiatres pour 100 000 habitants).

Baisses de forme et déprime occasionnelle

63,7 % des étudiants interrogés ont déclaré avoir eu des baisses de forme au cours des douze derniers mois, même de temps en temps.
13,9 % des étudiants ont déclaré s'être souvent sentis déprimés au cours de l'année précédant l'enquête, 26,5 % de temps en temps et 36,2 % rarement.
3,2 % des étudiants de la région ont déclaré avoir déjà fait une tentative de suicide, ce qui est proche de la moyenne des étudiants que nous avons interrogés.
Une étude concernant des patients suivis à la suite d'une tentative de suicide en région Centre[54] révèle que 23 % des tentatives ont concerné des jeunes avant 25 ans.
Ces données se situent dans la moyenne mais ne signifient pas que certains étudiants de la région Centre ne souffrent pas d'un certain mal-être.
En effet, la moyenne nationale ne pourra en aucun cas marquer la norme mais simplement nous donner des indications de prégnance du phénomène de mal-être chez les étudiants interrogés.

Les violences

5,2 % des étudiants, garçons et filles, ont déclaré avoir subi une agression physique au cours des 12 derniers mois (moyenne nationale : 5,4 %).

Les agressions sexuelles au cours de la vie

4,5 % des étudiantes que nous avons interrogées dans la région ont déclaré avoir déjà subi du harcèlement (moyenne nationale: 3 %).
7,6 % des étudiantes ont déclaré avoir déjà été victimes d'attouchements sexuels, soit un résultat proche de la moyenne nationale.
4,5 % des étudiantes ont déclaré avoir déjà subi une tentative de rapport forcé (moyenne nationale : 4,7 %).
6,3 % des étudiants ont déclaré s'être déjà sentis exclus par des remarques à caractère raciste (moyenne nationale 10,9 %).

53. Enquête FNORS/ORS, mai 2003.
54. *Typologie des patients ayant réalisé une tentative de suicide*, ORS du Centre, 2004

Plus d'une étudiante sur cinq a déjà fait l'objet des remarques sexistes

22,8 % des étudiantes ont déclaré s'être déjà senties exclues par des remarques à caractère sexiste (moyenne nationale : 22 %).

La perception de la société

Moins d'un tiers des étudiants pensent que notre société leur permet de réussir dans la vie, 34,1 % des garçons pour 29,7 % des femmes pensent que cette société leur permet de réussir dans l'avenir. L'écart est inférieur à la moyenne nationale. 46,6 % disent avoir confiance en l'avenir, ce qui ne représente pas la majorité des étudiants que nous avons interrogés.
54,5 % des filles et 51,8 % des garçons portent un jugement négatif global sur l'égalité hommes-femmes dans notre société. Ils sont relativement plus nombreux parmi les répondants de la région qu'en moyenne nationale.

L'égalité hommes-femmes dans le monde du travail

Seulement 15,3 % pensent que le monde du travail est égalitaire entre les sexes, ce qui n'est pas significativement éloigné de la moyenne de nos étudiants. La perception est identique chez les filles et les garçons.

RÉGION POITOU-CHARENTES

On constate dans la région une baisse de la part de jeunes alors que le nombre d'étudiants a plutôt eu tendance à augmenter sur les années récentes.

Caractéristiques sanitaires et sociales de la région

Jeunes et diplômes

Plus de bacheliers mais moins de jeunes après le bac

La proportion de bacheliers en 1999 est de 64,4 % (61,8 % en France métropolitaine), soit plus importante que la moyenne.

La région Poitou-Charentes présente l'un des plus faibles taux de jeunes de 18 à 25 ans : 9,2 % (10,3 % en France métropolitaine).

Le taux de scolarisation en 2000 chez les 16-19 ans est de 85,1 % (83,7 % en France métropolitaine).

Le taux de scolarisation en 2000 chez les 20-24 ans est de 33 % (34,9 % en France métropolitaine).

Taux de chômage des jeunes et des diplômés

– Le taux d'activité des 16-24 ans est de 30,8 % (28,6 % en France métropolitaine). C'est l'un des plus hauts de France.

– La part des moins de 25 ans parmi les chômeurs s'élève à 19 % (contre 17 % en France métropolitaine).

– La part des chômeurs parmi les jeunes de 16 à 24 ans est de 8,75 % (contre 7,63 % en France métropolitaine).

Rang sanitaire

Le taux de mortalité en 2003 pour la région Poitou-Charentes est de 11,1 ‰ (9,2 ‰ en France métropolitaine). C'est l'un des plus hauts de France.

Démographie médicale

Autant de généralistes mais moins de médecins spécialistes qu'en moyenne

Pour 100 000 habitants :

– 104 médecins généralistes (moyenne nationale : 103) ;

– alors que l'on recense 89,8 médecins spécialistes libéraux pour 100 000 habitants sur le territoire, ils sont 69,5 pour 100 000 habitants en région Poitou, soit nettement moins que la moyenne ;

– 6,8 psychiatres libéraux (moyenne nationale : 11,2).

2. Les caractéristiques des étudiants de la région

Effectifs des étudiants et évolution

L'effectif de l'enseignement supérieur en 2003-2004 pour l'académie de Poitiers est de 46 135 inscrits, dont 30 927 étudiants inscrits à l'université soit 67 % de l'ensemble des étudiants contre 63,2 % en France métropolitaine.

Même si la part de jeunes dans la région a eu tendance à baisser entre 1998 et 2003, la part d'étudiants, elle, suit plutôt la hausse nationale (+ 6,2 % en Poitou-Charentes).
2,2 % des répondants de notre échantillon étudient en région Poitou, soit un effectif de 211 étudiants, ce qui est proche du poids de ces étudiants dans l'enseignement supérieur.

Un échantillon plus féminin

Les étudiants de notre échantillon sont en moyenne plus jeunes que ceux de la région (21,8 ans contre 22,8 ans).
65,6 % des répondants sont des femmes, ce qui est supérieur de 10 points à la part de femmes dans l'enseignement supérieur.
26 % des étudiants de la région vivent avec leurs parents, ce qui n'est pas significativement inférieur à la moyenne (37,5 %), malgré la différence constatée.
36,5 % des étudiants que nous avons interrogés vivent seuls hors cité U.

Un temps de trajet très court

39,3 % des étudiants poitevins ont déclaré mettre moins de 10 minutes pour se rendre sur leur lieu d'études alors qu'ils ne sont que 21,4 % dans ce cas en moyenne.
Si 71,8 % des étudiants de la région ont des revenus de leurs parents, ils sont 30,1 % à percevoir des revenus de leur activité professionnelle, ce qui est proche de la moyenne.

Plus de boursiers

43,1 % des répondants sont bénéficiaires d'une bourse, ce qui est supérieur à la part de boursiers dans l'académie (35,9 %).
Notre échantillon regroupe donc plus de boursiers que l'académie en réalité.
Notons que, selon les données du Cnous, il y a également plus de boursiers à Poitiers qu'en moyenne en France (35,9 % contre 30 %).

■ Les comportements de santé

■ Alimentation

L'académie où les étudiants vont le moins au fast-food
L'alimentation des étudiants de la région ne diffère pas de celle des autres étudiants si ce n'est qu'ils consomment moins régulièrement de féculents et un peu moins de poissons.
48,8 % mangent des légumes tous les jours et 42,2 % une à trois fois par semaine.
La consommation de fruits est encore moins fréquente : seulement 36,5 % des étudiants de la région mangent des fruits tous les jours.
Ils sont 65,4 % à déclarer qu'ils ont une alimentation équilibrée.
Ils sont beaucoup moins nombreux à manger au fast-food chaque semaine que l'ensemble des étudiants : 5,2 % contre 10 %.

■ Les consommations de substances psychoactives

25,1 % ont déclaré fumer quotidiennement, ce qui est peu éloigné des autres étudiants. Notons que l'enquête Escapad recense que près d'un jeune de 17 ans sur deux est fumeur quotidien, ce qui en fait la seconde région pour l'usage de tabac.
Il est donc nécessaire de maintenir les efforts de prévention dans l'enseignement supérieur également, qui semble voir arriver des jeunes générations fortement consommatrices.

Notons que chez les 12-75 ans de la région la part de fumeurs réguliers est de 26 %[55].
La consommation d'alcool hebdomadaire concerne 33,6 % des étudiants de la région, ce qui est proche de la moyenne nationale.

Un engouement pour les premix plus important qu'ailleurs
Parmi les consommateurs d'alcool, 4,3 % boivent de la bière au moins trois fois par semaine et 10,3 % consomment des premix une à deux fois par semaine, cette proportion étant deux fois supérieure à la moyenne nationale (5,1 %).
Il n'est pas encore possible de comparer ce résultat avec d'autres données étant donné l'émergence plutôt récente de ce mode de consommation parmi les jeunes.
Notons que de mesures fiscales dissuasives pour les producteurs de telles boissons ont été renforcées dans la loi de santé publique du 9 août 2004 les obligeant à payer 11 € par décilitre pour certains alcools, trop sucrés notamment.
La consommation régulière et quotidienne de cannabis concerne 6,6 % des étudiants charentais (6,6 % en moyenne) alors que l'expérimentation s'élève à 40,3 %.
5,2 % de nos répondants ont déjà consommé du poppers, 4,3 % de l'ecstasy et 5,2 % des champignons hallucinogènes, ces taux n'étant pas significativement différents de la moyenne.

Le recours au système de santé

On constate que 92,8 % des étudiants de la région ont vu un médecin généraliste au moins une fois au cours des douze derniers mois.
41,2 % des étudiants poitevins ont fait au moins une consultation dentaire sur l'année récente et ils ne sont pas significativement plus nombreux que la moyenne.
46,4 % des femmes de la région déclarent avoir vu un gynécologue, sans différence avec la moyenne. 28 % ont vu un dermatologue pour une moyenne nationale de 26 %.
Pour les professions paramédicales également, on recense une part de consultants proche de la moyenne : 9,5 % ont vu un kiné et 8,1 % un ostéopathe, sachant que ce dernier peut être médecin ou kinésithérapeute.
6,2 % des étudiants ont vu un psychologue au cours des douze derniers mois.

La couverture complémentaire
Comme dans les autres régions 8 étudiants sur 10 déclarent avoir une complémentaire santé, alors que 8,1 % ne savent pas répondre à cette question. Rappelons que l'analyse des résultats nationaux révèle que ces derniers sont le plus souvent les étudiants les plus jeunes.

Moins de consultations dans des centres mutualistes
Alors que la fréquentation des centres mutualistes ne concerne qu'un nombre restreint d'étudiants, c'est encore plus le cas en Poitou-Charentes : seuls 4,3 % des étudiants que nous avons interrogés ont déclaré consulter dans ces centres pour une moyenne nationale plus de deux fois supérieure (10,7 %).

Poids et perception du poids

Les étudiants de l'académie de Poitiers sont un peu plus nombreux à déclarer avoir suivi des régimes amaigrissants (38,9 % contre une moyenne nationale de 35,3 %).

Plus d'un étudiant sur quatre s'estime en surpoids
28,4 % déclarent être en surpoids, ce qui statistiquement ne diffère pas de la moyenne.
Notons que cela concerne moins souvent les hommes (24,4 %) que les femmes (29,5 %).

55. *Déterminants et facteurs de risque*, ORS Poitou-Charentes, Août 2005.

Les loisirs des étudiants de la région Poitou-Charentes

Comme ailleurs, une grande partie d'étudiants regardent la télé tous les jours

66 % des étudiants de Poitou-Charentes regardent la télévision quotidiennement, ils sont en cela identiques à la moyenne nationale.
67 % surfent au moins une fois par semaine sur Internet.
38 % exercent une activité sportive au moins une fois par semaine et 17 % ne font jamais de sport.
70 % vont au cinéma moins de quelques fois par mois (pour 61 % en moyenne nationale). 52 % de ceux qui fréquentent peu les salles de cinéma avancent comme première raison le manque de moyens financiers.
68 % des étudiants de la région Poitou-Charentes ne vont jamais au théâtre.

La vie affective et sexuelle

Un étudiant sur deux est amoureux

56 % des étudiants ont un(e) petit(e) ami(e), la moitié déclare être amoureux.
79,6 % ont déjà eu des rapports sexuels et l'âge du premier rapport se situe dans la moyenne nationale.

Ils évoquent plus souvent leur sexualité avec leur partenaire qu'avec d'autres personnes

Presque les 3/4 des étudiants parlent de leur sexualité avec leur partenaire.
12, 8 % en moyenne évoquent leur sexualité avec leur mère et seulement 3,3 % abordent ce sujet avec leur père.
90 % des étudiants se considéraient bien informés sur la contraception et sur le sida et les IST lors de leur premier rapport.

Selon les étudiants, une bonne information sur le sida et les IST...

C'est en Poitou-Charentes que l'on rencontre le plus grand nombre d'étudiants se déclarant bien informés sur le sida et les infections sexuellement transmissibles puisqu'ils sont 75 %, soit 5 points de plus que la moyenne nationale.

Le suivi gynécologique et la prescription de la contraception...

72,8 % des étudiantes se font prescrire leur contraception par un gynécologue (59,5 % en moyenne nationale) et 17,7 % par un généraliste (moyenne nationale : 27,7 %).
95 % consultent pour leur contraception au moins une fois par an et 56 % ont déjà subi un frottis vaginal, ce qui se situe dans la moyenne.

... mais, comme ailleurs, un usage relatif du préservatif

En moyenne, 30 % des étudiants ayant répondu au questionnaire indiquent avoir utilisé un préservatif lors de leur dernière relation sexuelle. Notons que les étudiants se déclarant en couple sont plus nombreux à ne pas avoir utilisé de préservatif lors de leur dernière relation sexuelle.

Pilule et préservatif à égalité

41,1 % utilisent le préservatif comme contraceptif et 42,3 % recourent à la pilule seule, ce qui les situe dans la moyenne nationale.
13,1 % cumulent pilule et préservatif.

Le dépistage du VIH/sida

Nationalement, 59,5 % des étudiants n'ont jamais procédé à un test de dépistage du VIH. Ils sont 67,3 % en Poitou-Charentes. 21,8 % des étudiants de la région ont déjà fait un test et 10 % en ont fait plusieurs.
La moyenne régionale est plutôt inférieure sans être cependant significative.

La santé physique et mentale

Comme ailleurs, une petite frange d'étudiants semble aller moins bien que les autres

Comme pour les régions Lorraine et Centre, la région Poitou-Charentes ne semble pas, d'après nos ressources statistiques, être en proie à une forte prégnance du mal-être étudiant.
17,5 % des étudiants ont souvent eu des baisses de forme et 10 % des étudiants ont déclaré avoir été souvent déprimés au cours des douze deniers mois, ce qui se situe dans la moyenne.
53,1 % des étudiants dorment moins de 8 heures par nuit et ils sont 37 % à juger que leur temps de sommeil est insuffisant.
La part d'étudiants ayant consulté un psychiatre (5,2 % pour une moyenne nationale de 4,7 %) et celle d'étudiants ayant fait une tentative de suicide (5,3 % pour une moyenne nationale de 5,1 %) sont très légèrement supérieures à la moyenne nationale sans que cela soit cependant statistiquement significatif.

En population générale, difficultés économiques et suicides

Cependant, en population générale, pour la région Poitou-Charentes, il existe une forte surmortalité par suicide au sein des zones qui connaissent des difficultés économiques, comme le département de la Charente et toute la façade maritime en règle générale[56].
Ainsi, « si le taux de chômage général, en Poitou-Charente, s'établit à 9,2 % fin juin 2004, en dessous du taux national (9,9 %), en Charente-Maritime le taux de chômage est nettement plus élevé »[57] (11,2 %). Cela peut être une des sources d'explication pour les étudiants de ce département.

Les violences

Des données proches de la moyenne

2,4 % des étudiantes ont déclaré avoir déjà subi du harcèlement sexuel (moyenne nationale : 3 %).
9,5 % des étudiantes ont déclaré avoir déjà été victimes d'attouchements sexuels (moyenne nationale 8,1 %).
3,6 % des étudiantes ont déclaré avoir déjà subi une tentative de rapport forcé (moyenne nationale : 4,7 %).
4,3 % des étudiants, garçons et filles, ont déclaré avoir subi une agression physique au cours des 12 derniers mois (moyenne nationale : 5,4 %)
9,5 % des étudiants ont déclaré s'être déjà sentis exclus par des remarques à caractère raciste (moyenne nationale : 10,9 %).
16,3 % des étudiantes ont déclaré s'être déjà senties exclues par des remarques à caractère sexiste (moyenne nationale : 22 %).
Il est difficile d'interpréter ces résultats, au-delà de ce qu'ils expriment, faute d'indicateurs supplémentaires. Les écarts en matière de sexisme, par exemple, sont-ils la preuve de comportements

56. G. Salem, *Atlas de la santé en France, volume 1, les causes de décès*, MIRE, 1999.
57. *Panorama régional en Poitou Charente*, INSEE, 2002.

masculins différents d'une région à l'autre ? Ou sont-ils le produit d'une plus grande perception du sexisme et de ses manifestations par les filles ?

Les résultats sur le racisme doivent eux aussi être maniés avec prudence faute de pouvoir être croisés avec la proportion d'étudiants étrangers ou français issus de l'immigration.

La perception de la société

Comme ailleurs, les étudiants de la région Poitou pensent en majorité que la société ne leur permet pas de réussir dans la vie.

Près de 6 étudiants sur 10 ont confiance en l'avenir, ce qui ne représente tout de même pas la majorité des étudiants que nous avons interrogés.

Ils sont en revanche beaucoup moins nombreux à juger que notre société est égalitaire entre les sexes et en particulier sur le marché du travail.

RÉGION NORD-PAS-DE-CALAIS

Caractéristiques sanitaires et sociales de la région

Le Nord-Pas-de-Calais est la région la plus jeune de France (la part des jeunes âgés de moins de 25 ans y est de 35,2 % contre 30,9 % en France métropolitaine).

Scolarisation

Le taux de scolarisation en 2000 chez les 16-19 ans est de 82,9 % (83,7 % en France métropolitaine).
Le taux de scolarisation en 2000 chez les 20-24 ans est de 34,3 % (34,9 % en France métropolitaine).
On observe dans cette région une forte progression de l'enseignement supérieur depuis le début des années 90.
La proportion de bacheliers en 1999 est de 63,3 % (61,8 % en France métropolitaine).

Taux de chômage des jeunes et des diplômés

– Le taux d'activité des 16-24 ans est de 27,4 % (28,6 % en France métropolitaine).
– La part des moins de 25 ans parmi les chômeurs s'élève à 23,4 % (contre 17 % en France métropolitaine).

Un taux de chômage des jeunes élevé
– La part des chômeurs parmi les jeunes de 16 à 24 ans est de 10,8 % (contre 7,6 % en France métropolitaine). Le chômage des jeunes est corrélé avec le taux de chômage global élevé de cette région.

La mortalité en région Pas-de-Calais

Le taux de mortalité pour 1 000 habitants en 2003 pour le Nord-Pas-de-Calais est de 9,2 ‰ (il est identique au taux national).

Une surmortalité pour certaines causes de décès
Le nombre de décès par abus d'alcool chez les hommes est l'un des plus élevés de France (12,60 décès pour 100 000 habitants contre 8,14 en France métropolitaine).
En revanche, le nombre de décès pour cause de sida et de maladies à VIH est l'un des plus faibles de France (0,77 décès pour 100 000 habitants contre 2,72 en France métropolitaine).

Démographie médicale

Nettement moins de médecins spécialistes et de psychiatres en particulier
Le Nord-Pas-de-Calais est une des régions qui a le moins de spécialistes et de psychiatres par habitant.
Pour 100 000 habitants :
– 106 médecins généralistes (moyenne nationale : 103) ;
– 61,5 médecins spécialistes libéraux (moyenne nationale : 89,8) ;
– 3,9 psychiatres libéraux (moyenne nationale : 11,2).

Les étudiants en région Nord-Pas-de-Calais

Après l'Ile-de-France et la région Rhône-Alpes, le Nord-Pas-de-Calais est la troisième région pour son nombre d'étudiants.

L'effectif de l'enseignement supérieur en 2003-2004 pour le Nord-Pas-de-Calais est de 154 363 inscrits, dont 94 419 étudiants inscrits à l'université (soit 61 % contre 63,2 % en France métropolitaine).

La part d'étudiants croît de manière importante dans la région

Si la part de jeunes de 17 à 25 ans connaît une faible croissance depuis 1998 (+ 0,1 %) en revanche la part d'étudiants a augmenté de 2,8 % sur cette période.
Et entre les rentrées 2003-04 et 2004-05, l'augmentation du nombre d'étudiants dans la région Nord-Pas-de-Calais a été de 1,9 %, soit plus que la moyenne nationale de (0,5 %). C'est l'académie dans laquelle le taux de croissance a été le plus important.

Les caractéristiques de notre échantillon

Dans notre enquête, 617 étudiants font partie de cette région, soit 7,2 % de notre échantillon. Ils sont donc légèrement surreprésentés par rapport au poids de l'académie dans l'enseignement supérieur (6,8 %).
On recense 46,4 % de garçons et 53,6 % de filles parmi nos répondants.

Des étudiants plus jeunes que la moyenne

Les étudiants ayant répondu à l'enquête ont 21,3 ans en moyenne, ils sont plus jeunes que la moyenne des étudiants (21,9 ans).
Dans l'enseignement supérieur, les étudiants du Nord sont également plus jeunes que la moyenne (21,3 ans contre 22 ans en moyenne).

Moins de décohabitants

Les étudiants de la région sont 41 % à avoir déclaré vivre chez leurs deux parents, soit 13 points de plus que dans l'ensemble des régions ; c'est le taux le plus fort de France.
9,1 % vivent chez leur mère seule et 1 % chez leur père.
Ils ne sont en revanche que 19,7 % à vivre seuls, contre 26,2 % de l'ensemble des étudiants interrogés.
10,4 % des étudiants de l'académie vivent en résidence universitaire, soit un peu plus que la moyenne.
Peu d'étudiants ont déclaré vivre en couple.

De nombreux boursiers

Près de la moitié des étudiants que nous avons interrogés (47 %) ont déclaré être boursiers. C'est plus que la moyenne de notre échantillon, et ce taux dépasse toutes les régions.
On constate que le taux d'étudiants qui se sont déclarés boursiers est également supérieur au taux donné par le Cnous dans l'académie, comme le montre le tableau suivant.

Tableau 23

Comparaison de la part d'étudiants boursiers en région Nord-Pas-de-Calais et en moyenne.

	% de boursiers en Nord-Pas-de-Calais	% de boursiers en moyenne nationale
ENSE*	47 %	32,9 %
Enseignement supérieur**	31,7 %	22,7 %

Sources : LMDE*, CNOUS** et MEN**.

72,3 % des étudiants de l'académie sont aidés financièrement par leurs parents et 26,3 % exercent une activité professionnelle, ce dernier taux étant inférieur à la moyenne nationale de 5 points.

Les comportements de santé

Alimentation

Le jugement d'une alimentation peu équilibrée

Les étudiants de cette académie sont moins nombreux que dans le reste de la France à déclarer avoir une alimentation équilibrée (56,7 % contre 63 %).

Cela semble se confirmer puisque les étudiants lillois se distinguent par une consommation quotidienne de féculents importante (ils sont 55,8 % à en consommer tous les jours contre une moyenne nationale de 46,7 %) et une plus faible consommation quotidienne de fruits (29,7 % contre 35,7 % pour la moyenne nationale). 43,9 % mangent des légumes tous les jours.

Ils sont par ailleurs nombreux à déclarer manger de la viande tous les jours : 45,1 % contre une moyenne nationale de 36,7 %.

Le plus souvent ils invoquent le manque de temps comme raison de leur déséquilibre alimentaire.

Les consommations de substances psychoactives

Globalement, il ressort que, pour les trois substances psychoactives les plus consommées par les jeunes, la consommation est moins fréquente dans cette région.

Tabac : une part plus importante d'étudiants n'ayant jamais fumé

Alors que 31,7 % des étudiants ont déclaré n'avoir jamais fumé, ils sont 36 % dans ce cas dans la région Nord-Pas-de-Calais.

Sur un échantillon région de 368 étudiants interrogés en 2004 dans le cadre de l'enquête de la LMDE sur la consommation de tabac, on constatait le même phénomène.

Etant donné le lien mis en évidence entre tabac et revenu et tabac et autonomie, on peut expliquer cette plus faible expérimentation dans la région par le fait qu'elle abrite des étudiants plus jeunes, vivant plus souvent chez leurs parents et plus souvent boursiers.

Alcool : plus d'abstinents

22,7 % des personnes étudiant en Nord-Pas-de-Calais ont déclaré ne jamais consommer d'alcool alors que cette part est de 16,2 % en moyenne.

Ce résultat est à rapprocher du plus jeune âge des étudiants de la région.

Notons que 24,8 % consomment de l'alcool au moins une fois par semaine.

Si le vin et la bière sont consommés moins fréquemment que sur l'ensemble du territoire, les premix, en revanche, le sont autant : 5,9 % en consomment une à deux fois par semaine et 20,4 % deux à trois fois par mois.

Moins d'expérimentateurs de cannabis et des expérimentateurs plus jeunes

Comparés aux autres régions, les taux de consommateurs réguliers mais aussi d'expérimentateurs de cannabis sont les plus faibles dans la région Nord-Pas-de-Calais : 3,7 % des étudiants ont déclaré consommer du cannabis quotidiennement et régulièrement (contre 6,2 % en moyenne) et ils sont 31,5 % en tout à avoir déjà essayé.

Notons que dans la région, selon le baromètre santé jeunes, parmi les jeunes de 20 à 25 ans, 35,4 % ont expérimenté le cannabis, ce qui est également inférieur à l'expérimentation sur l'ensemble du territoire.

L'enquête Escapad menée auprès des jeunes de 17 ans révèle une part de 50 % d'expérimentateurs dans la région, plus faible que la moyenne nationale de 53,3 %.

L'expérimentation de poppers et d'ecstasy s'inscrit dans la moyenne nationale alors que l'on recense, parmi nos répondants, deux fois moins d'expérimentateurs de champignons hallucinogènes qu'ailleurs (2,5 % contre 5,4 %).

Le recours au système de santé

Le généraliste est vu plus souvent

En région Nord-Pas-de-Calais on recense un nombre important d'étudiants ayant consulté un généraliste au cours des douze derniers mois.

Si la part d'étudiants consultants (91,3 %) diffère peu de la moyenne, il ressort en revanche que les étudiants de la région consultent plus souvent, comme le montre le graphique suivant.

Graphique 27

Part d'étudiants ayant consulté un généraliste au cours des douze derniers mois, selon la fréquence de consultation. France et Nord-Pas-de-Calais

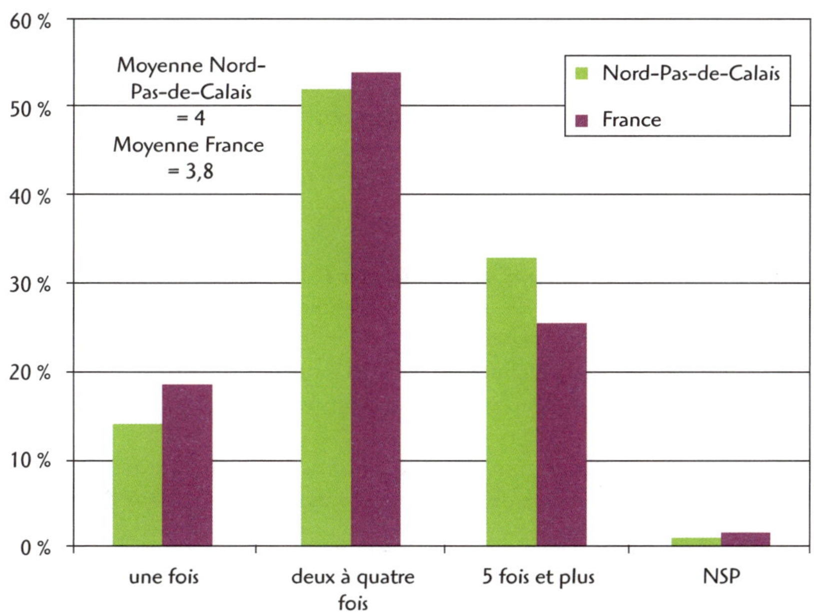

Source : ENSE, LMDE, 2006.

Tableau 24

Part d'étudiants ayant consulté un généraliste au cours des douze derniers mois, selon la fréquence de consultation. France et Nord-Pas-de-Calais

	Une fois	Deux à quatre fois	5 fois et plus	NSP	Ensemble des consultants	Moyenne
Nord-Pas-de-Calais	13,90 %	52,20 %	32,90 %	1 %	100 % (611)	4,01322
France	18,60 %	53,90 %	25,60 %	1,80 %	100 % (8263)	3,82585

Au niveau de l'offre de soins, il y a dans cette région une densité de médecins généralistes plutôt supérieure à la moyenne alors que la part de spécialistes y est inférieure, ce qui peut expliquer le taux élevé de consultations d'omnipraticiens.
Pour les autres spécialistes et professionnels paramédicaux, on ne constate pas de différence significative avec la moyenne.
44,7 % ont vu un dentiste.
23,8 % des étudiants de la région ont consulté un dermatologue contre 26 % en moyenne.
48 % des étudiantes ont consulté un gynécologue et 46,1 % déclarent ne pas en avoir consulté au cours des douze derniers mois.
13,6 % des étudiants que nous avons interrogés dans la région déclarent consulter dans des centres mutualistes, ce qui est un peu supérieur à la moyenne (10,7 %) et ce malgré une part plus importante d'étudiants qui ne se prononcent pas (1,3 % contre 0,5 %).
68,9 % des étudiants du Nord ont déclaré avoir une complémentaire santé alors que 12,9 % n'en ont pas et 13,5 % disent ne pas savoir.

Poids et perception du poids

Une estimation plus importante de son poids

Les étudiants du Nord-Pas-de-Calais, qu'ils soient hommes ou femmes, ne font pas significativement plus de régimes que la totalité de la population étudiante (38,7 % contre une moyenne nationale de 35,3 %), alors qu'ils sont comparativement les plus nombreux à se percevoir en situation de surpoids (28,4 % contre une moyenne nationale de 23,4 %), surtout chez les femmes : 32,6 % contre 26,6 % au niveau national.

Les loisirs

Des activités qui semblent plus qu'ailleurs contraintes par le budget des étudiants

68 % des étudiants de l'académie de Lille regardent la télévision quotidiennement, ce qui les place 2 points au-dessus de la moyenne nationale.
76 % surfent au moins une fois par semaine sur Internet (moyenne nationale). 34 % de ceux qui ne pratiquent pas Internet indiquent qu'ils n' y ont pas accès, alors qu'ils ne sont que 27 % en moyenne nationale.
43 % pratiquent un sport de façon au moins hebdomadaire. C'est dans l'académie de Lille que l'on trouve le plus grand nombre d'étudiants disant ne pas pratiquer de sport pour des raisons financières.

Encore moins de ciné et de théâtre

Alors que 39 % des étudiants, en moyenne nationale, vont au cinéma au moins quelques fois par mois, ils ne sont que 35 % dans la région Nord-Pas-de-Calais. Et ils font aussi partie de ceux qui fréquentent le moins les théâtres, puisque 64,3 % déclarent ne jamais y aller.
Comme pour les autres étudiants, la première raison invoquée est le manque de moyens financiers.

La vie affective et sexuelle

On est un peu plus souvent à deux en Nord-Pas-de-Calais

Parmi les étudiants que nous avons interrogés dans la région, 62,9 % ont un(e) petit(e) ami(e), 55,8 % déclarent être amoureux.
77,7 % ont déjà eu des rapports sexuels et l'âge du premier rapport se situe dans la moyenne nationale.
Presque les 3/4 des étudiant(e)s parlent de leur sexualité avec leur partenaire.
12, 8 % en moyenne évoquent leur sexualité avec leur mère et 3,3 % abordent ce sujet avec leur père.

Aussi bien informés
9 étudiants sur 10 se considéraient bien informés sur la contraception et sur le sida et les IST lors du 1er rapport sexuel.

Parmi les répondants, le préservatif moins utilisé qu'ailleurs
En moyenne, 30 % des étudiants ayant répondu à cette question indiquent avoir utilisé un préservatif lors de leur dernière relation sexuelle.
C'est en Nord-Pas-de-Calais que l'usage du préservatif comme moyen de contraception est le plus faible (4 points d'écart avec la moyenne nationale) et cet écart apparaît clairement chez les filles mais ne se retrouve pas dans les réponses des garçons. Il est corroboré chez les filles par un recours supérieur à la pilule : 48,6 % d'entre elles l'utilisent alors qu'elle ne sont que 44,4 % en moyenne nationale. 11,7 % des étudiants, hommes et femmes confondus, cumulent pilule et préservatif.

Moins de dépistage du VIH/sida
En Nord-Pas-de-Calais, 66,8 % n'ont jamais eu de test de dépistage du sida, 23 % en ont déjà fait un et 8,8 % en ont fait au moins deux.
Dans l'enquête baromètre santé 2000, 10,2 % des jeunes de 15 à 25 ans avaient déjà réalisé un test de dépistage du sida.

Un recours au gynécologue, au frottis vaginal et à la pilule du lendemain inférieurs à la moyenne nationale
49,7 % des étudiantes se font prescrire leur contraceptif par leur gynécologue (59,5 % en moyenne nationale) et 37,3 % par leur généraliste (moyenne nationale : 27,7 %).
94,4 % consultent pour leur contraception au moins une fois par an (moyenne nationale : 95 %).
53,9 % ont déjà subi un frottis vaginal (58,8 % en moyenne nationale). Le plus faible recours au gynécologue s'accompagne d'un plus faible taux de prescription des frottis vaginaux.
24 % des étudiantes ont eu recours à la pilule du lendemain (moyenne nationale : 29,2 %). Ce chiffre, très nettement inférieur à la moyenne nationale, est très significatif.
Dans le baromètre santé 2000, parmi les jeunes femmes de 15 à 25 ans sexuellement actives, elles étaient 10,6 %.

La santé physique et mentale

Une région épargnée, mais une accessibilité aux soins psychiatriques préoccupante…
Pour la région Nord-Pas-de-Calais, les variables observées sont toutes au-dessous des moyennes nationales ou bien conformes. Nous pouvons néanmoins observer un taux de consultations de psychiatres inférieur à la moyenne nationale (2,4 % pour une moyenne nationale de 4,7 %), ce qui pose très certainement, encore une fois, le problème de la difficulté de l'accès aux soins psychiatriques pour les étudiants vivant au nord de la Loire.
Notons aussi que notre constatation sur le taux de tentatives de suicide, qui concerne 4,7 % des étudiants de la région, est conforme aux observations effectuées par le baromètre santé 2000 de l'Inpes, qui observe qu'au sein de la région Nord-Pas-de-Calais « 5,1 % des jeunes de 12 à 25 ans ont tenté de se suicider au cours de leur vie »[58].

Plus d'étudiants connaissent les BAPU… doit on s'en réjouir ?
La première région dans laquelle les étudiants déclarent connaître les BAPU est le Nord-Pas-de-Calais, ce qui établit ce taux à 17,8 % des étudiants de la région que nous avons interrogés pour une moyenne de 11,2 %.

58. *Baromètre santé 2000, les comportements des 12-25 ans*, vol. 2.3, éditions INPES.

Les violences

Dans notre échantillon régional, 6,7 % des étudiantes ont déclaré avoir déjà été victimes d'attouchements sexuels (moyenne nationale 8,1 %).
2,1 % des étudiantes ont déclaré avoir déjà vécu du harcèlement sexuel (moyenne nationale : 3 %).
2,4 % des étudiantes ont déclaré avoir déjà subi une tentative de rapport forcé (moyenne nationale : 4,7 %).
5,8 % des étudiants, garçons et filles, ont déclaré avoir subi une agression physique au cours des 12 derniers mois ce qui est proche de la moyenne nationale de 5,4 %.
Dans le baromètre santé 2000 portant sur les jeunes de la région Nord-Pas-de-Calais, 5,2 % des garçons et 1,4 % des filles de 20 à 25 ans avaient déclaré avoir été frappés au cours des 12 derniers mois et 3,8 % des filles (15-25 ans) avaient déclaré avoir subi un rapport sexuel forcé.
Nos résultats, qui sont supérieurs, sont en partie dus à un effet d'âge qui fait que les étudiants plus âgés en moyenne sont plus souvent concernés.
La part des étudiants ayant déclaré s'être déjà sentis exclus par des remarques à caractère raciste (8,7 %) se situe dans la moyenne.
17,5 % des étudiantes ont déclaré s'être déjà senties exclues par des remarques à caractère sexiste, ce qui n'est pas éloigné de la moyenne nationale.
Notons que ces résultats, pour pouvoir être interprétés, devraient être croisés avec la population potentiellement concernée, ce qui nous mènerait à un taux supérieur.

La perception de la société des étudiants de la région Nord

Si 51,1 % des étudiants du Nord ont confiance en l'avenir, ils ne sont plus que 32,1 % à penser que notre société permet aux jeunes de réussir dans la vie.
Les femmes de la région sont plus nombreuses que la moyenne à juger qu'il y a une égalité entre hommes et femmes sur le marché du travail : 22,5 % contre 17,8 % sur l'ensemble du territoire.

LANGUEDOC-ROUSSILLON

Caractéristiques sanitaires et sociales de la région

Taux de scolarisation

Moins de bacheliers en région Languedoc

Le taux de scolarisation en 2000 chez les 16-19 ans est de 79,6 % (83,7 % en France métropolitaine). C'est une des régions qui scolarisent le moins les 16-19 ans.

Le taux de scolarisation en 2000 chez les 20-24 ans est de 38 % (34,9 % en France métropolitaine).

La proportion de bacheliers en 1999 est de 55,9 % (61,8 % en France métropolitaine).

Taux de chômage des jeunes et des diplômés

– Le taux d'activité des 16-24 ans est de 28,5 % (28,6 % en France métropolitaine).

– La part des moins de 25 ans parmi les chômeurs s'élève à 16,3 % (contre 17 % en France métropolitaine).

Un taux de chômage élevé

La part des chômeurs parmi les jeunes de 16 à 24 ans est de 9,42 % (contre 7,63 % en France métropolitaine). Le chômage des jeunes est corrélé avec le taux de chômage global élevé de cette région.

Rang sanitaire

Le taux de mortalité en 2003 pour le Languedoc-Roussillon est de 10,4 ‰, soit légèrement supérieur à la moyenne française (9,2 ‰).

La mortalité des 15-24 ans dans le Languedoc-Roussillon a augmenté de près de 50 % depuis les années 70[59].

Démographie médicale

Le Languedoc-Roussillon est la région qui possède le plus grand nombre de généralistes pour 100 000 habitants ainsi qu'un nombre élevé de spécialistes.

Une caractéristique des régions du Sud : plus de médecins généralistes et de spécialistes

Pour 100 000 habitants :

– 123 médecins généralistes (moyenne nationale : 103) ;

– 100,3 médecins spécialistes libéraux (moyenne nationale : 89,8) ;

– 11,1 psychiatres libéraux (moyenne nationale : 11,2).

Les étudiants de la région Languedoc

Beaucoup d'étudiants à l'université

– L'effectif de l'enseignement supérieur en 2003-2004 pour l'académie de Montpellier est de 92 258 inscrits, dont 65 077 étudiants inscrits à l'université.

---

59. *Atlas de la Santé en France*, Gérard Salem.

Le taux d'étudiants inscrits à l'université sur le nombre total d'étudiants inscrits dans l'enseignement supérieur est de 70,5 % (contre 63,2 % en France métropolitaine) ; c'est l'un des plus élevés de France.

Une forte croissance de la part d'étudiants dans la région

Sur la période 1990-2000, on observe un fort taux de croissance : + 6,7 % (contre 3,2 % en métropole).

Les caractéristiques des étudiants de notre échantillon : plus d'étudiants en 1er cycle
353 étudiants, soit 3,8 % de notre échantillon. 41,6 % d'hommes et 58,4 % de femmes, ce qui est très proche de la répartition par sexes dans l'enseignement supérieur.
Dans l'enquête, les étudiants de l'académie ont 22,3 ans en moyenne.
D'après les données du ministère de l'Education nationale, l'âge moyen des étudiants est de 22 ans dans l'académie, ce qui correspond à la moyenne nationale.
Dans notre échantillon, 50 % des étudiants sont en 1er cycle, ce qui est supérieur à la part d'étudiants en 1er cycle dans l'enseignement supérieur.

Moins d'étudiants qui vivent chez leurs parents
30,6 % des étudiants de l'académie ont déclaré vivre chez leurs parents, la différence à la moyenne n'étant pas significative.
73,4 % des étudiants de l'académie reçoivent des revenus de leurs parents.
36 % exercent une activité professionnelle.

Plus de boursiers
Selon les chiffres de l'enquête, mais également selon les données du Cnous, la part de boursiers est supérieure dans l'académie à la moyenne du territoire.
37,4 % des étudiants de Montpellier ont déclaré être boursiers contre 32,9 % de l'ensemble de notre échantillon.
En population générale, on constate que les bénéficiaires du RMI représentent 7,5 % des bénéficiaires en France alors que la population du Languedoc représente 4 % de la population française. C'est un des signes d'une situation économique difficile localement.

Un temps de trajet plus court
Globalement le temps de trajet des étudiants de la région semble court : plus de 7 étudiants sur 10 mettent moins d'une demi-heure et un quart, moins de 10 minutes.

Les comportements de santé

Alimentation

Plus de 6 étudiants sur 10 jugent leur alimentation équilibrée
64,7 % des étudiants de la région Languedoc-Roussillon déclarent avoir une alimentation équilibrée. Dans les faits, plus de la moitié consomment des féculents tous les jours, alors que 44,3 % mangent des légumes et 30,7 % mangent des fruits tous les jours.

Plus de fast-food
Leur alimentation se distingue de celle des autres étudiants par une forte propension à aller au fast-food : 14,8 % y vont une à trois fois par semaine contre une moyenne nationale de 10 %.

Les consommations de substances psychoactives

Autant de fumeurs de tabac que la moyenne
25,5 % des étudiants ayant répondu à l'enquête et dont l'établissement se situe en région Languedoc-Roussillon sont fumeurs réguliers. 30,4 % d'entre eux n'ont jamais fumé.

Pour 26,6 % ils consomment de l'alcool au moins une fois par semaine, ce qui n'est pas significativement éloigné de la moyenne nationale (29,6 %). Plus d'un étudiant sur cinq ne consomme jamais d'alcool. A 17 ans, dans la région et selon l'enquête Escapad, seulement 17 % n'ont pas consommé d'alcool au cours du mois précédant l'enquête.
Dans notre échantillon, on recense 39,4 % d'expérimentateurs de cannabis en Languedoc et 59,2 % d'étudiants n'en ayant jamais consommé.

Plus d'1 étudiant sur 10 a déjà consommé du poppers

Alors que pour l'ensemble du territoire l'expérimentation de poppers concerne 7,1 % des étudiants, c'est le cas pour 12 % d'entre eux en Languedoc-Roussillon.
C'est donc la seconde région ayant la part d'expérimentateurs la plus élevée, après la Bretagne.
Le même phénomène est constaté dans l'enquête Escapad : à 17 ans cela concerne 5,3 % des jeunes en région pour une moyenne de 4,6 % et cela, « phénomène rare[60] », est particulièrement vrai chez les filles.
En revanche, pour l'ecstasy (6,2 %) et les champignons hallucinogènes (7,1 %), la prévalence de l'expérimentation parmi les étudiants ne diffère pas de la moyenne (respectivement 4,3 % et 5,4 %).

Le recours au système de santé

Les étudiants de la région Languedoc que nous avons interrogés ont consulté en premier lieu des généralistes: en effet c'est le cas pour 91,3 % d'entre eux.
54,6 % des femmes ont vu un gynécologue, proportion proche du taux mesuré au national (55,6 %).
43, 5 % ont vu un chirurgien-dentiste ou un orthodontiste et 26,4 % ont consulté un dermatologue.
La consultation d'un kinésithérapeute au cours des douze derniers mois concerne
14,9 % des étudiants de la région pour 12 % de l'ensemble des étudiants, ce qui n'est pas significativement différent.

Plus d'ostéo

Alors qu'un peu moins d'1 étudiant sur 10 en moyenne nationale a vu un ostéopathe, cela concerne près de 15 % des étudiants de l'académie de Montpellier.
Notons qu'il n'existe pas d'informations exhaustives sur la répartition des ostéopathes sur le territoire. Le registre des ostéopathes français les recense, mais il ne regroupe que 20 % de l'ensemble des professionnels en exercice. On ne pourra donc pas corréler notre résultat avec la densité d'ostéopathes sur le territoire.
On sait en revanche que la région Languedoc-Roussillon regroupe, en moyenne, plus de professionnels de santé que la moyenne française.
4,3 % des Languedociens ont vu un psychologue, pour 4,9 % de l'ensemble des étudiants.
14,4 % des étudiants de la région déclarent consulter en centres de santé mutualistes.
Près des trois quarts déclarent disposer d'une couverture complémentaire.

Poids et perception du corps

Les étudiants de l'académie de Montpellier sont un peu plus nombreux à avoir suivi un régime amaigrissant (38,3 % contre une moyenne nationale de 35,3 %) et se trouvent un peu plus en situation de surpoids que les autres étudiants : 28 % contre une moyenne nationale de 23,4 %, sans néanmoins que ces proportions soit significativement éloignées de la moyenne.

60. *Atlas régional des consommations de produits psychoactifs des jeunes français*, Escapad 2002-2003.

Les loisirs des étudiants du Languedoc-Roussillon

Des activités proches de celles des autres étudiants

65,8 % des étudiants languedociens regardent la télévision quotidiennement.
34,5 % d'étudiants surfent tous les jours sur Internet.
Ceux qui n'utilisent pas régulièrement Internet invoquent d'abord le manque de temps (28 %), puis le problème d'accès (25 %) et enfin l'insuffisance de moyens financiers (19 %).
A Montpellier 44 % des étudiants pratiquent un sport au moins une fois par semaine, ce qui est proche de la moyenne nationale (41 %).
Ils fréquentent davantage les salles de cinéma (41 % au moins deux fois par mois) que les théâtres (62,8 % n'y vont jamais).

La vie affective et sexuelle

Un étudiant sur deux est amoureux

62 % des étudiants ont un(e) petit(e) ami(e), 50,3 % sont amoureux. 84 % ont déjà eu des rapports sexuels et l'âge du 1er rapport se situe dans la moyenne nationale.
Presque les 3/4 des étudiant(e)s parlent de leur sexualité avec leur partenaire.
En moyenne nationale, 12,8 % évoquent leur sexualité avec leur mère et 3,3 % abordent ce sujet avec leur père ; ils sont cependant nettement plus nombreux en Languedoc-Roussillon, puisque 19,3 % parlent de leur sexualité avec leur mère et 6 % abordent ce sujet avec leur père.

Une bonne information

Comme la moyenne des étudiants, 90 % des étudiants se considéraient bien informés sur la contraception lors du premier rapport sexuel et sur le sida et les IST.

Un recours au préservatif dans la moyenne nationale

En moyenne, 30 % des étudiants ayant répondu à la question indiquent avoir utilisé un préservatif lors de leur dernière relation sexuelle.
48,2 % déclarent utiliser le préservatif comme contraceptif et 39,2 % recourent à la pilule, ce qui les situe dans la moyenne nationale. 9,1 % cumulent pilule et préservatif, ce dernier mode de contraception étant moins souvent utilisé par les étudiants de la région.

Le dépistage du VIH n'est toujours pas banalisé

Dans notre échantillon national, 59,5 % des étudiants n'ont jamais procédé à un test de dépistage du VIH, 24,9 % ont déjà effectué un test et 13,8 %, en ont fait plusieurs. La moyenne régionale est similaire.

La contraception et son suivi

59,6 % des étudiantes se font prescrire leur contraceptif par leur gynécologue (59,5 % en moyenne nationale) et 29,8 % par leur généraliste (moyenne nationale : 27,7 %).
89,8 % des étudiantes de la région consultent au moins une fois par an pour la prescription de leur contraception, ce qui est un peu inférieur à la moyenne (95 %).
58,4 % ont déjà effectué un frottis vaginal (58,8 % en moyenne nationale). Il est à noter que, contrairement à d'autres régions, la fréquence des consultations n'a pas de conséquences sur le taux de prescription des frottis.
32 % ont eu recours à la pilule du lendemain (moyenne nationale : 29,2 %).

La santé physique et mentale

Le mal-être, région Languedoc-Roussillon

Plus de consultations de psychiatres au soleil...

7,6 % des étudiants de la région Languedoc-Roussillon ont consulté un psychiatre au cours des douze derniers mois, ce qui est significativement plus important que la moyenne (4,7 %).

En revanche, le taux de tentatives de suicide est situé dans la moyenne nationale (4,5 % en Languedoc pour 5,1 %).

La part d'étudiants ayant déclaré souvent manquer de forme est de 17,7 % pour une moyenne nationale de 18,4 %).

Un temps de sommeil plus satisfaisant

Les étudiants de la région sont 52,2 % à dormir moins de 8 heures par nuit, ce qui est proche de la moyenne.

On constate en revanche qu'ils sont plus nombreux à juger tout à fait suffisant de ce temps de sommeil : 17,4 % contre seulement 13,9 % des étudiants. Et 44,3 % le jugent plutôt suffisant.

15,8 % des étudiants ont déclaré avoir été souvent déprimés au cours de l'année précédant l'enquête, ce qui diffère peu de la moyenne nationale.

Les violences

1,5 % des étudiantes ont déclaré avoir déjà subi du harcèlement sexuel (moyenne nationale : 3 %).

5,5 % des étudiantes ont déclaré avoir déjà été victimes d'attouchements sexuels (moyenne nationale 8,1 %).

Moins d'étudiantes ayant déclaré avoir été victimes d'une tentative de rapport sexuel forcé

1,8 % des étudiantes ont déclaré avoir déjà subi une tentative de rapport sexuel forcé (moyenne nationale : 4,7 %). Notons que ce dernier chiffre est significativement inférieur à la moyenne nationale.

4,9 % des étudiants, garçons et filles, ont déclaré avoir subi une agression physique au cours des 12 derniers mois (moyenne nationale : 5,4 %).

13,6 % des étudiants ont déclaré s'être déjà sentis exclus par des remarques à caractère raciste (moyenne nationale : 10,9 %).

21,2 % des étudiantes ont déclaré s'être déjà senties exclues par des remarques à caractère sexiste (moyenne nationale : 22 %).

Il est difficile d'interpréter ces résultats, au-delà de ce qu'ils expriment, faute d'indicateurs supplémentaires. Les écarts en matière de sexisme, par exemple, sont-ils la preuve de comportements masculins différents d'une région à l'autre ? Ou sont-ils le produit d'une plus grande perception du sexisme et de ses manifestations par les filles ?

Les résultats sur le racisme doivent eux aussi être maniés avec prudence faute de pouvoir être croisés avec la proportion d'étudiants étrangers ou français issus de l'immigration.

La perception de la société

Des étudiants plus pessimistes qu'ailleurs...

Alors que l'ensemble des étudiants déclare à 62,1 % que notre société ne leur donne pas les moyens de réussir, ils sont 70,7 % en région Languedoc-Roussillon.

On peut penser que ce résultat est une conséquence du climat économique peu favorable qui règne dans cette région. En effet le taux de chômage, qui atteint près de 4 points de plus que la moyenne nationale, est le plus fort de France.
Plus d'un étudiant sur deux déclare ne pas avoir confiance en l'avenir.
Et plus de 7 étudiants sur 10 pensent que le monde du travail n'est pas égalitaire entre les sexes.

PROVENCE-ALPES-CÔTE-D'AZUR

■ Caractéristiques sanitaires et sociales de la région

Scolarisation

Le taux de scolarisation en 2000 chez les 16-19 ans est de 82,7 % (83,7 % en France métropolitaine). Le taux de scolarisation en 2000 chez les 20-24 ans est de 37,1 % (34,9 % en France métropolitaine). La proportion de bacheliers en 1999 est de 58,5 % (61,8 % en France métropolitaine).

Taux de chômage des jeunes et des diplômés

– Le taux d'activité des 16-24 ans est de 30 % (28,6 % en France métropolitaine).
– La part des chômeurs parmi les jeunes de 16 à 24 ans est de 8,9 % (contre 7,63 % en France métropolitaine). Le chômage des jeunes est corrélé avec le taux de chômage global élevé de cette région.

Rang sanitaire

Mortalité
Le taux de mortalité en 2003 pour la région PACA est de 10,1 ‰.
Cause de décès chez les hommes
Le nombre de décès pour cause de sida et de maladies à VIH est le plus haut de France (5,68 décès pour 100 000 habitants contre 2,72 en France métropolitaine). C'est aussi une des régions de métropole dans laquelle le taux de prévalence de l'infection à VIH est le plus élevé.

Démographie médicale

La région PACA est la région de France qui compte le plus grand nombre de généralistes, spécialistes et psychiatres par habitant. On y observe les plus forts taux de France.
Pour 100 000 habitants :
– 123 médecins généralistes (moyenne nationale : 103) ;
– 130,4 médecins spécialistes libéraux (moyenne nationale : 89,8) ;
– 16,6 psychiatres libéraux (moyenne nationale : 11,2).

■ Les caractéristiques des étudiants des académies de Nice et d'Aix-Marseille

Cette région regroupe les académies de Nice et Aix-Marseille. Nous présenterons donc les résultats de manière distincte pour ces deux zones.

■ Académie d'Aix-Marseille

Les effectifs d'étudiants : davantage d'étudiants en université
L'effectif de l'enseignement supérieur en 2003-2004 pour l'académie d'Aix-Marseille est de 103 510 inscrits, dont 73 924 étudiants inscrits à l'Université. Le taux d'étudiants inscrits à l'université sur le nombre total d'étudiants inscrits dans l'enseignement supérieur est de 71,4 % (contre 63,2 % en France métropolitaine) ; c'est l'un des taux les plus élevés de France.

Les étudiants de notre échantillon
4,1 % des étudiants de notre échantillon ont déclaré étudier dans un des départements de l'académie d'Aix-Marseille, soit 386 étudiants.

60 % de femmes et 40 % d'hommes ont répondu à l'enquête, soit une surreprésentation des femmes, qui sont en réalité 53 % dans l'académie.
Les étudiants ont 22,4 ans en moyenne, âge proche de la moyenne nationale et de l'âge des étudiants de l'académie dans l'enseignement supérieur.

Le mode de vie, les revenus
En ce qui concerne les modes d'habitation, ils sont très proches de la moyenne des étudiants de notre échantillon. 29,1 % d'entre eux vivent chez leurs parents (29 % en moyenne), 36,2 % vivent seuls (36 %), 14,2 % vivent en couple (13,7 %).
Ils sont 71,1 % à recevoir des revenus de leurs parents, soit 4 points de moins que la moyenne.
33,6 % exercent une activité professionnelle contre une rémunération et 37,3 % sont boursiers.

Académie de Nice

En 2003-2004, on recensait 54 194 inscrits dans l'académie selon le ministère de l'Enseignement supérieur, dont 67 % étudiants à l'université.

Les caractéristiques des répondants dans l'académie
Notre échantillon regroupe 186 étudiants de l'académie de Nice.
44,1 % des étudiants de notre échantillon sont des hommes et 55,9 % sont des femmes.
L'âge moyen de nos répondants est de 21,9 ans, ce qui est exactement l'âge moyen des étudiants dans l'académie de Nice dans l'enseignement supérieur.
La part d'étudiants vivant chez leurs parents est largement supérieure à la moyenne : 40,9 % contre 29 % en moyenne dans notre échantillon.
71,5 % ont un revenu parental, soit un peu moins que la moyenne. 31,7 % des étudiants ont déclaré recevoir une bourse ou une allocation d'études.
30,6 % exercent une activité professionnelle dont ils tirent un revenu.
Pour les deux académies, le temps de trajet est proche de la moyenne : 61,7 % des étudiants mettent moins de 30 minutes pour se rendre sur leur lieu d'études.

Les comportements de santé

L' alimentation

Les étudiants de l'académie d'Aix-Marseille et de Nice estiment avoir une alimentation équilibrée (respectivement 66,8 % et 67,7 % pour une moyenne nationale de 63 %).

Une alimentation proche de celle des autres étudiants
A Aix-Marseille, les étudiants mangent quotidiennement plus de légumes (49 %) que de féculents (40,9 %). Ils sont moins nombreux à manger des fruits tous les jours : 34,7 %.
Ils sont 10,4 % à déclarer manger des fast-food au moins une fois par semaine.
A Nice on retrouve des résultats proches : 42,3 % consomment des féculents tous les jours et 47,1 % des légumes.
37 % des étudiants de Nice mangent des fruits quotidiennement.
Les étudiants de Nice ne fréquentent pas plus les fast-foods que la moyenne (10,6 % pour une moyenne nationale de 10,8 %)

On ne mange pas plus de poisson au bord de la mer !
En effet, 49,2 % des étudiants niçois mangent du poisson au moins une fois par semaine et 43,5 % des Marseillais, ce qui ne diffère pas significativement de la moyenne.

Les consommations de substances psychoactives

Aix-Marseille

21,5 % des étudiants de l'académie fument au moins une cigarette par jour.
La consommation d'alcool concerne 27,5 % des étudiants au moins une fois par semaine, 24,4 % deux à trois fois par mois et 28,2 % moins souvent.
Parmi les consommateurs, la bière est moins souvent choisie par les étudiants que dans les autres régions, puisque 19,1 % déclarent en boire au moins une fois par semaine, les étudiants sont un peu plus nombreux à lui préférer le vin : 19,4 %.
La consommation de premix concerne autant d'étudiants que la moyenne nationale, puisque peu en consomment régulièrement, ils sont plus souvent un produit de consommation occasionnelle (6,8 % en consomment au moins une fois par semaine et 19,4 % deux à trois fois par mois).

Cannabis : une consommation régulière et une expérimentation moyennes
7,8 % des étudiants ont déclaré fumer (mode de consommation le plus largement répandu chez les étudiants) du cannabis régulièrement. L'expérimentation concerne 43,8 % des étudiants.

Les autres substances : autant expérimentées qu'ailleurs
9,1 % des étudiants de l'académie ont déclaré avoir déjà consommé du poppers, 6,3 % de l'ecstasy et 6,7 % des champignons hallucinogènes.

Nice

20,6 % des étudiants niçois fument tous les jours.
Près de 8 étudiants sur 10 consomment de l'alcool, même rarement.
23,3 % en consomment au moins une fois par semaine.
Dans la région 37,5 % des étudiants ne consomment jamais de bière contre 26,9 % de l'ensemble des consommateurs.
33,9 % des étudiants que nous avons interrogés ont déjà expérimenté le cannabis dans l'académie.
4,2 % ont déjà consommé du poppers, 2,6 % des champignons hallucinogènes et 4,3 % de l'ecstasy.
Ces chiffres sont proches de la moyenne. Notons que la faiblesse de notre échantillon pour l'académie de Nice peut en partie expliquer ces résultats.

Le recours au système de santé

Marseille

Comme ailleurs et dans une proportion proche de la moyenne, 90,2 % des étudiants de l'académie ont consulté un médecin généraliste au moins une fois au cours des douze derniers mois.
47,2 % des étudiants ont vu un dentiste et 44,8 % n'en ont pas vu au cours de l'année écoulée.
Alors que la densité de médecins spécialistes est nettement supérieure dans cette zone, cela ne ressort pas sur les fréquences de consultation de nos étudiants.
En effet, les étudiants d'Aix-Marseille que nous avons interrogés ont déclaré, dans des proportions proches des autres, avoir consulté des médecins spécialistes.
29 % ont vu un dermatologue.
56,4 % des filles ont consulté un gynécologue (55,6 % en moyenne).
Si 15,3 % des étudiants ont déclaré avoir fait au moins une séance de kiné, contre 12 % en moyenne, la différence n'est cependant pas significative.
12,7 % des étudiants ont déclaré avoir consulté un ostéopathe.
Notons que l'on ne demande pas aux étudiants s'il s'agissait également d'un kinésithérapeute.
4,4 % des étudiants ont déclaré avoir consulté un psychologue.

Avec un taux proche de la moyenne nationale, 13,5 % des étudiants que nous avons interrogés dans l'académie ne savent pas s'ils ont une complémentaire santé. Ils sont en revanche 71,5 % à avoir souscrit à une complémentaire pour l'année en cours.
Si les consultations se font surtout auprès de médecins libéraux, 13,9 % des étudiants consultent dans des centres mutualistes.

NICE

On constate dans notre échantillon d'étudiants de l'académie de Nice peu de différences avec la moyenne des étudiants lorsqu'il s'agit de leur recours au système de santé au cours des douze derniers mois.
91,5 % d'entre eux ont vu un généraliste au moins une fois au cours des douze derniers mois. 7,9 % déclarent ne pas avoir consulté de généraliste.
45,5 % des étudiants niçois ont eu recours à un dentiste au moins une fois, 27,5 % ont consulté un dermatologue et 14,3 % ont fait au moins une séance de kiné.
Si 57 % des femmes ont vu un gynécologue au cours de l'année écoulée, elles sont 37,8 % à ne pas en avoir consulté.
4,2 % ont vu un psychologue pour une moyenne de 4,9 %.
Ils sont 10,1 % à avoir vu un ostéopathe.
Dans des proportions proches de la moyenne, 70,9 % des étudiants de l'académie ont déclaré avoir une complémentaire santé, 13,8 % n'en ont pas et 7,8 % ne savent pas répondre à la question.
Le recours aux structures de soins mutualistes concerne une minorité d'étudiants, car seulement 7,5 % des étudiants déclarent consulter dans ces centres de santé.
Alors que dans l'académie d'Aix-Marseille les étudiants sont plus nombreux qu'ailleurs à connaître l'existence des BAPU puisque 16,6 % d'entre eux les connaissent, mais ils sont les moins nombreux, à Nice : seulement 4,2 %. En moyenne nationale, 11,3 % des étudiants savent ce qu'est un BAPU, ce qui reste peu élevé.

Le poids et la perception du corps

Une région, deux académies, deux perceptions du corps

Les étudiants interrogés au sein de l'académie d'Aix-Marseille se placent dans la moyenne nationale concernant leur approche des régimes (ils sont en effet 36,8 % à répondre avoir déjà fait un régime amaigrissant pour 35,3 % en moyenne nationale) ainsi que dans leur estimation d'un surpoids (ils sont 22 % à estimer être en surpoids pour une moyenne nationale de 23,4 %).
Cet état de fait est à mettre en opposition avec la deuxième académie qui compose la région PACA : Nice.
En effet, les étudiants interrogés au sein de l'académie de Nice sont 48,1 % à avoir déjà fait un régime amaigrissant et ils sont, dans un même temps, 27,5 % à s'estimer en surpoids, ces deux taux étant supérieurs à la moyenne.
Alors comment expliquer cette situation ? Nous ne pouvons qu'avancer le fait qu'il s'agit là d'une « perception sociale et culturelle de son propre poids, de son corps »[61].
Nous pouvons peut-être aussi avancer l'hypothèse que les étudiants d'Aix-Marseille et de Nice n'ont pas les mêmes regards sur leurs corps, ni peut-être les mêmes références culturelles[62] dans leur approche de l'« anthropologie du culinaire »[63].
La taille de l'agglomération de référence a-t-elle, elle aussi, un rôle à jouer dans cette situation ?

61. Fischlet, C.. *L'Homnivore*, éditions Odile Jacob, 1993.
62. PFirsch, J. *Consommation alimentaire et différenciation sociale*, Soins formation, 1992.
63. J.P. aron, *Le Mangeur du XIXe siècle*, Médiations, 1973.

Mais nous ne pouvons, pour l'instant et en l'état actuel de nos connaissances, expliciter plus en avant ce phénomène.

Les loisirs

Comme les autres, les étudiants d'Aix-Marseille et de Nice sont plutôt des accros de la télé puisqu'ils sont environ 70 % à déclarer la regarder quotidiennement.
38,8 % des Marseillais surfent chaque jour sur Internet alors que les Niçois sont relativement plus nombreux (47,6 %).
Avec 43 % de sportifs réguliers (au moins une fois par semaine), la région PACA se situe légèrement au-dessus de la moyenne nationale.
La fréquentation des salles de cinéma se situe dans la moyenne nationale pour les étudiants d'Aix-Marseille (36,6 % y vont quelques fois par mois). Les Niçois sont moins nombreux (30,7 %).
On constate le même écart pour la fréquentation des théâtres : près de 6 étudiants sur 10 n'y vont jamais.

la vie affective et sexuelle

Précoces !

67 % des étudiants de l'académie d'Aix-Marseille ont un(e) petit(e) ami(e) et 55 % sont amoureux.
83 % des étudiants ont déjà une expérience sexuelle. Et c'est dans cette même académie que l'on identifie la plus grande précocité : 8,4 % ont eu des rapports sexuels avant 15 ans (moyenne nationale : 5,1 %)
63 % des Niçois ont un(e) petit(e) ami(e) et 49 % sont amoureux. 78,8 % ont déjà une expérience sexuelle et l'âge du 1er rapport se situe dans la moyenne nationale.

La sexualité, on en parle !

Presque les 3/4 des étudiant(e)s parlent de leur sexualité avec leur partenaire.
Alors que 12, 8 % en moyenne nationale évoquent leur sexualité avec leur mère et 3,3 % abordent ce sujet avec leur père, les étudiants d'Aix-Marseille sont nettement plus nombreux : 16,6 % parlent sexualité avec leur mère et 6,7 % avec leur père.
9/10 des étudiants se considéraient bien informés sur la contraception et sur le sida et les IST lors de leur premier rapport sexuel.

Un usage du préservatif dans la moyenne

En moyenne, 30 % des étudiants ayant répondu à cette question indiquent avoir utilisé un préservatif lors de leur dernière relation sexuelle.

Le plus fort taux de dépistages VIH

46,6 % des Niçois et 44,3 % des étudiants d'Aix-Marseille utilisent le préservatif comme contraceptif. 31,2 % des Niçois et 34,5 % des Marseillais recourent à la pilule, ce qui les situe dans la moyenne nationale. 11 % cumulent pilule et préservatif.
Nationalement, 59,5 % des étudiants n'ont jamais procédé à un test de dépistage du VIH. Ils sont 51,3 % à Aix-Marseille. 25,4 % ont déjà subi un test une fois et 20,59 %, en ont fait plusieurs, ce qui est supérieur à la moyenne nationale.
A Nice ; ils sont 24,3 % à avoir déjà effectué un test et 23,8 % à avoir effectué plusieurs tests. La moyenne régionale est donc très nettement supérieure à la moyenne nationale.
Rappelons que la région PACA, en raison de la situation épidémiologique locale préoccupante du VIH, fait partie des régions prioritaires pour la prévention et les soins de cette pathologie. Peut-on mettre en relation cela avec ce chiffre important de dépistages ?

La santé physique et mentale

Plus de consultations « psy »

La particularité de l'académie d'Aix-Marseille, au sein de la région Provence-Alpes-Côte d'Azur (PACA), est d'être, pour tous les items, au-dessus de la moyenne nationale à l'exception de l'item relatif au temps de sommeil, inférieur à 8 heures (52,8 % pour une moyenne nationale de 57,5 %). Ainsi les étudiants interrogés sont 8,3 % à consulter un psychiatre (pour 4,7 % en moyenne ce qui est, d'après notre enquête, le taux le plus élevé de France), 15 % à déclarer être déprimés (contre 13,1 % en moyenne), 6,6 % à avoir fait une tentative de suicide (contre 5,1 % en moyenne), 20,7 % à ressentir souvent un manque de forme (contre 18,4 % en moyenne) et 7,5 % à juger leur temps de sommeil tout à fait insuffisant (contre 6 % en moyenne).
Comment expliquer cette situation ?
Tout d'abord, nous pouvons expliquer la surreprésentation des étudiants ayant consulté un psychiatre par la répartition des spécialistes de la santé mentale en France qui est loin d'être géographiquement homogène.
En effet, il existe un fort gradient nord-sud de la répartition des psychiatres en France compte tenu, notamment, de la libre installation des médecins et du fait que 2/3 des diplômés en psychiatrie choisissent d'exercer en libéral, créant dès lors, une surreprésentation de la profession au sud de la France par rapport au Nord.
Ainsi, les Bouches-du-Rhône (35 pour 100 000) et les Alpes-Maritimes (30 pour 100 000) ont une densité bien supérieure à la moyenne nationale (cf tableau ci-dessous)[64].
Nous pouvons, dès lors, avancer l'hypothèse d'un meilleur accès aux soins et aux centres de préventions psychiatriques pour les étudiants vivants au sud de la Loire.

Tableau 25

Effectifs et répartition des psychiatres par départements pour la région PACA

Départements	Effectif	Densités	
		pour 100 000 habitants	pour 100 000 habitants de 60 ans ou plus
Alpes-de-Haute-Provence	25	18	68
Hautes-Alpes	26	21	91
Alpes-Maritimes	307	30	115
Bouches-du-Rhône	646	35	169
Var	166	18	73
Vaucluse	136	27	125
PACA	1306	29	124
France	13 254	23	106

Toutefois, si cela relativise la situation globale, cela n'explique pas la plus forte représentation des phénomènes de déprime et de tentatives de suicide chez les étudiants de la région par rapport à la moyenne nationale.

64. Faculté de médecine de Marseille, http://www.timone.univ-mrs.fr/medecine/

Et ce d'autant plus qu'au sein de la région PACA, sur certains critères, les étudiants de l'académie de Nice ont quasiment le même profil que les étudiants d'Aix-Marseille, ils sont 5,3 % à avoir consulté un psychiatre, 16,4 % à avouer se sentir souvent déprimés, 18 % à accuser un manque de forme, 58,2 % à dormir moins de 8 heures par nuit et 6,3 % à le juger tout à fait insuffisant) ; les étudiants de l'académie de Nice n'ont pas du tout le même comportement face au suicide (ils sont effectivement 3,8 % à avoir fait une tentative de suicide).

Le sentiment de mal-être est-il proportionnel à la taille de l'agglomération ?

Au regard de ces chiffres, pouvons-nous avancer l'hypothèse que le sentiment de mal-être puisse être proportionnel à la taille de l'agglomération de référence ? En effet, plus la ville universitaire est grande par sa taille et son nombre d'habitants, plus la pression extérieure aux étudiants serait grande (difficulté à trouver un logement, temps de transport plus long et donc temps de sommeil plus court, exposition aux risques plus grande, délitement du lien social…), favorisant ainsi les comportements et mécanismes de réaction face au mal être (tentatives de suicide, manque de forme, déprime,…).

▪ Les violences

A Aix-Marseille, 4 %, et à Nice, 3,7 % des étudiantes ont déclaré avoir déjà vécu du harcèlement (moyenne nationale : 3 %).
A Aix-Marseille, 10,2 %, et à Nice, 8,1 % des étudiantes ont déclaré avoir déjà été victimes d'attouchements sexuels (moyenne nationale 8,1 %).
A Aix-Marseille, 5,5 %, et à Nice, 5,9 % des étudiantes ont déclaré avoir déjà subi une tentative de rapport sexuel forcé (moyenne nationale : 4,7 %).
A Aix-Marseille, 7,5 % des étudiants, garçons et filles, et à Nice, 5,8 % ont déclaré avoir subi une agression physique au cours des 12 derniers mois (moyenne nationale : 5,4 %).
A Aix-Marseille, 11,4 % des étudiants et, à Nice, 11,1 % ont déclaré s'être déjà sentis exclus par des remarques à caractère raciste (moyenne nationale : 10,9 %).
A Aix-Marseille, 26,5 % des étudiantes et, à Nice 24,4 % d'entre elles ont déclaré s'être déjà senties exclues par des remarques à caractère sexiste (moyenne nationale : 22 %).
Il est difficile d'interpréter ces résultats, au-delà de ce qu'ils expriment, faute d'indicateurs supplémentaires. Les écarts en matière de sexisme, par exemple, sont-ils la preuve de comportements masculins différents d'une région à l'autre ? Ou sont-ils le produit d'une plus grande perception du sexisme et de ses manifestations par les filles ?
Les résultats sur le racisme doivent eux aussi être maniés avec prudence faute de pouvoir être croisés avec la proportion d'étudiants étrangers ou français issus de l'immigration.

▪ La perception de la société

A Nice et à Marseille comme ailleurs, manque de confiance, d'optimisme

Comme ailleurs, les étudiants d'Aix-Marseille qui pensent que la société ne leur permet pas de réussir et qu'il y a peu d'égalité entre hommes et femmes dans le monde du travail sont plus nombreux que les autres.
Un étudiant sur deux déclare avoir confiance en l'avenir alors que l'autre moitié déclare ne pas avoir confiance…
Alors que 31,2 % des étudiants de Nice déclarent que la société d'aujourd'hui permet aux jeunes de réussir dans la vie, ils sont 67,2 % à déclarer le contraire. Ils sont également 50 % à ne pas avoir confiance en l'avenir, et ce dans des proportions proches de la moyenne.

ILE-DE-FRANCE

Caractéristiques sanitaires et sociales de la région

De par sa population, l'Ile-de-France est la région la plus importante de France et la deuxième région d'Europe et elle présente de nombreuses spécificités.
On constate également que cette région n'est pas homogène, notamment si l'on prend en compte des critères sanitaires et sociaux.

Scolarisation

Le taux de scolarisation en 2000 chez les 16-19 ans est de 84,6 % (83,7 % en France métropolitaine).
Le taux de scolarisation en 2000 chez les 20-24 ans est de 40,1 % (34,9 % en France métropolitaine).
C'est en Ile-de-France et Midi-Pyrénées que la hausse du taux de scolarisation a le plus fortement progressé entre 1994 et 2000. C'est aussi une des régions qui scolarisent le plus les 20-24 ans.
La proportion de bacheliers en 1999 est de 59,2 % (61,8 % en France métropolitaine).

Taux de chômage des jeunes et des diplômés

– Le taux d'activité des 16-24 ans est de 25,9 % (28,6 % en France métropolitaine). C'est l'un des plus bas de France.
– La part des moins de 25 ans parmi les chômeurs s'élève à 11,1 % (contre 17 % en France métropolitaine).
– La part des chômeurs parmi les jeunes de 16 à 24 ans est de 5,63 % (contre 7,63 % en France métropolitaine). Cette région est peu touchée par le chômage toutes classes d'âge confondues.

Rang sanitaire

L'Ile-de-France présente l'un des plus forts taux de jeunes de 18 à 25 ans : 11,2 % (10,3 % en France métropolitaine).

Mortalité

Le taux de mortalité en 2003 pour la région Ile-de-France est de 6,9‰, c'est le plus bas de France.

Cause de décès chez les hommes

Le taux de suicide chez les hommes est le plus bas de France (11,94 pour 100 000 habitants contre 26,33 en France métropolitaine).
Le nombre de décès par abus d'alcool chez les hommes est l'un des plus faibles de France (5,66 décès pour 100 000 habitants contre 8,14 en France métropolitaine).
Le nombre de décès pour cause de sida et de maladies liées à l'infection à VIH est l'un des plus élevés de France (5,53 décès pour 100 000 habitants contre 2,72 en France métropolitaine).

Cause de décès chez les femmes

Le taux de suicide chez les femmes est le plus bas de France (5,2 pour 100 000 habitants contre 9,1 en France métropolitaine).

Mortalité des jeunes en Ile-de-France

La mortalité des 10-29 ans est plus faible que dans les autres régions mais reste supérieure à celle des autres pays européens notamment pour les accidents et les suicides.

Démographie médicale

L'Ile-de-France comporte un nombre moyen de généralistes mais se distingue par un nombre élevé de spécialistes et possède le plus grand nombre de psychiatres par habitant.
Pour 100 000 habitants :
– 97 médecins généralistes (moyenne nationale : 103) ;
– 124,5 médecins spécialistes libéraux (moyenne nationale : 89,8) ;
– 19,9 psychiatres libéraux (moyenne nationale : 11,2).

Les étudiants des académies de Paris, Créteil et Versailles

La région Ile-de-France, qui regroupe le plus grand nombre d'étudiants du territoire (26,5 % des étudiants de France en 2003), se partage en trois académies.
Dans l'ENSE, la part de personnes interrogées en Ile-de-France est de 21,2 %, soit une part un peu plus faible que celle communiquée par le ministère de l'Education nationale.
Plusieurs études considèrent l'Ile-de-France comme une région dans son ensemble.
Il sera donc difficile de trouver des données de comparaison par académies. Nous verrons cependant que ce découpage par académies fait apparaître de nettes différences selon le lieu d'études des jeunes de l'enseignement supérieur, que ce soit Paris, Créteil ou Versailles.
Nous présenterons ici les principales caractéristiques des étudiants dans l'académie en comparant les données de l'enseignement supérieur et celles de l'Enquête Nationale sur la Santé des étudiants.

Paris

Nombre d'étudiants dans l'enseignement supérieur

L'académie de Paris accueille près d'un étudiant sur six. Elle se distingue par une plus faible représentation des IUT et des STS au regard des autres académies.
L'effectif de l'enseignement supérieur en 2003-2004 pour l'académie de Paris est de 323 130 inscrits dont 190 353 étudiants inscrits à l'université, soit 58,9 % contre 63,2 % en France métropolitaine.
Le poids du 1er cycle est le plus bas de France. Il représente 37,5 % des inscrits.
Outre les nombreuses grandes écoles, classes préparatoires, BTS, IUFM…, l'académie de Paris regroupe les universités de Paris I, II, III, IV, V, VI, VII, IX.

Des étudiants plus âgés que la moyenne

Dans l'ENSE, on recense 56,3 % de femmes et 43,7 % d'hommes, soit une répartition proche de celle de l'enseignement supérieur (56,9 % et 43,1 %), même si les femmes sont légèrement sous-représentées dans notre échantillon.
Les étudiants de Paris sont en moyenne les plus âgés : 22,9 ans contre 21,9 ans en moyenne nationale dans l'enquête. Ces données sont proches de celles des chiffres du ministère de l'Enseignement supérieur puisque les étudiants parisiens ont en moyenne 23,3 ans pour une moyenne nationale de 22,3 ans.
C'est l'académie dans laquelle la tranche d'âge « 26 ans et plus » représente la part la plus importante : 27,1 % des étudiants parisiens ont 26 ans et plus.

Revenus : beaucoup d'étudiants qui travaillent et moins de boursiers

Paris est l'académie où la part d'étudiants boursiers est la plus faible : parmi nos répondants, 19,1 % des étudiants ont déclaré être boursiers contre 32,9 % en moyenne.
Si c'est nettement plus que la part de boursiers dans l'enseignement supérieur à Paris donnée par le Cnous (10,2 %), c'est en revanche cohérent avec le fait que c'est l'académie qui regroupe la plus petite part d'étudiants boursiers.

Il y a visiblement une compensation par le travail puisque l'on constate parallèlement que c'est l'académie dans laquelle les étudiants sont les plus nombreux à déclarer avoir un revenu provenant d'une activité professionnelle, sans que les étudiants soient plus nombreux à déclarer des revenus de la part de leurs parents.
Parmi les étudiants exerçant une activité professionnelle, 12,2 % ont déclaré travailler entre 14 et 28 heures par semaine alors qu'ils sont 7,7 % dans ce cas en moyenne.

Moins d'habitants en cité U du fait de la pénurie de chambres

29,9 % des étudiants parisiens ont déclaré vivre chez leurs parents, ce qui se situe dans la moyenne nationale.
Ils sont 4,4 % à vivre en cité universitaire, soit le plus faible taux du territoire comparé aux 9,9 % nationaux.
Ce résultat s'explique aisément puisque le nombre de lits gérés par le Crous à Paris est de 0,7 pour 100 étudiants contre 8,7 % en moyenne sur l'ensemble du territoire.

CRÉTEIL

L'académie de Créteil regroupe les universités de Paris VIII, Paris 12, Paris XIII, Marne-la-Vallée ainsi que des IUT, 3 écoles et 1 IUFM.
L'effectif de l'enseignement supérieur en 2003-2004 pour l'académie de Créteil est de 122 419 inscrits, dont 83 602 étudiants inscrits à l'université (soit 68,3 % contre 63,2 % en France métropolitaine).

Des étudiants également plus âgés à Créteil

457 étudiants de notre échantillon font partie de l'académie de Créteil, soit 5 %.
Tout comme dans l'académie de Paris, les étudiants sont en moyenne plus âgés que la moyenne dans l'enquête, ce qui confirme les données ministérielles dans la région.
24,5 % d'étudiants font partie des 26 ans et plus contre 16,4 % de l'ensemble des étudiants interrogés.
54,5 % sont des femmes contre 45,5 % d'hommes.

Des étudiants plus autonomes financièrement

Moins de boursiers

24,1 % des étudiants que nous avons interrogés sont boursiers. Ils sont 18,3 % selon le ministère. Dans les deux cas – l'ENSE et selon les données de l'enseignement supérieur –, la part de boursiers dans l'académie de Créteil est inférieure à la part de boursiers en moyenne nationale.

Moins d'étudiants aidés par leurs parents

C'est à Créteil que la part d'étudiants ayant déclaré une aide financière de leurs parents est la plus faible : 68,9 % ont des revenus de leurs parents contre 75,5 % de la moyenne des étudiants interrogés.

Et une activité professionnelle qui prend plus de temps

40,9 % des étudiants de l'académie ont déclaré exercer une activité professionnelle, ce qui est dans la moyenne des autres étudiants.
Cependant lorsque l'on regarde le temps de travail déclaré par les étudiants ayant une activité professionnelle, on remarque que c'est à Créteil que la part d'étudiants travaillant de 14 à 28 heures par semaine est la plus élevée.

Moins de décohabitants

Alors que l'on constatait que les étudiants de Créteil sont moins nombreux que dans les autres académies à recevoir des revenus de leurs parents, ils sont 41,1 % à vivre chez leurs parents, ce qui est largement supérieur à la moyenne nationale de 29 %.
Parmi eux, 10,3 % vivent chez leur mère seule et 0,7 % chez leur père seul.

L'aide des parents semble donc être plus souvent en nature que sous forme de contribution financière.

Versailles

L'effectif de l'enseignement supérieur en 2003-2004 pour l'académie de Versailles est de 151 099 inscrits dont 90 897 étudiants inscrits à l'université, soit 60,2 % (63,2 % en France métropolitaine).
L'évolution des effectifs entre 2002 et 2003 est de + 3,8 % ; c'est l'évolution la plus forte de toutes les académies.
Dans l'ENSE, 41,1 % des répondants sont des hommes et 58,9 % sont des femmes.
Les étudiants de l'académie ont 21,9 ans en moyenne, soit un âge proche de l'âge moyen dans notre échantillon national.
En comparaison avec les données du ministère de l'Education nationale, on constate que les étudiants versaillais de notre échantillon sont un peu plus jeunes que les étudiants dans l'académie, qui ont en moyenne 22,4 ans.

Moins de boursiers

76,2 % des étudiants perçoivent des revenus de leurs parents, ce qui est légèrement supérieur à la moyenne. Ils sont 38,9 % à exercer une activité professionnelle.
Il y a moins de boursiers que la moyenne : 24,6 % des étudiants ayant répondu à l'enquête sont boursiers contre une moyenne de 32,9 %.
Selon les données du Cnous et du Ministère de l'Enseignement supérieur, il ressort que 13,9 % des étudiants de Versailles sont boursiers contre 22,7 % dans l'ensemble des académies.

Plus de cohabitants

Comme à Créteil, la part d'étudiants ayant déclaré vivre chez leurs deux parents est supérieure à la moyenne : 39,4 %.
13,4 % des étudiants vivent chez leur mère, soit plus du double de l'ensemble des étudiants.
Parallèlement la part d'étudiants vivant seuls (16,6 %) est inférieure de près de 10 points à la moyenne (26,1 %).

En Ile-de-France : beaucoup de temps passé dans les transports

On remarque que c'est en Ile-de-France que les étudiants ont déclaré le temps de trajet le plus important.
Seulement 9,3 % des étudiants mettent moins de 10 minutes pour se rendre sur leur lieu d'études contre plus du double en moyenne (21,4 %) et 31,9 % mettent entre 10 et 29 minutes contre 41,7 % en moyenne.

Figure 28

Part des étudiants par académies dont le temps de trajet est supérieur à 30 minutes

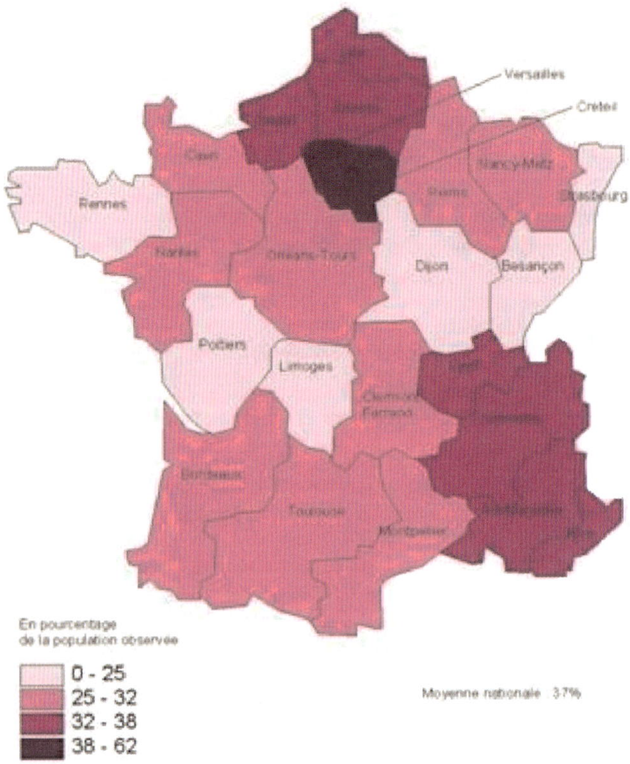

Les comportements de santé

L'alimentation des étudiants en Ile-de-France

Le paradis du fast-food

Au sein de l'Ile-de-France la perception qu'ont les étudiants de l'équilibre de leur alimentation est très variable d'une académie à l'autre. Les étudiants de Paris et Versailles pensent à près de 60 % que leur alimentation est plutôt équilibrée, alors qu'ils ne sont que 50,4 % dans l'académie de Créteil. Mais tous se situent cependant au-dessous de la moyenne nationale (63 %).Les Parisiens, comme les étudiants de Créteil, sont les champions nationaux du fast-food, près de 15 % d'entre eux y vont plus d'une fois par semaine (moyenne nationale : 10 %) et, à Créteil, 1,9 % y mangent quotidiennement (moyenne nationale : 0,8 %).

Les étudiants de Versailles se situent quant à eux plus nettement dans la moyenne nationale.

1/3 d'entre eux mangent de la viande quotidiennement. Près de la moitié mangent du poisson au moins une fois par semaine.

Les Parisiens sont parmi les consommateurs les plus réguliers de fruits : 41,2 % en mangent chaque jour. Mais ils ne sont que 32,2 % à Créteil (moyenne nationale : 37,5 %). Plus de la moitié des étudiants ne consomment pas de légumes tous les jours (51 % à Paris, 55,6 % à Versailles et 53,5 % à Créteil).

En revanche, près de la moitié d'entre eux consomment des féculents chaque jour.

Les consommations de substances psychoactives

A Paris, des consommation festives plus importantes ?

Plus de fumeurs occasionnels

Les étudiants parisiens que nous avons interrogés se révèlent autant fumeurs quotidiens et plus souvent fumeurs occasionnels que la moyenne, 14,4 % ont déclaré fumer « occasionnellement » alors qu'ils sont 11,2 % sur l'ensemble du territoire.

On recense également moins d'étudiants ayant juste « essayé sans devenir fumeurs ». En 2004, la comparaison des étudiants parisiens avec les autres donnait des résultats assez proches.

Entre 2004 et 2005, certains étudiants ont-ils arrêté ?

En revanche, on constate que la part d'étudiants anciens fumeurs était de 5,5 % en 2004 et qu'elle est de 6,9 % en 2005.

Dans l'enquête Escapad on constate que le taux d'expérimentation à Paris chez les jeunes de 17 et 18 ans est inférieur à la moyenne puisqu'ils sont 67 % à avoir déjà fumé contre 78,1 % des jeunes du même âge sur l'ensemble du territoire.

On peut penser qu'il s'opère ensuite un rattrapage et que ces jeunes deviennent fumeurs soit occasionnels soit quotidiens, comme chez nos étudiants.

Notons que nous comparons des résidants parisiens avec des étudiants parisiens, ce qui, hormis la différence d'âge, n'est pas tout à fait comparable.

Une consommation d'alcool le week-end plus importante ?

9,6 % des étudiants ont déclaré consommer de l'alcool au moins trois fois par semaine, ce qui dépasse de trois points la moyenne nationale.

Comme pour le tabac, ces fréquences de consommation semblent correspondre à des usages festifs, le week-end.

Ce mode de consommation est-il plus répandu à Paris ?

Si l'expérimentation de premix – mélanges d'alcools forts et de boissons sucrées – concerne autant d'étudiants à Paris qu'en France, leur consommation régulière semble inférieure à la moyenne : 4,1 % en consomment au moins une fois par semaine contre 5,6 % en moyenne.

Le cannabis

L'expérimentation de cannabis (45,4 %) ainsi que sa consommation régulière se situent dans la moyenne nationale.

Poppers plus qu'ailleurs

Si 7,1 % des étudiants de notre échantillon national ont expérimenté le poppers, ils sont 9,1 % dans ce cas à Paris, ce qui est significativement plus important.

L'étude de l'expérimentation des jeunes de 17 ans fait apparaître le même phénomène : 7 % à Paris contre 4,4 % sur le reste du territoire.

On ne constate pas de différence majeure pour l'ecstasy et les champignons hallucinogènes à Paris par rapport à la moyenne française, ni dans l'ENSE, ni dans l'enquête Escapad.

Les consommations de substances psychoactives des étudiants de Créteil

A Créteil, autant de tabac mais moins d'alcool

22,2 % des étudiants de Créteil ont déclaré fumer tous les jours et 9,1 % de manière occasionnelle.

Alcool : plus d'abstinents et moins de consommateurs réguliers

En comparaison des autres académies, Créteil est celle dans laquelle les étudiants ayant déclaré ne jamais consommer d'alcool sont les plus nombreux : 26,3 % contre 16,2 % en moyenne.

La consommation hebdomadaire est moins importante : 22,7 % des étudiants de Créteil contre 32,7 % à Paris et 29,6 % sur toute la France.
Parmi les étudiants ayant déclaré consommer de l'alcool, 17 % optent pour la bière au moins une fois par semaine et 17,4 %, du vin. Les premix sont consommés au moins deux fois par mois par 22,6 % des étudiants de l'académie et par 41 % des étudiants moins souvent.

Cannabis: dans la moyenne
8,1 % des étudiants de l'académie ayant répondu à l'ENSE consomment du cannabis régulièrement. C'est proche de la moyenne nationale.
L'expérimentation concerne 39,9 % des étudiants.
Pour le poppers et les champignons hallucinogènes, le taux d'expérimentation est en dessous de la moyenne : respectivement 4, 1 % et 2,9 % des étudiants ont déclaré en avoir consommé au moins une fois au cours de leur vie.
Il est intéressant de mettre en parallèle les consommations de deux académies franciliennes qui, bien que proches géographiquement, présentent plusieurs différences en matière de consommation de substances psychoactives. Globalement il ressort, chez les étudiants que nous avons interrogés, que les consommations sont moins fréquentes à Créteil qu'à Paris.

Tableau 26

Comparaison des consommations de certaines substances psychoactives des étudiants de Paris et de Créteil

	Alcool (au moins une fois par semaine)	Alcool (jamais)	Cannabis régulier	Poppers (expérimentation)	Champignons hallucinogènes (expérimentation)
Académie de Créteil	22,70 %	26,30 %	8,10 %	4,10 %	2,90 %
Académie de Paris	32,70 %	14,80 %	7,30 %	9,10 %	6,70 %
France	29,60 %	16,20 %	6,20 %	7,10 %	5,40 %

Source : ENSE, 2005.

Les consommations de substances psychoactives des étudiants de Versailles

Si la part de consommateurs réguliers de tabac est proche de la moyenne, en revanche celle de consommateurs occasionnels est plus faible à Versailles : 7,8 % contre 11,8 %.

La consommation hebdomadaire d'alcool : inférieure de huit points à la moyenne
Comme à Créteil, la part d'étudiants ayant déclaré ne jamais consommer d'alcool est plus importante qu'ailleurs : ils sont 22,7 % dans l'académie contre 16,2 % en moyenne.
21,8 % des étudiants consomment de l'alcool au moins une fois par semaine dans l'académie.
Parmi les consommateurs d'alcool, 34 % ne boivent jamais de bière contre 26,9 % en France. Pour le vin et les premix, les étudiants versaillais se situent dans la moyenne.
4,5 % des étudiants ont déclaré fumer du cannabis régulièrement et 32,2 % moins souvent. 62,6 % déclarent ne jamais en consommer.

Autres substances psychoactives
5,7 % ont déjà essayé le poppers au moins une fois dans leur vie, 4,6 % les champignons hallucinogènes et autant l'ecstasy.

Le recours au système de santé

Les études parues sur la répartition de l'offre de soins sur le territoire français ont mis depuis longtemps en évidence une situation particulière en Ile-de-France : une densité médicale globalement plus élevée, avec un peu moins de médecins généralistes et plus de médecins spécialistes qu'ailleurs.
La densité médicale en Ile-de-France s'élevait à 422 médecins pour 100 000 habitants alors qu'elle est de 332 sur l'ensemble du territoire, en 2001.
En 2002, les densités d'omnipraticiens et de spécialistes étaient les suivantes.

Graphique 29

Densité de médecins généralistes et spécialistes en France et en Ile-de-France en 2002. Pour 100 000 habitants

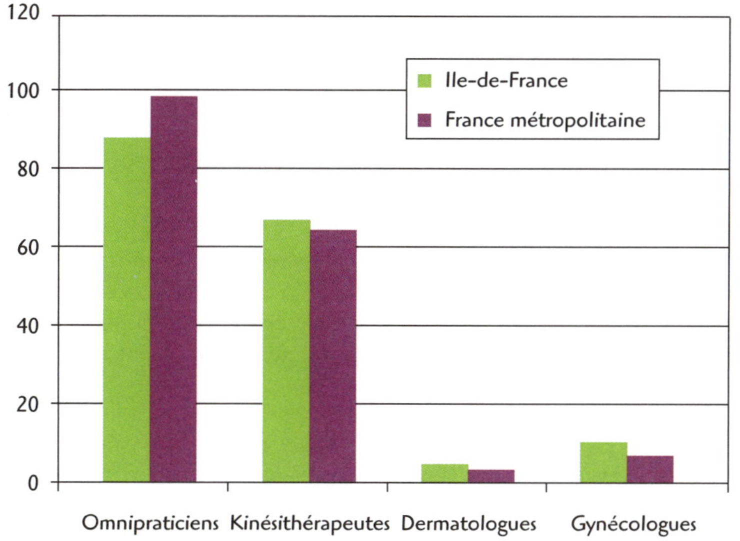

Source : Irdes, Cnamts.

Paris

Globalement moins de consultations de généralistes, plus de spécialistes

Notons que ce constat est une spécificité parisienne qu'on ne retrouve pas chez les étudiants de Créteil et de Versailles, académies limitrophes.
85,3 % des étudiants à Paris ont déclaré avoir consulté un médecin généraliste au cours des douze derniers mois alors que les étudiants de toute la France sont 89,8 % à l'avoir déclaré. Si 13,2 % n'ont pas vu de généralistes à Paris, ils sont seulement 9,2 % en moyenne, la différence étant statistiquement significative.
Alors que 26 % des étudiants ont consulté un dermatologue, ils sont 30,1 % à Paris, soit 4 points de plus.

A Paris la part de consultantes en gynéco parmi les étudiantes atteint 64,2 %

Si un peu plus d'une étudiante sur deux de notre échantillon a consulté en gynécologie au cours de l'année écoulée, elles sont plus de 6 sur 10 à Paris, ce qui en fait la première académie pour ce type de consultations.
Notons tout de même que 32,3 % des étudiantes parisiennes n'ont pas vu de gynécologue pendant au moins un an. Cela doit tout de même nous alerter sur le fait qu'il peut exister un accès différen-

cié à ce spécialiste, d'autant que 86 % des gynécologues parisiens sont installés en secteur 2 (secteur conventionné, à dépassement d'honoraires autorisés) contre 46 % en France[65]. Cela signifie qu'une part importante de la consultation reste à la charge de la patiente et ce de manière massive pour les consultantes à Paris.
7,4 % des étudiants parisiens ont vu un psychologue au cours des douze derniers mois pour une moyenne de 4,9 %.

Moins de kiné
9,3 % ont eu recours à – au moins – une séance de kiné alors que pour l'ensemble des étudiants que nous avons interrogés ce pourcentage est de 12 %.
La consultation d'un ostéopathe concerne presque autant d'étudiants à Paris que dans le reste de la France (8,5 % pour 9,8 % en moyenne).
On recense autant de consultations chez le dentiste parmi les étudiants parisiens qu'en moyenne : un peu moins d'un étudiant sur deux est allé au moins une fois chez le dentiste au cours des douze derniers mois.
Les étudiants parisiens ont également été plus nombreux à consulter un ORL au cours de l'année récente : 9,1 % contre 6,2 % en moyenne.

Couverture complémentaire
Les étudiants semblent plus consulter et pour autant ils sont plus nombreux à déclarer ne pas avoir de complémentaire santé : 15,3 %
C'est aussi le cas à Créteil et à Versailles.
Si la majorité des étudiants parisiens consultent des médecins libéraux, ils sont plus nombreux qu'ailleurs à fréquenter des centres de santé mutualistes : 13,7 % contre 10,7 % en moyenne.
Il est probable que cela résulte du plus grand nombre de centres mutualistes à Paris mais également d'une plus grande concentration de ceux-ci, ce qui les rend plus accessibles.

Créteil

En analysant les réponses des étudiants de l'académie sur leurs visites des professionnels de santé, on ne constate pas de différence majeure avec l'ensemble des étudiants que nous avons interrogés.

9 étudiants sur 10 ont vu un généraliste
89,3 % ont vu un généraliste.
35,2 % des femmes ayant répondu à l'enquête n'ont pas vu de gynécologue sur l'année précédant l'enquête.
45,1 % ont vu un dentiste.
Un quart des étudiants de Créteil a consulté un dermatologue.
Si 9,1 % ont eu au moins recours à une séance de kiné, ils sont un peu plus nombreux (10,5 %) à avoir eu recours à l'ostéopathie.
La visite d'un psychologue concerne 4,3 % des étudiants.

Des étudiants moins bien couverts pour le risque santé
16,9 % des étudiants de l'académie de Créteil n'avaient pas de complémentaire santé pour l'année universitaire en cours au moment de l'enquête.
C'est plus que la moyenne nationale de 11,9 %.
On constate également que les étudiants de l'académie ont été significativement plus nombreux à ne pas répondre du tout à la question, sachant qu'il y avait aussi la possibilité de répondre « vous ne savez pas ».
12,7 % consultent dans des centres de santé mutualistes, sans différence avec la moyenne.

65. *Atlas de la santé en Ile-de-France*, ORS IDF, septembre 2005.

VERSAILLES

90,6 % des étudiants de l'académie de Versailles ont vu un généraliste au cours des douze derniers mois alors que 8,4 % n'en ont pas vu. C'est proche de la moyenne.
La part de femmes de l'académie ayant vu un gynécologue au cours des douze derniers mois (57,4 %) est proche de la moyenne.
47,6 % ont eu une consultation dentaire.

Plus de consultations dermato

Parmi les étudiants de Versailles que nous avons interrogés, 31,5 % ont consulté un dermatologue alors qu'ils ne sont que 26 % dans ce cas en moyenne nationale.
Ce taux est probablement à mettre en relation avec le fait que les étudiants de Versailles sont un peu plus jeunes dans notre échantillon.
11,5 % ont vu un kiné.
Ils sont 5,3 % à avoir vu un psychologue.

Consultation en ORL : 2 points de plus que la moyenne

8,1 % des étudiants que nous avons interrogés dans l'académie de Versailles ont vu un ORL au cours de l'année écoulée. C'est significativement plus que la moyenne.

Moins d'étudiants déclarent être couverts

Alors que 11,9 % des étudiants ont déclaré ne pas avoir de complémentaire santé, ils sont 20,5 % dans ce cas dans l'académie de Versailles, soit près de 9 points de plus. Notons que parmi les 64,5 % d'étudiants ayant une complémentaire, ils sont plus nombreux qu'ailleurs à ne pas connaître le type d'organisme auprès duquel ils l'ont souscrit.
8,6 % des étudiants de l'académie de Versailles consultent dans des centres mutualistes.

■ Poids et perception du corps

A Paris, Versailles et Créteil, une fille sur quatre et 12,3 % des garçons se considèrent en surpoids.
55 % des Parisiennes et 48 % des Versaillaises ont déjà fait un régime pour seulement 15 % et 12,5 % des garçons. Les étudiants de Créteil se situent, quant à eux, nettement plus dans la moyenne nationale avec 42,4 % d'étudiantes et 14 % d'étudiants ayant pratiqué un régime amaigrissant. Il est intéressant de noter l'écart entre la perception du surpoids et l'expérience d'un régime (il varie du simple au double) chez les filles alors que chez les garçons le rapport est quasi identique.

■ Les loisirs

Il semble que dans l'académie de Paris, on regarde un peu moins la télévision qu'à Versailles et Créteil dont les taux sont plus proches de la moyenne nationale.

Plus d'Internet et de ciné et moins de sport : les Franciliens ont-ils des activités plus sédentaires ?

Avec plus de 50 % d'étudiants utilisant Internet tous les jours, les étudiants d'Ile-de-France se situent nettement au-dessus de la moyenne nationale.
Leur classement dans la pratique des activités sportives est inverse.
A Créteil, 30,5 % des étudiants pratiquent un sport au moins une fois par semaine et à Paris et Versailles, ils sont 36 % alors qu'ils sont 45 % à Lyon et 50 % à Grenoble ou Montpellier.
Pour la fréquentation des salles de cinéma, ils se situent 6 points au-dessus de la moyenne nationale, et près de 10 points au-delà de la moyenne nationale pour la fréquentation des théâtres. Il y a près de 30 points d'écart entre les académies les plus mal classées et la région parisienne.

La vie affective et sexuelle des étudiants de la région

Aussi précoces que les Marseillais !

60 % des étudiants d'Ile-de-France ont un(e) petit(e) ami(e). La moitié d'entre eux disent être amoureux. 81,7 % ont déjà eu des rapports sexuels. Avec 6,7 % ayant eu une première expérience, on constate une plus grande précocité des jeunes d'Ile-de-France.

Presque les 3/4 des étudiants parlent de leur sexualité avec leur partenaire, hommes et femmes confondus.

12, 8 % en moyenne évoquent leur sexualité avec leur mère et 3,3 % abordent ce sujet avec leur père.

9 étudiants sur 10 se considéraient bien informés sur la contraception et sur le sida et les IST lors de premier rapport sexuel.

L'usage du préservatif

En moyenne, 30 % des étudiants ayant répondu au questionnaire et ayant déclaré avoir eu des rapports sexuels indiquent avoir utilisé un préservatif lors de leur dernière relation sexuelle. Et, parmi ceux qui ont déclaré ne pas en avoir utilisé, 21 % indiquent qu'ils étaient avec leur partenaire depuis un certain temps.

Les étudiants de la région ne se distinguent pas significativement de la moyenne nationale.

La pilule devancée par le préservatif

41 % des étudiants d'Ile-de-France utilisent le préservatif comme contraceptif et 34,8 % recourent à la pilule seule, ce qui les situe dans la moyenne nationale. Entre 11 % et 13 % cumulent pilule et préservatif.

Une plus grande pratique du dépistage VIH

C'est dans la région parisienne (et particulièrement dans les académies de Versailles et Paris) que l'on rencontre le plus grand nombre d'étudiants ayant déjà effectué un test de dépistage (47,6 % à Paris et Créteil contre 38 % en moyenne) et ceux en ayant effectué deux (19 % à Paris et Versailles).

Un meilleur suivi, un plus grand recours à la contraception d'urgence, avec cependant une nette différence entre Paris et les académies de Versailles et de Créteil

A Paris, 71,8 % des étudiantes se font prescrire leur contraceptif par leur gynécologue (59,5 % en moyenne nationale) et 15 % par leur généraliste (moyenne nationale : 27,7 %). Cette exception ne se retrouve pas dans les mêmes proportions à Versailles ou Créteil, qui se situent dans la moyenne nationale (59,5 % de prescriptions par le gynécologue et 27,7 % par le généraliste).

A Paris, 94 % consultent pour leur contraception au moins une fois par an. Elles sont 95,8 % à Versailles et 96,7 % (moyenne nationale : 95 %).

A Paris, 60,9 % ont déjà subi un frottis vaginal. Elles sont 54,8 % à Versailles et 56,6 % à Créteil (58,8 % en moyenne nationale).

A Paris, 16,8 % des étudiantes ont déjà eu recours à la pilule du lendemain une fois et 16,4 % plusieurs fois, ce dernier chiffre est supérieur à la moyenne nationale. A Versailles et Créteil, les proportions se situent dans la moyenne : environ 30 % des étudiantes y ont eu recours au moins une fois.

La santé physique et mentale

Des différences entre les trois académies, mais un trait commun : la fatigue

Les trois académies d'Ile-de-France ont des particularités propres.

Ainsi, par exemple, à Créteil les étudiants interrogés sont 10,7 % à juger leur temps de sommeil tout à fait insuffisant pour une moyenne nationale de 6 %, ce qui est le taux le plus fort de l'ensemble des

académies. L'académie de Versailles est celle dans laquelle les étudiants ont le plus massivement avoué un temps de sommeil inférieur à 8 heures (64,3 % pour une moyenne nationale de 57,5 %).
Pour les consultations de psychiatres, seule l'académie de Paris a un taux supérieur à la moyenne nationale (5,8 % pour une moyenne nationale de 4,7 %) Créteil et Versailles sont en deçà (respectivement 3,6 % et 3,2 %). Mais il ne faut pas en conclure que les étudiants de l'académie vont plus mal, mais plutôt que l'offre de soins est plus accessible pour les étudiants du centre-ville que pour les étudiants de périphérie (les cabinets de psychiatres libéraux étant essentiellement à Paris et relativement peu en périphérie), posant encore une fois le problème de l'accès aux soins pour les étudiants vivant loin des zones attractives et des hyper centres de grandes agglomérations.
La déprime est un item quasiment conforme à la moyenne nationale pour les trois académies (13,4 % pour Créteil, 14,2 % pour Paris et 13,5 % pour Versailles pour une moyenne nationale de 13,1 %).
Il en est de même pour les items des tentatives de suicides (5,7 % pour Créteil, 6,1 % pour Paris et 5,7 % pour Versailles pour une moyenne nationale de 5,1 %) et du manque de forme (les étudiants sont 21,2 % pour Créteil, 23,6 % pour Paris et 21,7 % pour Versailles pour une moyenne nationale de 18,4 % à déclarer être souvent en manque de forme).
Par contre les étudiants des académies périphériques (Créteil et Versailles) sont clairement plus nombreux à déclarer un temps de sommeil inférieur à 8 heures et ce notamment pour l'académie Créteil (68 % pour l'académie de Créteil et 64,3 % pour l'académie de Versailles pour une moyenne nationale de 57,5 %) par rapport aux étudiants de l'académie de Paris (61,8 %).
Les temps de transport plus importants pour les étudiants de périphéries (plus importants en règle générale pour tous les étudiants d'Ile-de-France) sont certainement à l'origine de ces déclarations.
Mais les étudiants de Créteil sont plus nombreux à juger leur temps de sommeil tout à fait insuffisant (10,7 % pour une moyenne nationale de 6 %), le jugement des étudiants des académies de Versailles et de Paris sont proches (7,7 % pour l'académie de Paris et 8 % pour l'académie de Versailles) ; là encore le temps de transport et l'infrastructure existante sont très certainement à mettre en cause, de même que la physionomie même des académies concernées. En effet, Créteil, en comparaison avec Versailles, est une académie plus grande et plus éloignée des centres universitaires en ses points extrêmes.
Ainsi l'hypothèse que nous pouvons avancer est que le sentiment de mal-être est peut-être proportionnel à la taille de l'agglomération de référence. En effet, plus la ville universitaire est grande par sa taille et son nombre d'habitants, plus la pression extérieure aux étudiants serait grande (difficulté à trouver un logement, temps de transport plus long et donc temps de sommeil plus court, exposition aux risques plus grande, délitement du lien social...), favorisant ainsi les comportements et mécanismes de réaction face au mal-être (tentatives de suicide, manque de forme, déprime,...).
Ce sont, en comparaison avec les autres régions françaises, les étudiants d'Ile-de-France qui se déclarent le plus être fatigués depuis le début de l'année et au sein de la région ce sont essentiellement les étudiants de Créteil (47,7 % pour Paris, 49,4 % pour Créteil et 45,9 % pour Versailles pour une moyenne nationale de 40,9 %).

■ Les violences

10,3 % des étudiantes à Paris et 12,3 % à Créteil et 7,9 % à Versailles ont déclaré avoir déjà été victimes d'attouchements sexuels (moyenne nationale : 8,1 %).
3,9 % des étudiantes à Paris, 5,4 % à Créteil et 3,2 % à Versailles ont déclaré avoir déjà subi du harcèlement (moyenne nationale : 3 %).
5,7 % des étudiantes à Paris, 5,8 % à Créteil et 4,3 % à Versailles ont déclaré avoir déjà subi une tentative de rapport sexuel forcé (moyenne nationale : 4,7 %).

A Paris, 6,9 % des étudiants, garçons et filles, à Créteil 6,7 % et à Versailles 5,6 %, ont déclaré avoir subi une agression physique au cours des 12 derniers mois (moyenne nationale : 5,4 %).
16,1 % des étudiants à Paris, 20,3 % à Créteil et 16,4 % à Versailles ont déclaré s'être déjà sentis exclus par des remarques à caractère raciste (moyenne nationale : 10,9 %). Notons cependant que c'est en Ile-de-France que nous rencontrons le plus grand nombre d'étudiants ayant obtenu le baccalauréat dans un pays étranger.
26,6 % des étudiantes à Paris, 22,4 % à Créteil et 21,1 % à Versailles ont déclaré s'être déjà senties exclues par des remarques à caractère sexiste (moyenne nationale : 22 %). Notons qu'elles sont plus nombreuses à Paris (18,8 %) que dans les autres régions (15,5 %) à considérer que ces manifestations de sexisme ont cependant été rares.
Il est difficile d'interpréter ces résultats, au-delà de ce qu'ils expriment, faute d'indicateurs supplémentaires. Les écarts en matière de sexisme, par exemple, sont-ils la preuve de comportements masculins différents d'une région à l'autre ? Ou sont-ils le produit d'une plus grande perception du sexisme et de ses manifestations par les filles ?
Les résultats sur le racisme doivent eux aussi être maniés avec prudence faute de pouvoir être croisés avec la proportion d'étudiants étrangers ou français issus de l'immigration.

La perception de la société

A Paris

Comme ailleurs les étudiants parisiens sont plutôt sceptiques sur le fait que notre société leur donne les moyens de réussir dans la vie : 58,5 % répondent « non, plutôt pas ».
Pour 77,7 % d'entre eux, le monde du travail ne favorise pas l'égalité entre hommes et femmes.

A Créteil, les étudiants semblent plus pessimistes

Alors qu'à Versailles les étudiants que nous avons interrogés semblaient moins pessimistes que la moyenne, ça n'est pas le cas à Créteil.
En effet, c'est l'académie dans laquelle la part d'étudiants ayant déclaré ne pas avoir confiance en l'avenir est la plus importante, elle dépasse de plus de 6 points la moyenne nationale. Ils sont autant (près de 6 sur 10) à déclarer que la société ne leur permet pas de réussir dans la vie.
Le respect de l'égalité entre les femmes et les hommes dans le monde du travail ne semble pas être de l'avis de la majorité des étudiants de l'académie, puisque, parmi ceux ayant répondu à notre enquête, ils sont seulement 22,7 % à penser que c'est le cas.

Les étudiants versaillais plus optimistes ?

On constate que l'académie de Versailles est – après Strasbourg – celle dans laquelle les étudiants déclarent le plus avoir confiance en l'avenir (56,5 % contre 50,7 % en moyenne) et croire en notre société pour réussir (41,9 % contre 57 %).
Sur l'égalité entre hommes et femmes sur le marché du travail, en revanche, ils ont un avis aussi tranché, à savoir qu'ils croient peu en cette égalité.

RHÔNE-ALPES

Caractéristiques sanitaires et sociales de l'académie

Nombre d'étudiants

ACADÉMIE DE LYON

L'effectif de l'enseignement supérieur en 2003-2004 pour l'académie de Lyon est de 144 814 inscrits dont 89 032 étudiants inscrits à l'université soit 61,5 % (63,2 % en France métropolitaine).

ACADÉMIE DE GRENOBLE

L'effectif de l'enseignement supérieur en 2003-2004 pour l'académie de Grenoble est de 85 973 inscrits, dont 54 983 étudiants inscrits à l'université (soit 64 % contre 63,2 % en France métropolitaine). Sur la période 1990-2000, on observe un fort taux de croissance : de l'ordre de 7 % (contre 3,2 % en métropole). Cette évolution est confirmée entre 2002 et 2003 : les effectifs ont augmenté de 3,5 % ; c'est la deuxième plus forte évolution.

Scolarisation

Le taux de scolarisation en 2000 chez les 16-19 ans est de 84 % (83,7 % en France métropolitaine).
Le taux de scolarisation en 2000 chez les 20-24 ans est de 35,5 % (34,9 % en France métropolitaine).
On observe dans cette région une forte progression de l'enseignement supérieur depuis le début des années 90.
La proportion de bacheliers dans l'académie de Lyon en 1999 est de 59,2 % (61,8 % en France métropolitaine).
La proportion de bacheliers dans l'académie de Grenoble en 1999 est de 64 % (61,8 % en France métropolitaine).

Taux de chômage des jeunes et des diplômés

– Le taux d'activité des 16-24 ans est de 28,9 % (28,6 % en France métropolitaine).
– La part des moins de 25 ans parmi les chômeurs s'élève à 16,2 % (contre 17 % en France métropolitaine).
– La part des chômeurs parmi les jeunes de 16 à 24 ans est de 6,41 % (contre 7,63 % en France métropolitaine).

Rang sanitaire

Le taux de mortalité en 2003 pour la région Rhône-Alpes est de 8,1 ‰ (9,2 ‰ en France métropolitaine). C'est l'un des plus bas de France.

Démographie médicale

Pour 100 000 habitants :
– 100 médecins généralistes (*moyen*ne nationale : 103) ;
– 88,2 médecins spécialistes libéraux (moyenne nationale : 89,8) ;
– 11,4 psychiatres libéraux (moyenne nationale : 11,2).

Les caractéristiques des étudiants

Académie de Lyon

En 2003, selon les données du ministère de l'Education nationale, l'académie de Lyon est la 4e académie de France, après Paris, Versailles et Lille, par son nombre d'étudiants.

Le nombre d'étudiants dans l'académie a augmenté de 9,6 % entre 1998 et 2003 alors que le taux de croissance national est de 6 %.

Dans l'ENSE, 6,9 % des étudiants ayant répondu étudient dans cette académie, soit un peu moins que dans la réalité.

Dans l'enquête, l'académie de Lyon regroupe 44 % d'hommes et 56 % de femmes.

La majorité des étudiants (49,5 % d'entre eux) se situe dans la tranche d'âge des 20-22 ans.

La part d'étudiants vivant chez leurs parents est un peu inférieure à la moyenne, alors que la part d'étudiants en colocation – mode d'habitation qui tend à se développer pour faire face aux prix croissants des loyers – est la plus importante : 15 % contre 8,9 % en moyenne.

Les sources de revenu des étudiants

77,6 % des étudiants sont aidés financièrement par leurs parents.

34,5 % des étudiants de l'académie exercent une activité professionnelle.

Les étudiants sont 27,6 % à avoir déclaré être boursiers. Notons que, selon les données du Cnous, 27 % des étudiants de l'académie de Lyon sont boursiers, une proportion proche de celle déclarée par les étudiants.

Académie de Grenoble

Ils ont 22,2 ans en moyenne, ce qui est proche de l'âge moyen dans cette académie.

On recense 51,3 % d'hommes et 48,7 % de femmes, soit un peu moins que dans les chiffres du ministère de l'Enseignement supérieur.

D'après les réponses des étudiants, 28,7 % vivent seuls et 13,3 % vivent en colocation, sans différence significative avec la moyenne nationale.

La répartition des revenus est proche de celle dans l'ensemble des académies

31,6 % des étudiants exercent une activité professionnelle, soit un résultat proche de la moyenne nationale.

31,1 % des étudiants de l'académie ont déclaré être boursiers.

Le temps de trajet des étudiants en région Rhône-Alpes n'est pas significativement différent de la moyenne nationale : 34 % mettent plus de 30 minutes pour se rendre sur leur lieu d'études, soit plus d'une heure aller-retour.

Les comportements de santé

Alimentation

Un comportement dans la moyenne nationale

Le contenu de l'alimentation ne diffère pas du reste de la population en ce qui concerne la consommation de féculents, poissons, fruits et légumes. Les étudiants grenoblois consomment un peu moins de fruits et légumes que leurs voisins lyonnais.

Ils sont en revanche significativement moins nombreux à consommer de la viande tous les jours à Lyon et à Grenoble que dans le reste de la France (respectivement 29 % et 31,7 % contre une moyenne nationale de 36,7 %). Ce qui est confirmé par le fait que les étudiants lyonnais sont les plus nombreux à ne consommer de la viande que quelques fois par mois.

En ce qui concerne l'utilisation des fast-foods, le comportement des étudiants de Rhône-Alpes ne diffère pas de celui de la population étudiante nationale.

Les consommations de substances psychoactives

Peu de fumeurs réguliers

18,8 % des étudiants lyonnais ont déclaré fumer tous les jours, ce qui constitue le taux de France le plus faible : il se situe 3,5 points en dessous de la moyenne.
L'enquête Escapad qui porte sur l'ensemble de la région Rhône-Alpes a fait le même constat : 37 % des jeunes de 17 ans fument quotidiennement contre 39 % en moyenne, ce qui en fait un des taux les plus faibles de métropole.
Notons qu'une étude sur la santé en Rhône-Alpes faisait état des ventes de cigarettes dans la région : 1 323 par an et par habitants contre 1 426 en moyenne nationale, soit des ventes plus faibles dans la région. Le taux d'incidence du cancer du poumon chez les hommes est également plus faible en Rhône-Alpes et a diminué plus vite dans la région entre 1985 et 1995 que sur l'ensemble du territoire. Ce n'est cependant pas le cas chez les femmes.
Cela est-il la conséquence des politiques de prévention mises en place au niveau local ?
La consommation hebdomadaire d'alcool concerne près de 3 étudiants sur 10. Ils sont relativement plus nombreux à consommer de l'alcool 2 à 3 fois par mois. Ces taux sont proches de la moyenne.
23,6 % des consommateurs d'alcool boivent de la bière au moins une fois par semaine et 23,6 % quelques fois par mois.

Plus de premix

23,2 % des étudiants de la région lyonnaise consomment des premix ou « alcoopops » plusieurs fois par mois alors que c'est le cas pour seulement 18,6 % des étudiants sur l'ensemble du territoire. Cela correspond-il à une consommation lors de soirées étudiantes ?

Comme ailleurs, plus de 1 étudiant sur 4 a expérimenté le cannabis

42,1 % des étudiants interrogés déclarent avoir déjà consommé du cannabis.
56,9 % n'en n'ont jamais pris et 1,1 % n'ont pas répondu à cette question.
6 % et 3,9 % des étudiants de l'académie de Lyon ont déjà essayé les poppers et les champignons hallucinogènes pour une moyenne nationale de 7,1 % et 5,4 %, soit une différence non significative.
L'ecstasy a été en revanche moins expérimentée parmi les étudiants lyonnais que nous avons interrogés : c'est le cas pour 1,4 % d'entre eux alors que 4,3 % de l'ensemble des étudiants sont concernés.

ACADÉMIE DE GRENOBLE

Tabac, alcool, cannabis, dans la moyenne

21,8 % des étudiants de Grenoble fument quotidiennement.
31 % ont déclaré consommer de l'alcool au moins une fois par semaine et 56,2 % moins souvent.
Comme dans les autres régions, l'alcool bu le plus souvent est la bière (24,7 % en consomment toutes les semaines au moins une fois), suivie du vin (19,7 %).
Peu d'étudiants consomment des premix régulièrement, 18,1 % en consomment deux à trois fois par mois et 33,3 % moins souvent.
60 % des étudiants ont déclaré ne jamais consommer de cannabis, 3,6 % en consomment tous les jours et 4,6 % régulièrement.

Ecstasy : plus d'expérimentateurs

6,3 % des étudiants ayant répondu à l'enquête et dont l'établissement se situe dans l'académie de Grenoble ont expérimenté l'ecstasy, soit deux points de plus que la moyenne.
Ce n'est pas le cas pour les champignons hallucinogènes et les poppers, qui ont été autant expérimentés (7,3 % chacun).

■ Le recours au système de santé

Académie de Lyon

Des consultations dans la moyenne

89,7 % des étudiants de l'académie de Lyon ont consulté un généraliste au cours des douze derniers mois.
Près d'une étudiante sur deux a eu recours à un gynécologue.
45,6 % des étudiants de l'académie ont eu au moins une consultation chez un chirurgien-dentiste ou un orthodontiste au cours des 12 derniers mois.
23,7 % ont consulté un dermatologue.

Plus de consultants en ostéopathie

9,8 % des étudiants ayant répondu à l'enquête ont consulté un ostéopathe alors qu'ils sont 15,6 % parmi les étudiants de Lyon.
Notons que les consultants en ostéo se révèlent être aussi plus sportifs que la moyenne, ce qui est le cas dans l'académie.
Les étudiants lyonnais sont 14,3 % à avoir eu au moins une séance de kiné, ce qui ne diffère pas des autres étudiants.
5,2 % des étudiants ont vu un psychologue au moins une fois lors de l'année écoulée.
Les étudiants de l'académie sont moins nombreux à avoir consulté un ORL : 4,3 % contre 6,2 % en moyenne.
Si 75,5 % des étudiants lyonnais que nous avons interrogés ont une complémentaire santé, 11,4 % déclarent l'ignorer.
Comme ailleurs et en cohérence avec la répartition de l'offre de soins, les étudiants ont consulté surtout des médecins libéraux. Ils ne sont que 10,1 % à avoir fréquenté un centre de santé mutualiste.

Académie de Grenoble

Un peu moins de 9 étudiants sur dix ont eu une consultation chez un omnipraticien au cours des douze derniers mois.
22,3 % ont vu un dermatologue, ce qui est proche de la moyenne.
Comme les autres étudiantes, les Grenobloises que nous avons interrogées sont 55,8 % à avoir fait une consultation gynécologique sur l'année écoulée.
44 % ne sont pas allés chez le dentiste au cours des douze derniers mois.

Plus de séances de kiné en raison d'un plus grand nombre de sportifs ?

Alors qu'à Lyon plus d'étudiants ont déclaré consulter des ostéopathes, à Grenoble 15,7 % des étudiants ont vu un kiné au cours des douze derniers mois, ce qui est significativement supérieur à la moyenne nationale (12 %).
Cela peut avoir un lien avec la répartition des ostéopathes qui sont plus installés à proximité de l'agglomération lyonnaise ?
La consultation d'un ostéopathe concerne 12,6 % des étudiants.
6,1 % des étudiants ont consulté un psychologue et ce sans différence significative avec la moyenne.

Complémentaire santé : le même taux de couverture qu'à Lyon

Parmi nos répondants, 75,5 % des étudiants de Grenoble ont déclaré avoir souscrit à une complémentaire pour l'année en cours.
Ils sont 13,1 % à ne pas en avoir.
91,8 % des étudiants de l'académie ne fréquentent pas les centres de santé mutualistes.

Poids et perception du corps

Un peu moins de régime amaigrissant chez les Grenoblois que chez les Lyonnais

Les étudiants interrogés au sein de l'académie de Lyon se placent dans la moyenne nationale concernant leur approche des régimes (ils sont en effet 36,5 % à répondre avoir déjà fait un régime amaigrissant pour 35,3 % en moyenne nationale) ainsi que dans leur estimation d'un surpoids (ils sont 22 % à estimer être en surpoids pour une moyenne nationale de 23,4 %).

Les étudiants de l'académie de Grenoble sont un peu moins nombreux à suivre un régime : 30,8 %. De même les étudiants de l'académie de Grenoble sont moins nombreux à s'estimer en surpoids que ceux de l'académie de Lyon : 20,8 % contre 23,9 % (23,4 % pour la moyenne nationale). Les femmes grenobloises sont significativement moins nombreuses à se sentir en surpoids que le reste des étudiantes de France (21,4 % contre 26,6 %).

La majorité des étudiants des académies de Lyon et Grenoble estiment avoir une alimentation équilibrée (respectivement 64,4 % et 65,1 % pour une moyenne nationale de 63 %).

Les loisirs

Lyonnais et Grenoblois sont identiquement moins nombreux que la moyenne nationale à regarder quotidiennement la télévision (respectivement 62,4 % et 61,7 % pour 66 % au national).

40,8 % des Lyonnais et 39,7 % des Grenoblois surfent sur le Net tous les jours (pour 40,4 % en moyenne nationale).

Pour 4,5 % des étudiants lyonnais qui ne surfent pas, plus d'un quart d'entre eux avancent comme raison le manque de temps. Pour les 2,4 % d'étudiants grenoblois qui ne surfent jamais, la principale raison évoquée est le manque d'accès (contre 27,7 % pour la totalité des étudiants).

Les uns et les autres sont plus sportifs que la moyenne nationale : 47,5 % des Grenoblois et 43,5 % des Lyonnais pratiquent un sport au moins une fois par semaine (moyenne nationale : 39,7 %).

Et c'est à Grenoble que l'on trouve le plus faible pourcentage d'étudiants ne pratiquant jamais de sport (9,7 %).

En revanche, les Lyonnais vont davantage au cinéma (41,3 %, au moins quelques fois par mois) que les Grenoblois (33,4 %).

La vie affective et sexuelle

Etre à deux n'est pas toujours être amoureux !

52 % des étudiants étaient amoureux au moment de notre enquête et 60 % ont un(e) petit(e) ami(e).

79 % ont déjà eu des rapports sexuels.

71 % des Lyonnais et 75 % des Grenoblois parlent de leur sexualité avec leur partenaire.

12, 8 % en moyenne évoquent leur sexualité avec leur mère et 3,3 % abordent ce sujet avec leur père.

Bien informés

9/10 des étudiants se considéraient bien informés sur la contraception, le sida et les IST lors de leur 1er rapport.

Le préservatif devance la pilule

En moyenne, 30 % des étudiants ayant répondu au questionnaire indiquent avoir utilisé un préservatif lors de leur dernière relation sexuelle.

– 45,1 % des Grenoblois et 44,6 % des Lyonnais utilisent comme contraceptif le préservatif.

– 39 % des Grenoblois et 36,1 % des Lyonnais recourent à la pilule, ce qui les situe dans la moyenne nationale.

– 13,1 % des Grenoblois et 14,2 % des Lyonnais cumulent pilule et préservatif.

6 étudiants sur 10 n'ont jamais subi un test VIH

Nationalement, 59,5 % des étudiants n'ont jamais procédé à un test de dépistage du VIH, 24,9 % ont déjà subi un test une fois et 13,8 %, deux fois. La moyenne régionale est similaire.

Une bonne couverture sanitaire

A Lyon, 59,6 % des étudiantes se font prescrire leur contraceptif par leur gynécologue, à Grenoble elles sont 69,5 % (59,5 % en moyenne nationale).

A Lyon 94,5 % consultent pour leur contraception au moins une fois par an et à Grenoble elles sont 98 % (moyenne nationale : 95 %). Ce qui les situe au-dessus de la moyenne nationale.

A Lyon, 55,2 % et, à Grenoble, 63,4 % ont déjà effectué un frottis vaginal (58,8 % en moyenne nationale). Il est intéressant de noter que le plus fort recours au gynécologue à Grenoble s'accompagne d'un plus fort taux de prescription des frottis vaginaux.

A Lyon, 33 % et, à Grenoble, 32,2 % ont eu recours à la pilule du lendemain (moyenne nationale : 29,2 %).

La santé physique et mentale

Moins de consultations de psychiatres à Lyon

Dans l'académie de Lyon, la part d'étudiants ayant consulté un psychiatre au cours des douze derniers mois est une des plus faibles de France.

Les étudiants ayant déjà fait une tentative de suicide sont significativement moins nombreux que la moyenne : 3,3 % pour une moyenne nationale de 5,1 %.

Quant à l'académie de Grenoble, elle est en dessous des moyennes nationales (sans toutefois être significatif) pour les items de consultations de psychiatres (3,6 % pour une moyenne nationale de 4,7 %), de déprime (12,8 % pour une moyenne nationale de 13,1 %), des tentatives de suicide (3,9 % pour une moyenne nationale de 5,1 %), du manque de forme (16 % pour une moyenne nationale de 18.4 %), et du temps de sommeil inférieur à 8 heures (52,8 % pour une moyenne nationale de 57,5 %).

Au vu de ces éléments, nous pouvons avancer qu'il existe peut-être dans cette région un réel espace de bien-être pour les étudiants. En effet, notons que la région Rhône-Alpes a déjà été remarquée, pour la population générale, comme une région jouissant d'une « situation sanitaire favorable », où « globalement les indicateurs sanitaires sont meilleurs que la moyenne nationale »[66].

Les violences

2,7 % des étudiantes à Lyon et 3,1 % à Grenoble ont déclaré avoir déjà subi du harcèlement (moyenne nationale : 3 %).

8,8 % des étudiantes à Lyon, et 9,4 % à Grenoble ont déclaré avoir déjà été victimes d'attouchements sexuels (moyenne nationale 8,1 %).

6,5 % des étudiantes à Lyon et 5,9 % à Grenoble ont déclaré avoir déjà subi une tentative de rapport forcé (moyenne nationale : 4,7 %). A Lyon, la différence est significative.

4,3 % des étudiants, garçons et filles, ont déclaré avoir subi une agression physique au cours des 12 derniers mois à Lyon. Ils sont 5,6 % à Grenoble (moyenne nationale : 5,4 %).

12,2 % des étudiants à Lyon et 11,6 % à Grenoble ont déclaré s'être déjà sentis exclus par des remarques à caractère raciste (moyenne nationale 10,9 %).

---

66. G. Salem, *Atlas de la santé en France, volume 1, les causes de décès*, MIRE, 1999.

27,8 % des étudiantes à Lyon, 25,7 % à Grenoble ont déclaré s'être déjà senties exclues par des remarques à caractère sexiste (moyenne nationale : 22 %). Si le pourcentage de réponses positives est élevé à Lyon, notons aussi que nombreuses (19,9 %) sont les étudiantes qui jugent que ces remarques ont cependant été rares.

Il est difficile d'interpréter ces résultats, au-delà de ce qu'ils expriment, faute d'indicateurs supplémentaires. Les écarts en matière de sexisme, par exemple, sont-ils la preuve de comportements masculins différents d'une région à l'autre ? Ou sont-ils le produit d'une plus grande perception du sexisme et de ses manifestations par les filles ?

Les résultats sur le racisme doivent eux aussi être maniés avec prudence faute de pouvoir être croisés avec la proportion d'étudiants étrangers ou français issus de l'immigration.

La perception de la société

Académie de Lyon

Un étudiant lyonnais sur deux n'a pas confiance en l'avenir, près de 6 sur 10 pensent que notre société ne nous donne pas les moyens de réussir et près de huit sur dix ne pensent pas que le marché du travail soit égalitaire entre les sexes.

Académie de Grenoble

Comme dans la majorité des régions, les étudiants de Grenoble semblent plutôt inquiets quant aux moyens qui leurs sont donnés de réussir dans la société actuelle : 58,7 % pensent que notre société, aujourd'hui, ne permet pas tellement aux jeunes de réussir dans la vie.

Ils sont assez partagés quant à leur confiance en l'avenir : 49,2 % déclarent avoir confiance et autant pensent le contraire.

RÉGION PICARDIE

Caractéristiques sanitaires et sociales de la région

C'est l'une des régions les plus jeunes de France : la part des jeunes âgés de moins de 25 ans y est de 33,1 % contre 30,9 % en France métropolitaine.

Nombre d'étudiants

L'effectif de l'enseignement supérieur en 2003-2004 pour la Picardie est de 40 825 inscrits, dont 20 729 étudiants inscrits à l'université.
Le taux d'étudiants inscrits à l'université sur le nombre total d'étudiants inscrits dans l'enseignement supérieur est de 50,8 % (contre 63,2 % en France métropolitaine) ; c'est le taux le plus faible de France.
La proportion des formations technologiques courtes (IUT et STS) y est importante (plus de 20 %).

Scolarisation

Le taux de scolarisation en 2000 chez les 16-19 ans est de 77,8 % (83,7 % en France métropolitaine). C'est une des régions qui scolarisent le moins les 16-19 ans.
Le taux de scolarisation en 2000 chez les 20-24 ans est de 23,2 % (34,9 % en France métropolitaine).
La proportion de bacheliers en 1999 est de 59,9 % (61,8 % en France métropolitaine).

Taux de chômage des jeunes et des diplômés

– Le taux d'activité des 16-24 ans est de 29,7 % (28,6 % en France métropolitaine).
– La part des moins de 25 ans parmi les chômeurs s'élève à 21,2 % (contre 17 % en France métropolitaine).
– La part des chômeurs parmi les jeunes de 16 à 24 ans est de 10,13 % (contre 7,63 % en France métropolitaine). Cette région a une proportion élevée de jeunes au chômage. Cela s'explique par des taux de chômage globaux un peu supérieurs à la moyenne et par un nombre de jeunes en études assez faible.

Rang sanitaire

Le taux de mortalité en 2003 pour la Picardie est de 9,3 ‰ (9,2 ‰ en France métropolitaine).
La mortalité masculine excède de 12 % la moyenne nationale.
La mortalité féminine excède de 11 % la moyenne nationale.

Démographie médicale

La Picardie est la région de France qui compte le moins de spécialistes et de psychiatres par habitant et une de celle où le nombre de généralistes pour 100 000 habitants y est le plus faible.
Pour 100 000 habitants :
– 92 médecins généralistes (moyenne nationale : 103) ;
– 55 médecins spécialistes libéraux (moyenne nationale : 89,8) ;
– 3,7 psychiatres libéraux (moyenne nationale : 11,2).

Les caractéristiques des étudiants de la région

165 répondants étudient en Picardie, soit 1,8 % du total, ce qui est très proche de la part de cette région dans l'enseignement supérieur, selon les sources ministérielles (1,9 %).
Les femmes sont légèrement surreprésentées dans l'enquête puisqu'elles sont 56,4 % de notre échantillon contre 53,6 % en réalité.
Les étudiants ont 21,9 ans en moyenne, soit autant que dans l'académie de Caen selon les données du ministère de l'Enseignement supérieur.
33,9 % des étudiants ont déclaré vivre chez leurs parents. 21,2 % vivent seuls hors cité U et 13,9 vivent en colocation.
37,6 % des étudiants de l'académie sont boursiers et 19,4 % exercent une activité professionnelle (contre 33,3 en moyenne), ce qui est le taux le plus faible.
75,2 % ont des revenus de la part de leurs parents, ce qui est très proche de la moyenne nationale.
La plus grande partie des étudiants de la région (44,8 %) met entre 10 minutes et une demi-heure pour se rendre sur leur lieu d'études.

Les comportements de santé

Alimentation

Une forte consommation de viande…
Les étudiants picards sont les moins nombreux à penser avoir de bonnes habitudes alimentaires : 59 % pour 63 % de moyenne nationale.. Ils sont plus nombreux à consommer des féculents chaque jour (57 % contre 48 % en moyenne nationale). Moins nombreux en revanche à consommer des légumes (moins 8 % que les Marseillais). Ils sont les champions français de la consommation quotidienne de viande, 52 % pour 37 % en moyenne nationale. Ils sont aussi davantage consommateurs que les autres (+ 3 %) de barres chocolatées et confiseries.

Les consommations de substances psychoactives

18,8 % des étudiants picards fument tous les jours, ce qui n'est pas significativement inférieur à la moyenne.
Si l'on compare cette prévalence aux résultats du baromètre santé 2000 pour la Picardie, on constate que les étudiants sont moins fumeurs que les jeunes, puisque parmi les 20-22 ans – nos étudiants picards ont 21,9 ans en moyenne - on recense 48 % de garçons et 46,6 % de filles qui fument quotidiennement. Ces résultats peuvent être rapprochés de l'interdiction totale de fumer dans les locaux de l'UPJV.
La consommation hebdomadaire d'alcool concerne 26,7 % des étudiants de la région dans notre échantillon. Comme le montre le tableau suivant, les jeunes Picards semblent être plus nombreux que les étudiants à consommer de l'alcool régulièrement.
Parmi les étudiants ayant déclaré consommer de l'alcool au moins occasionnellement, 32,6 % ne consomment jamais de vin contre seulement 21,3 % en moyenne.
La bière est consommée aussi souvent qu'ailleurs : 7,2 % des répondants en consomment au moins trois fois par semaine, 13 % une à deux fois par semaine et 17,4 % deux à trois fois par mois.
38,8 % des étudiants enquêtés ont déjà essayé le cannabis, cette proportion étant proche de la moyenne nationale.
4,8 % des étudiants de la région ont expérimenté le poppers contre 2,9 % des jeunes de 17 ans selon l'enquête Escapad.
2,4 % ont déjà essayé les champignons hallucinogènes et 3 % l'ecstasy.

Tableau 27

Comparaison de la part de consommateurs hebdomadaires d'alcool en Picardie, parmi les jeunes et les étudiants

	Jeunes			Etudiants
Source	baromètre santé, 2000			ENSE, 2005
Effectif	1 268	165		
Age	18-19 ans	20-22 ans	23-25 ans	21,9 ans en moyenne
Consommation hebdomadaire* d'alcool	33,60 %	40,50 %	43,60 %	26,70 %

Source : LMDE, Inpes.

* au moins une fois par semaine

Le recours au système de santé

Lorsque l'on compare la part d'étudiants ayant eu recours au système de santé en Picardie à la moyenne générale, on ne constate pas de différence significative.

90,3 % des étudiants ont vu un généraliste, 45,5 % ont consulté un dentiste.

26,1 %, un dermatologue.

54,2 % des femmes ont eu recours à un gynécologue au cours de l'année récente pour une moyenne de 55,6 %.

Ils sont 9,7 % à avoir déclaré suivre au moins une séance de kiné sur l'année récente, ils sont un peu moins nombreux à avoir vu un ostéopathe (7,3 %).

3,6 % des étudiants picards ont vu un psychologue.

Complémentaire santé

Les étudiants de la région qui ont répondu à notre enquête sont un peu plus nombreux à être couverts (75,2 % contre 73,2 %), mais aussi plus nombreux à déclarer ne pas savoir s'ils ont une complémentaire (15,2 % contre 11 %) si on les compare à la moyenne nationale des étudiants.

10,3 % des étudiants de l'académie d'Amiens ont déclaré fréquenter les centres mutualistes.

Poids et perception du corps

Les picardes sont moins nombreuses que les autres à faire des régimes amaigrissants : 25 % pour 31 % en moyenne nationale et 41 % pour les Niçoises. Notons que, dans toutes les régions, le pourcentage d'étudiants ayant fait un régime amaigrissant est nettement supérieur au pourcentage d'étudiants s'estimant en surpoids. La Picardie est la seule région dans laquelle les deux indicateurs sont strictement identiques. 27 % des étudiants picards ayant fait un régime le justifient par des raisons de santé, alors qu'ils ne sont que 18 % en moyenne nationale.

Dans l'enquête baromètre santé de 2000, près d'un tiers des filles déclaraient avoir suivi un régime au cours des 12 derniers mois.

Les loisirs

Les étudiants picards se situent dans la moyenne nationale pour ce qui est de la pratique de la télévision, d'Internet, du sport.

Ils sont davantage que la moyenne nationale à lire moins d'une fois par semaine des livres sans rapports avec leurs études (+ 6 %).

Leur fréquentation du cinéma se situe parmi les plus faibles et c'est en Picardie que l'on trouve le plus grand nombre d'étudiants n'allant jamais au théâtre.

■ La vie affective et sexuelle

A deux on est moins seul !

63 % des étudiants picards déclarent avoir un ou une petite amie, se situant ainsi très légèrement au-dessus de la moyenne nationale. Ils sont les plus amoureux et 78 % ont déjà eu des rapports sexuels. Mais ils sont moins précoces (ou plus francs ?) que d'autres : 9 % des Picards disent avoir eu des rapports sexuels avant 16 ans pour 15 % en moyenne nationale.
Ils sont parmi les moins nombreux à parler de sexualité avec leur partenaire (75 % pour 84 % chez les Provençaux). Ce sont également eux qui en parlent le moins avec leurs parents.
92 % se considéraient bien informés sur la contraception lors du 1er rapport sexuel.

Un moindre usage du préservatif

Ils n'ont été que 25 % à utiliser un préservatif lors du dernier rapport sexuel (contre 31 % en moyenne nationale). Ils sont aussi les moindres utilisateurs du préservatif masculin comme contraceptif (5 points d'écart avec la moyenne nationale). La pilule est quant à elle citée par 50 % des Picardes (pour 44 % en moyenne nationale). 10,3 % cumulent pilule et préservatif.

Une moindre pratique du dépistage VIH

Plus frappant encore, alors que 38 % des étudiants de notre enquête nationale ont déclaré avoir fait un test de dépistage du sida, ils ne sont que 26 % en Picardie, ce qui place la région au dernier rang en la matière.

Un moindre recours au gynécologue, sans conséquence cependant sur la qualité du suivi

Alors que, en moyenne nationale, la prescription de la pilule contraceptive relève à 60 % d'un gynécologue et à 27,5 % d'un généraliste, en Picardie, on compte 54 % de prescriptions par un gynécologue et 34 % par un généraliste. Il est intéressant de noter que ce plus grand recours au généraliste s'accompagne d'une plus grande fréquence des consultations (71 % tous les 6 mois pour 59 % en moyenne nationale) et qu'il n'impacte que de 3 points la prescription du frottis vaginal (55 % en Picardie pour 58 % en moyenne nationale). 27,1 % ont déjà eu recours à la pilule du lendemain. Dans l'enquête baromètre santé 2000, elles étaient 11,1 %.

■ La santé physique et mentale

Une moins bonne prise en charge de la détresse psychologique ?...

La fréquence des tentatives de suicide (8,5 % pour une moyenne nationale de 5,1 %) caractérise les étudiants de l'académie d'Amiens interrogés. C'est, d'après notre enquête, le taux le plus élevé de France.
Les étudiants picards ayant répondu à l'enquête sont relativement plus nombreux que les autres à avoir déclaré une tentative de suicide, 8.5 % pour une moyenne nationale de 5,1 %.
En outre, les étudiants de l'académie d'Amiens sont 22,4 % à déclarer souvent ne pas être en forme (taux le plus élevé de France) pour une moyenne nationale de 18.4 %. Paradoxalement le taux de consultation d'un psychiatre (respectivement de 1,8 % pour une moyenne nationale de 4,7 %) est, quant à lui, le taux le plus faible de France.

A la lecture du baromètre santé 2000 de l'INPES, penser au suicide ne semble pas être un phénomène marginal. En effet, « 8,2 % des jeunes Picards disent avoir pensé au suicide au cours de l'année passée »[67].

Le principe de « santé déclarée »

Comment expliquer ce phénomène ? Bien sûr nous devrons toujours garder à l'esprit que notre enquête est basée sur le principe de « santé déclarée » par les étudiants, c'est-à-dire que nous basons notre analyse selon une perception personnelle de ce qu'est une tentative de suicide. Mais néanmoins la réalité est là, la prégnance du suicide dans la région picarde est une réalité sociale.

Nous n'avons pas pour l'instant d'hypothèse certaine pouvant expliciter un tel phénomène, peut-être est ce la difficulté d'accéder aux soins psychiatriques en Picardie, du fait notamment d'une sous-représentation des professionnels de la santé mentale (61 psychiatres libéraux pour une population picarde de 1 857 105 habitants en 1999 alors que la moyenne française est de 23 psychiatres pour 100 000 habitants[68]) ? Ce qui pourrait expliquer le faible taux de consultation d'un psychiatre par les étudiants interrogés.

Les violences

1,8 % des étudiantes ont déclaré avoir déjà subi du harcèlement (moyenne nationale : 3 %).

3,6 % des étudiantes ont déclaré avoir déjà été victimes d'attouchements sexuels (moyenne nationale 8,1 %).

3,6 % des étudiantes ont déclaré avoir déjà subi une tentative de rapport forcé (moyenne nationale : 4,7 %).

7,3 % des étudiants, garçons et filles, ont déclaré avoir subi une agression physique au cours des 12 derniers mois (moyenne nationale : 5,4 %).

Dans l'enquête baromètre santé 2000, 4,4 % des garçons et 4,5 % des filles (20-25 ans) avaient déclaré avoir été frappés au cours des 12 derniers mois et 2,1 % des filles (15-25 ans) avaient déclaré avoir subi des rapports sexuel forcés.

7,9 % des étudiants ont déclaré s'être déjà sentis exclus par des remarques à caractère raciste (moyenne nationale : 10,9 %).

13,6 % des étudiantes ont déclaré s'être déjà senties exclues par des remarques à caractère sexiste (moyenne nationale : 22 %).

Il est difficile d'interpréter ces résultats, au-delà de ce qu'ils expriment, faute d'indicateurs supplémentaires. Les écarts en matière de sexisme, par exemple, sont ils la preuve de comportements masculins différents d'une région à l'autre ? Ou sont-ils le produit d'une plus grande perception du sexisme et de ses manifestations par les filles ?

Les résultats sur le racisme doivent eux aussi être maniés avec prudence faute de pouvoir être croisés avec la proportion d'étudiants étrangers ou français issus de l'immigration.

La perception de la société

Les Picards portent à 51 % un jugement négatif sur l'égalité hommes-femmes (pour 46 % en moyenne nationale). Et c'est dans le domaine de l'égalité professionnelle que s'exerce de manière la plus marquée leur critique (83 % pour 77 % en moyenne nationale).

Leur confiance en l'avenir est supérieure de 5 % à la moyenne nationale. Ils sont 89 % à déclarer ressentir de l'intérêt pour leurs études (+ 4 %/moyenne nationale).

---

67. *Baromètre santé 2000, les comportements des 12-25 ans*, INPES, vol. 3.2.

68. Faculté de médecine de Marseille, http://www.timone.univ-mrs.fr/medecine.

BOURGOGNE

Caractéristiques sanitaires et sociales de la région

Nombre d'étudiants

L'effectif de l'enseignement supérieur en 2003-2004 pour la Bourgogne est de 40 225 inscrits, dont 24 952 étudiants inscrits à l'université (soit 62 % contre 63,2 % en France métropolitaine).

Scolarisation

Le taux de scolarisation en 2000 chez les 16-19 ans est de 82,9 % (83,7 % en France métropolitaine).
Le taux de scolarisation en 2000 chez les 20-24 ans est de 27,5 % (34,9 % en France métropolitaine).
La proportion de bacheliers en 1999 est de 63,3 % (61,8 % en France métropolitaine).

Taux de chômage des jeunes et des diplômés

– Le taux d'activité des 16-24 ans est de 29,8 % (28,6 % en France métropolitaine).
– La part des moins de 25 ans parmi les chômeurs s'élève à 19,4 % (contre 17 % en France métropolitaine).
– La part des chômeurs parmi les jeunes de 16 à 24 ans est de 7,97 % (contre 7,63 % en France métropolitaine).

Rang sanitaire

Le taux de mortalité en 2003 pour la Bourgogne est de 11,2 ‰ (9,2 ‰) en France métropolitaine). C'est l'un des plus hauts de France.

Démographie médicale

Pour 100 000 habitants :
94 médecins généralistes (moyenne nationale : 103) ;
68,3 médecins spécialistes libéraux (moyenne nationale : 89,8) ;
7,5 psychiatres libéraux (moyenne nationale : 11,2).

Les caractéristiques des étudiants de la région

Entre 1998 et 2003, le nombre d'étudiants de cette région connaît une évolution négative (– 2,2 %) alors que le nombre d'étudiants sur l'ensemble du territoire a connu une croissance de 6 %. Le poids des 17-25 ans dans la région a également diminué sur cette période.
Dans notre enquête, 189 personnes ayant répondu étudient dans l'académie de Dijon, soit 2 % de notre échantillon total.
On y recense 56 % de femmes et 44 % d'hommes, soit des chiffres similaires à ceux publiés par le ministère de l'Education nationale pour l'année
L'âge moyen de ces étudiants est 22,4 ans, soit un peu plus que l'âge moyen dans l'ensemble de l'académie.

Plus d'étudiants autonomes ?

72 % des étudiants perçoivent des revenus de la part de leurs parents, ce qui est inférieur à la moyenne de 3,5 points (sans pour autant que cette différence soit significative).

35,4 % des étudiants exercent une activité professionnelle, soit deux points de plus que la moyenne nationale.
38,1 % des étudiants ont déclaré être boursiers, soit une légère surreprésentation puisque, à la rentrée 2004, 34,9 % de boursiers ont été recensés par le CNOUS.[69]
70 % des étudiants de la région Bourgogne ne vivent plus chez leurs parents contre 63,5 % en moyenne dans notre échantillon.
Sans extrapoler, ce résultat peut être corrélé à la répartition des revenus qui montre que les étudiants indépendants financièrement de leurs parents sont plus nombreux.

Un temps de trajet plus court
Dans la région, les étudiants sont significativement moins nombreux à avoir déclaré plus de 30 minutes pour se rendre sur leur lieu d'études.
Ils sont 10,7 % à mettre entre 30 minutes et une heure, contre 24,8 % en moyenne nationale.

Les comportements de santé

Alimentation

Peu de féculents et beaucoup de fruits !
Les étudiants de Bourgogne sont un peu plus nombreux à suivre des régimes et se jugent un peu plus en situation de surpoids que les autres étudiants : 27,8 % contre une moyenne nationale de 23,4 %.
Ils trouvent leur alimentation plus équilibrée que la moyenne des autres étudiants : 67,6 % contre 63 %.
Leur alimentation se distingue par le fait qu'ils mangent moins de féculents que l'ensemble des étudiants : ils sont plus nombreux à n'en manger que quelques fois par mois (6,4 % contre une moyenne nationale de 2,9 %).
Ce sont les Bourguignons qui consomment quotidiennement le plus de fruits : 42,8 % contre une moyenne nationale de 35,7 %.
Ils sont plus nombreux à ne jamais consommer de poisson : 7,5 % contre une moyenne nationale de 4,1 %.

Les consommations de substances psychoactives

Autant de fumeurs quotidiens mais moins de fumeurs occasionnels
Si 24,6 % des étudiants fument tous les jours, ils ne sont que 6,4 % à déclarer fumer moins souvent, soit près de la moitié du taux moyen.
L'OFDT constate un tabagisme quotidien moindre chez les garçons de la région.
5,3 % des étudiants consomment de l'alcool plusieurs fois par semaine, ce qui est proche de la moyenne de 6,8 %.
24,1 % en consomment une à deux fois par semaine.
Seulement 29,4 % des consommateurs d'alcool ne consomment jamais de bière et, pour 21,6 %, jamais de vin.

Expérimentation et consommation régulière de cannabis
L'expérimentation de cannabis concerne 36,4 % des étudiants de la région alors que la consommation régulière en concerne 5,3 %.
Si, pour l'échantillon étudié dans l'ENSE, ces taux ne sont pas significativement éloignés de la moyenne, ils sont cependant significativement inférieurs à celle-ci pour les Bourguignons de 17 ans interrogés dans le cadre de l'enquête Escapad.

---

69. *Depuis 2001, trois étudiants sur dix sont boursiers.* Note d'information 05.32, novembre 2005. MENSR.

En 2002, 47 % d'entre eux avaient expérimenté le cannabis contre 53,2 % sur le reste du territoire.
Les poppers ont été testés par 7,5 % des étudiants interrogés en Bourgogne et 5,9 % ont déjà consommé des champignons hallucinogènes.
Parmi les répondants de la région aucun n'a déclaré avoir expérimenté l'ecstasy. Le taux est faible dans l'enquête Escapad, cela n'est donc pas forcément une particularité de notre échantillon.

Le recours au système de santé

Globalement, on ne constate pas de différences entre les consultations des étudiants de la région Bourgogne et les autres, excepté sur les consultations dermato.
87,2 % des étudiants de la région ont vu un médecin généraliste au cours des douze derniers mois.

Consultations dermato : le taux le plus faible
Seulement 19,8 % des étudiants de la région ont consulté un dermatologue au cours de l'année écoulée, soit nettement moins que les 26 % d'étudiants pour l'ensemble de la France.
Moins de la moitié des étudiantes de la région ont eu recours au gynécologue contre 55,6 % en moyenne, sans cependant que cette différence soit significative.
43,9 % des étudiants sont allés chez le dentiste.
9,1 % des étudiants ont eu au moins une séance de kiné et 10,7 % ont vu un ostéopathe.
4,8 % ont déclaré avoir vu un psychologue dans l'année récente.
Plus de 8 étudiants sur 10 ont souscrit une complémentaire santé pour l'année universitaire et 5,2 % des étudiants déclarent ne pas le savoir.
Comme ailleurs, seulement 9,5 % des étudiants fréquentent les centres mutualistes.

Les loisirs

67 % regardent la télévision quotidiennement, ce qui les situe dans la moyenne nationale. En revanche, ils sont moins nombreux que les autres à surfer au moins une fois par semaine sur Internet (69 % pour 75 %). Et l'académie de Dijon est celle dans laquelle le plus grand nombre d'étudiants déclare ne pas y avoir accès. En revanche, l'étudiant dijonnais est plutôt plus sportif que la moyenne nationale : 44 % pratiquent un sport au moins une fois par semaine (pour 41 % nationalement), 38 % vont au cinéma au moins quelque-fois par mois. Et Dijon se situe dans la fourchette haute des villes de province pour la fréquentation des théâtres.

La vie affective et sexuelle

57 % des étudiants ont un partenaire et près de la moitié sont amoureux. 77,5 % ont déjà eu des rapports sexuels.
70 % des étudiant(e)s parlent de leur sexualité avec leur partenaire.
11 % évoquent leur sexualité avec leur mère et 5,3 % abordent ce sujet avec leur père.
9/10 des étudiants se considéraient bien informés sur la contraception, sur le sida et les IST lors de 1er rapport. En moyenne, 30 % des étudiants ayant répondu au questionnaire indiquent avoir utilisé un préservatif lors de leur dernière relation sexuelle.

En Bourgogne, préservatif ET pilule !
37,2 % utilisent le préservatif comme contraceptif, et 40 % recourent à la pilule, C'est en Bourgogne qu'ils sont le plus nombreux (16,6 %) à utiliser l'association pilule + préservatif.

Le dépistage VIH n'est toujours pas un automatisme
64,7 % en Bourgogne n'ont jamais subi de test de dépistage.

Contraception et prévention

56,7 % des étudiantes se font prescrire leur contraceptif par leur gynécologue (59,5 % en moyenne nationale) et 32 % par leur généraliste (moyenne nationale : 27,7 %).
92,6 % consultent pour leur contraception au moins une fois par an (moyenne nationale : 95 %).
58,6 % ont déjà effectué un frottis vaginal (58,8 % en moyenne nationale). 26,3 % ont eu recours à la pilule du lendemain (moyenne nationale : 29,2 %).

La santé physique et mentale

Un fort taux de suicides restant inexpliqué

L'académie de Dijon est caractérisée par un taux de tentatives de suicide (7,9 %) significativement plus élevé que la moyenne (5,1 %).
Les autres items, telle la consultation d'un psychiatre (4,8 % pour une moyenne nationale de 4,7 %), la déprime (12,8 % pour une moyenne nationale de 13,1 %), le temps de sommeil inférieur à 8 heures (51,3 % pour une moyenne nationale de 57,5 %) et le jugement sur le temps de sommeil (5,9 % à le juger tout à fait insuffisant pour une moyenne nationale de 6 %), sont conformes à la moyenne.
Comment expliquer cette particularité ? Nous ne pouvons que soulever le fait que l'échantillon observé dans le cas des tentatives de suicide concerne 189 étudiants interrogés pour seulement 15 étudiants ayant fait une tentative de suicide. Ainsi, en raison du faible effectif dont nous disposons, nous interpréterons ce chiffre avec prudence.

Les violences

1,5 % des étudiantes ont déclaré avoir déjà subi du harcèlement (moyenne nationale : 3 %).
5,2 % des étudiantes ont déclaré avoir déjà été victimes d'attouchements sexuels (moyenne nationale : 8,1 %).
5,2 % des étudiantes ont déclaré avoir déjà subi une tentative de rapport forcé (moyenne nationale : 4,7 %).
2,1 % des étudiants, garçons et filles, ont déclaré avoir subi une agression physique au cours des 12 derniers mois (moyenne nationale : 5,4 %).
7,5 % des étudiants ont déclaré s'être déjà sentis exclus par des remarques à caractère raciste (moyenne nationale : 10,9 %).
21,1 % des étudiantes ont déclaré s'être déjà senties exclues par des remarques à caractère sexiste (moyenne nationale : 22 %).
Il est difficile d'interpréter ces résultats, au-delà de ce qu'ils expriment, faute d'indicateurs supplémentaires. Les écarts en matière de sexisme, par exemple, sont-ils la preuve de comportements masculins différents d'une région à l'autre ? Ou sont-ils le produit d'une plus grande perception du sexisme et de ses manifestations par les filles ? Les résultats sur le racisme doivent eux aussi être maniés avec prudence faute de pouvoir être croisés avec la proportion d'étudiants étrangers ou français issus de l'immigration.

La perception de la société

Les étudiants bourguignons ne diffèrent pas de leurs camarades en ce qui concerne leur avenir : ils sont pessimistes.
Même s'ils sont un peu plus nombreux à avoir confiance en l'avenir (50,8 %), ils sont 60,4 % à penser que notre société ne leur donne pas les moyens de réussir.

RÉGION CHAMPAGNE-ARDENNE

Caractéristiques sanitaires et sociales de la région

Nombre d'étudiants

L'effectif de l'enseignement supérieur en 2003-2004 pour l'académie de Reims est de 38 897 inscrits, dont 21 269 étudiants inscrits à l'université.

Le taux d'étudiants inscrits à l'université sur le nombre total d'étudiants inscrits dans l'enseignement supérieur est de 54,7 % (contre 63,2 % en France métropolitaine) ; c'est l'un des taux les plus faibles de France.

Le poids du 1er cycle est le plus haut de France. Il représente 59,1 % des inscrits.

La proportion des formations technologiques courtes (IUT et STS) y est importante (plus de 20 %).

Scolarisation

Le taux de scolarisation en 2000 chez les 16-19 ans est de 81,7 % (83,7 % en France métropolitaine).

Le taux de scolarisation en 2000 chez les 20-24 ans est de 28,9 % (34,9 % en France métropolitaine).

La proportion de bacheliers en 1999 est de 60,7 % (61,8 % en France métropolitaine).

Taux de chômage des jeunes et des diplômés

– Le taux d'activité des 16-24 ans est de 28 % (28,6 % en France métropolitaine).

– La part des moins de 25 ans parmi les chômeurs s'élève à 19,8 % (contre 17 % en France métropolitaine).

– La part des chômeurs parmi les jeunes de 16 à 24 ans est de 8,97 % (contre 7,63 % en France métropolitaine).

Rang sanitaire

Le taux de mortalité en 2003 pour la région Champagne-Ardenne est de 9,6 ‰ (9,2 ‰ en France métropolitaine).

Démographie médicale

La Champagne-Ardenne est une des régions qui a le moins de généralistes et de psychiatres pour 100 000 habitants.

Pour 100 000 habitants :

– 91 médecins généralistes (moyenne nationale : 103) ;

– 66,4 médecins spécialistes libéraux (moyenne nationale : 89,8) ;

– 5,2 psychiatres libéraux (moyenne nationale : 11,2).

Caractéristiques des étudiants de la région

Si la part des jeunes de 17 à 25 ans tend à augmenter sur l'ensemble du territoire (données 1998-2003), elle a diminué de 3,6 % dans cette région.

De même l'effectif de bacheliers est en baisse.

Le plus grand site étudiant de l'académie se situe à Reims.

Nous interpréterons les chiffres de cette académie avec prudence car ils ne reposent que sur un échantillon de 175 étudiants.
On recense 44 % d'hommes et 56 % de femmes parmi les répondants à l'enquête.
La part de femmes est supérieure de 3 points aux données ministérielles.
Dans l'enquête, ils ont 21,6 ans en moyenne, âge moyen proche de la réalité dans l'académie. C'est un peu plus jeune que la moyenne nationale, ce qui est dû au nombre plus important d'étudiants en 1er et 2nd cycles.

Plus d'étudiants boursiers
Parmi les personnes ayant répondu à l'ENSE, 36,6 % des étudiants de l'académie sont boursiers, ce qui est un peu supérieur à la proportion recensée par le Cnous.
Dans les deux cas, la part de boursiers en Champagne est plus importante que la moyenne nationale.
Dans l'enquête, 30,3 % des étudiants de la région déclarent recevoir des revenus d'une activité professionnelle et 80,6 % perçoivent des revenus de la part de leurs parents (75,5 % en moyenne).
Parmi les étudiants ayant répondu, 27,3 % des étudiants de la région vivent chez leurs parents.
8,6 % vivent en résidence universitaire, une part proche de la moyenne nationale.

La majorité des étudiants met moins d'une demi-heure pour se rendre sur leur lieu d'études.
70 % des étudiants de la région mettent moins de 30 minutes pour se rendre sur leur lieu d'études : pour 24,8 % c'est moins de 10 minutes et pour 45,2 % le temps se situe entre 10 et 29 minutes.

Les comportements de santé

Alimentation

Une alimentation faite de peu de fruits et légumes
Les étudiants de l'académie de Reims jugent leur alimentation beaucoup moins équilibrée que la population interrogée totale : 54,2 % contre une moyenne nationale de 63 %.
Ils consomment moins de légumes que l'ensemble des étudiants interrogés : ils sont 14,5 % à n'en consommer que quelques fois par mois contre une moyenne nationale de 8,4 %. Il en est de même en ce qui concerne les fruits : ils ne sont que 24,1 % à en consommer quotidiennement contre 35,7 % pour l'ensemble des étudiants.

Les consommations de substances psychoactives

Tabac, alcool, cannabis, une consommation régulière proche de la moyenne nationale
17,5 % des étudiants de la région Champagne-Ardenne ont déclaré fumer régulièrement, ce qui n'est pas significativement différent de la moyenne des fumeurs.
28,9 % des étudiants que nous avons interrogés consomment de l'alcool au moins une fois par semaine.
32,5 % ont expérimenté le cannabis.
On constate que 1,8 % des étudiants ont déclaré avoir consommé des champignons hallucinogènes contre 5,4 % en moyenne. C'est significativement plus faible que dans les autres régions.
4,2 % ont essayé le poppers, ce qui n'est pas statistiquement différent de la moyenne.

Le recours au système de santé

Généraliste, dentiste, dermato et gynéco : les médecins les plus consultés par les étudiants
Au cours des douze derniers mois, 90,4 % des étudiants ont consulté un médecin généraliste.
25,3 % ont vu un dermatologue pour une moyenne nationale de 26 %.
48,2 % ont consulté un dentiste, ce qui est proche de la moyenne nationale (46,9 %).

53,9 % des étudiantes de la région Champagne-Ardenne ayant répondu à l'enquête ont consulté un gynécologue au cours des douze derniers mois.
Si 9,1 % des étudiants de la région ont eu au moins une séance de kiné au cours des 12 derniers mois, ils sont un peu moins nombreux à avoir vu un ostéopathe (6 %).
3,6 % ont vu un psychologue.
Comme ailleurs la plupart des étudiants consultent des médecins libéraux et seulement 14,3 % des étudiants de la région fréquentent les centres mutualistes.
En Champagne plus des 3 quarts des étudiants sont couverts par une complémentaire santé, sans différence significative avec la moyenne.

Le poids et la perception du corps

Dans la région, 35,3 % des étudiants ont déjà fait un régime amaigrissant, les femmes étant 41,7 %, ce qui est proche de la moyenne.
25,6 % des femmes de la région s'estiment en surpoids, soit un taux comparable à l'ensemble des étudiantes que nous avons interrogées (26,6 %).

Les loisirs

Les étudiants rémois sont parmi les moins nombreux à regarder quotidiennement la télévision (61 %). Et ils sont aussi les moins nombreux à surfer au moins une fois par semaine sur Internet (60 % pour 75 % en moyenne nationale). C'est le manque de temps, davantage que la difficulté d'accès (24 %) qui est avancé comme raison de la non-pratique.
Les étudiants de Champagne-Ardenne occupent la dernière place pour ce qui est de la pratique sportive : 33 % pratiquent un sport au moins une fois par semaine (ils sont 41 % en moyenne nationale). Et ils sont aussi les plus nombreux à ne jamais faire de sport.
Peu d'entre eux fréquentent les salles de cinéma. 70 % y vont moins de quelques fois par mois ou jamais (leurs voisins de l'académie de Nancy-Metz ne sont que 58 %). La moitié d'entre eux évoque comme principale raison à cette faible fréquentation le manque de moyens financiers. 63 % ne vont jamais au théâtre, ce qui les place dans la moyenne des villes similaires.

La vie affective et sexuelle

63 % des étudiants ont un(e) petit(e) ami(e) et 54,2 % sont amoureux.
Les trois-quarts ont déjà une expérience sexuelle et l'âge du 1er rapport se situe dans la moyenne nationale.
Presque les 3/4 des étudiant(e)s parlent de leur sexualité avec leur partenaire.
9/10 des étudiants se considéraient bien informés sur la contraception, le sida et les IST lors de leur 1er rapport.
En moyenne, 30 % des étudiants ayant répondu au questionnaire indiquent avoir utilisé un préservatif lors de leur dernière relation sexuelle.

Le préservatif devance la pilule
48,4 % utilisent le préservatif comme contraceptif et 38,1 % recourent à la pilule, ce qui les situe dans la moyenne nationale. 7,9 % cumulent pilule et préservatif.
Nationalement, 59,5 % des étudiants n'ont jamais procédé à un test de dépistage du VIH ; ils sont 57,2 % en Champagne-Ardenne ; 31,9 % ont déjà subi un test une fois et 9,6 %, deux fois.

Prévention et contraception
47,8 % des étudiantes se font prescrire leur contraceptif par leur gynécologue (59,5 % en moyenne nationale) et 38,8 % par leur généraliste (moyenne nationale : 27,7 %).
98,3 % consultent pour leur contraception au moins une fois par an (moyenne nationale : 95 %).
59,3, % ont déjà effectué un frottis vaginal (58,8 % en moyenne nationale).
23,5 % ont eu recours à la pilule du lendemain (moyenne nationale : 29,2 %), ce qui est sensiblement inférieur à la moyenne nationale

La santé physique et mentale

L'académie de Reims est caractérisée par un taux de déprimes déclaré par les étudiants interrogés supérieur à la moyenne nationale (16,3 % pour une moyenne nationale de 13,1 %), un taux de manque de forme important (ils sont 20,5 % à déclarer être souvent en manque de forme pour une moyenne nationale de 18,4 %) et un temps de sommeil souvent inférieur à 8 heures (ils sont 63,3 % à avouer un temps de sommeil inférieur à 8 heures pour une moyenne nationale de 57,5 %).

Les violences

2,5 % des étudiantes ont déclaré avoir déjà subi du harcèlement (moyenne nationale : 3 %).
3,4 % des étudiantes ont déclaré avoir déjà été victimes d'attouchements sexuels (moyenne nationale : 8,1 %).
4,7 % des étudiantes ont déclaré avoir déjà subi une tentative de rapport forcé (moyenne nationale : 4,7 %).
3,6 % des étudiants, garçons et filles, ont déclaré avoir subi une agression physique au cours des 12 derniers mois (moyenne nationale : 5,4 %). Notons cependant un nombre élevé ne se prononçant pas (11,4 %).
7,8 % des étudiants ont déclaré s'être déjà sentis exclus par des remarques à caractère raciste (moyenne nationale : 10,9 %).
20 % des étudiantes ont déclaré s'être déjà senties exclues par des remarques à caractère sexiste (moyenne nationale : 22 %).
Il est difficile d'interpréter ces résultats, au-delà de ce qu'ils expriment, faute d'indicateurs supplémentaires. Les écarts en matière de sexisme, par exemple, sont-ils la preuve de comportements masculins différents d'une région à l'autre ? Ou sont-ils le produit d'une plus grande perception du sexisme et de ses manifestations par les filles ?
Les résultats sur le racisme doivent eux aussi être maniés avec prudence faute de pouvoir être croisés avec la proportion d'étudiants étrangers ou français issus de l'immigration.

La perception de la société

Si 44,6 % des étudiants de la région ont confiance en l'avenir, ils sont moins nombreux (40,4 %) à penser que la société leur donne les moyens de réussir.
Ils sont encore moins nombreux (moins de deux étudiants sur dix) à penser que le monde du travail respecte l'égalité entre hommes et femmes.

RÉGION LIMOUSIN

Caractéristiques sanitaires et sociales de la région

C'est la région la moins jeune de France (la part des jeunes âgés de moins de 25 ans y est de 25,2 % contre 30,9 % en France métropolitaine).

Nombre d'étudiants

L'effectif de l'enseignement supérieur en 2003-2004 pour le Limousin est de 22 072 inscrit,s dont 14 040 étudiants inscrits à l'université, soit 63,6 % (63,2 % en France métropolitaine).
La proportion des formations technologiques courtes (IUT et STS) y est importante (plus de 20 %).

Scolarisation
Le taux de scolarisation en 2000 chez les 16-19 ans est de 90,6 % (83,7 % en France métropolitaine).
La Bretagne et le Limousin sont les régions où les jeunes de 16 à 19 ans sont le plus souvent scolarisés.
Le taux de scolarisation en 2000 chez les 20-24 ans est de 35,6 % (34,9 % en France métropolitaine).
La proportion de bacheliers en 1999 est de 70,6 % (61,8 % en France métropolitaine).

Taux de chômage des jeunes et des diplômés

– Le taux d'activité des 16-24 ans est de 27,6 % (28,6 % en France métropolitaine).
– La part des moins de 25 ans parmi les chômeurs s'élève à 19 % (contre 17 % en France métropolitaine).
– La part des chômeurs parmi les jeunes de 16 à 24 ans est de 7,22 % (contre 7,63 % en France métropolitaine).

Rang sanitaire

Le Limousin présente le plus faible taux de jeunes de 18 à 25 ans : 8,9 % (10,3 % en France métropolitaine).

Mortalité
Le taux de mortalité en 2003 pour le Limousin de 12,9 ‰, c'est le plus haut de France (en France métropolitaine, le taux est de 9,2 ‰).

Cause de décès chez les hommes
Le taux de suicides chez les hommes est le plus haut de France (41,90 pour 100 000 habitants contre 26,33 en France métropolitaine).
Le nombre de décès par abus d'alcool chez les hommes est le plus élevé de France (13,67 décès pour 100 000 habitants contre 8,14 en France métropolitaine).

Cause de décès chez les femmes
Le taux de suicides chez les femmes est l'un des plus forts de France (12,8 pour 100 000 habitants contre 9,1 en France métropolitaine).

Démographie médicale

Le Limousin fait partie des régions qui possèdent le plus grand nombre de généralistes pour 100 000 habitants.

Pour 100 000 habitants :
– 111 médecins généralistes (moyenne nationale : 103) ;
– 69,7 médecins spécialistes libéraux (moyenne nationale : 89,8) ;
– 7,7 psychiatres libéraux (moyenne nationale : 11,2).

Représentativité de l'échantillon

83 questionnaires ont été recueillis pour cette région.
Du fait de la trop petite taille de l'échantillon pour cette région, ne seront présentés dans l'analyse que des tris à plats.

Les caractéristiques des étudiants

Dans cette région la part de jeunes est en réelle diminution : – 6,3 % entre 1998 et 2003, la part d'étudiants a donc augmenté dans une proportion plus faible que la moyenne nationale.
43,8 % des répondants sont des hommes et 56,2 % des femmes.
La part de décohabitants (73,4 %) est supérieure à la moyenne.
76,7 % des étudiants de la région ont déclaré qu'ils recevaient des revenus de leurs parents. Ils sont 28,8 % à exercer une activité professionnelle et 37 % à être boursiers (35, 2 % selon le Cnous).
Globalement les étudiants ont un court trajet pour se rendre sur leur lieu d'études puisque 81,9 % de nos répondants mettent moins de 30 minutes pour s'y rendre.

Les comportements de santé

Alimentation

Moins de féculents et plus de légumes que la moyenne
Les étudiants de l'académie de Limoges jugent leur alimentation plus équilibrée que la population interrogée totale : 69,9 % contre une moyenne nationale de 63 %.
Ils sont plus nombreux à ne jamais consommer de féculents : 1,2 % contre une moyenne nationale de 0,1 %. Ils consomment aussi quotidiennement un peu plus de légumes : 50,6 % contre une moyenne nationale de 46,2 %.

Les consommations de substances psychoactives

27,7 % des étudiants que nous avons interrogés sont fumeurs réguliers.
26,5 % consomment de l'alcool au moins une fois par semaine.
Dans des proportions proches de la moyenne, 4,5 % des étudiants consomment des premix une à deux fois par semaine, et 13,6 % plusieurs fois par mois.
32,5 % des étudiants limousins ont déclaré avoir déjà expérimenté le cannabis.

Le recours au système de santé

90,4 % des étudiants ont déclaré au moins une consultation avec un médecin généraliste au cours des douze derniers mois.
22,9 % ont vu un dermatologue.
53,3 % des étudiantes de la région parmi celles que nous avons interrogées ont consulté un gynécologue au cours des 12 derniers mois.
42,2 % des étudiants du Limousin ont eu au moins une consultation dentaire, taux qui se situe dans la moyenne.
Ils sont 6 % à avoir vu un psychologue.

Moins d'un étudiant sur dix a effectué une séance de kinésithérapie ou d'ostéopathie dans la dernière année.
8,2 % des étudiants de Limoges fréquentent les centres mutualistes, sans différence avec la moyenne.
Si 83, 1 % des répondants de la région ont déclaré avoir une complémentaire santé pour l'année en cours, 6 % n'en ont pas et 4,8 % déclarent l'ignorer.

Les loisirs

Avec 75 % d'étudiants regardant la télévision quotidiennement, les Limousins sont les premiers téléspectateurs de toutes les académies. À l'opposé, ils sont les derniers utilisateurs d'Internet. Cependant, ils se situent dans la moyenne nationale pour les difficultés d'accès (26 %) et donnent comme première raison de leur non-connexion… le manque de temps. 41 %, comme la moyenne nationale, pratiquent un sport au moins une fois par semaine. Cependant, c'est à Limoges que l'on trouve aussi un des plus forts taux d'étudiants ne pratiquant jamais de sport (19 % pour 14 % en moyenne nationale). Pour expliquer cette absence de pratique sportive, 16 % invoquent l'absence d'équipements à proximité de chez eux (ils ne sont que 10 % nationalement) et 30 % leur désintérêt pour le sport (27 % nationalement). 43 % vont au cinéma quelques fois par mois, ce qui les situe légèrement au-dessus de la moyenne nationale. 62 % ne vont jamais au théâtre, ce qui ne les distingue pas de la moyenne des régions similaires.

La vie affective et sexuelle

Une vie amoureuse et sexuelle dans la moyenne nationale

56,6 % des étudiants ont un(e) petit(e) ami(e), et près de la moitié sont amoureux
77 % ont déjà au des rapports sexuels et l'âge moyen du 1er rapport se situe dans la moyenne nationale.
Près de quatre étudiants sur cinq parlent de leur sexualité avec leur partenaire.
12, 8 % en moyenne évoquent leur sexualité avec leur mère et 3,3 % abordent ce sujet avec leur père.
9/10 des étudiants se considéraient bien informés sur la contraception, le sida et les IST lors de leur 1er rapport.

1/3 des étudiants ont utilisé un préservatif lors du dernier rapport sexuel

En moyenne, 30 % des étudiants ayant répondu au questionnaire indiquent avoir utilisé un préservatif lors de leur dernière relation sexuelle. 53,1 % utilisent comme contraceptif le préservatif et 39,1 % recourent à la pilule, ce qui les situe dans la moyenne nationale. 7,8 % cumulent pilule et préservatif.

Le dépistage du VIH concerne toujours moins de la moitié des étudiants

Nationalement, 59,5 % des étudiants n'ont jamais procédé à un test de dépistage du VIH, ils sont 57,8 % en Limousin. 25,3 % ont déjà subi un test une fois et 14,5 %, deux fois.

Un bon suivi contraceptif et gynécologique

50 % des étudiantes se font prescrire leur contraceptif par leur gynécologue (59,5 % en moyenne nationale) et 24 % par leur généraliste (moyenne nationale : 27,7 %).
96,6 % consultent pour leur contraception au moins une fois par an (moyenne nationale : 95 %).
68,3 % ont déjà effectué un frottis vaginal (58,8 % en moyenne nationale). 23 % ont eu recours à la pilule du lendemain (moyenne nationale : 29,2 %).

la santé physique et mentale

Si les items des tentatives de suicide (4,1 % pour une moyenne nationale de 5,1 %), du manque de forme (16,9 % pour une moyenne nationale de 18,4 %), du temps de sommeil inférieur à 8 heures (50,6 % pour une moyenne nationale de 57,5 %) et du jugement sur le temps de sommeil (4,8 % le jugent tout à fait insuffisant pour une moyenne nationale de 6 %) sont conformes aux moyennes nationales, il n'en reste pas moins que les items de consultation de psychiatres (7,2 % pour une moyenne nationale de 4,7 %) et de déprime (16,9 % pour une moyenne nationale de 13,1 %) sont, quant à eux, au-delà, (le taux de déprime, d'après notre enquête, est même le plus élevé de France).

Les violences

Aucune des étudiantes interrogées n'a déclaré avoir déjà vécu du harcèlement (moyenne nationale : 3 %) ou avoir déjà été victimes d'attouchements sexuels (moyenne nationale : 8,1 %).
3,6 % des étudiantes ont, en revanche, déclaré avoir déjà subi une tentative de rapport forcé (moyenne nationale : 4,7 %).
2,4 % des étudiants, garçons et filles, ont déclaré avoir subi une agression physique au cours des 12 derniers mois (moyenne nationale : 5,4 %).
13,3 % des étudiants ont déclaré s'être déjà sentis exclus par des remarques à caractère raciste (moyenne nationale : 10,9 %).
8,3 % des étudiantes ont déclaré s'être déjà senties exclues par des remarques à caractère sexiste (moyenne nationale : 22 %).
La faiblesse de l'échantillon interdit de tirer toute conséquence de ces chiffres.

La perception de la société

Comme dans les autres régions et dans des proportions comparables, pour une large part d'entre eux, les étudiants de l'académie de Limoges ne semblent pas très optimistes.
50,7 % déclarent ne pas avoir confiance en l'avenir et seulement 21,7 % seulement pensent que le marché du travail est égalitaire entre les sexes.

RÉGION HAUTE-NORMANDIE

Caractéristiques sanitaires et sociales de la région

C'est l'une des régions les plus jeunes de France (la part des jeunes âgés de moins de 25 ans y est de 32,9 % contre 30,9 % en France métropolitaine).

Nombre d'étudiants

L'effectif de l'enseignement supérieur en 2003-2004 pour l'académie de Rouen est de 50 052 inscrits, dont 30 461 étudiants inscrits à l'université soit 60,9 % (63,2 % en France métropolitaine).

Scolarisation

Le taux de scolarisation en 2000 chez les 16-19 ans est de 83,1 % (83,7 % en France métropolitaine).
Le taux de scolarisation en 2000 chez les 20-24 ans est de 30,1 % (34,9 % en France métropolitaine).
La proportion de bacheliers en 1999 est de 61,5 % (61,8 % en France métropolitaine).

Taux de chômage des jeunes et des diplômés

– Le taux d'activité des 16-24 ans est de 29,9 % (28,6 % en France métropolitaine).
– La part des moins de 25 ans parmi les chômeurs s'élève à 22,1 % (contre 17 % en France métropolitaine).
– La part des chômeurs parmi les jeunes de 16 à 24 ans est de 9,55 % (contre 7,63 % en France métropolitaine).

Rang sanitaire

Le taux de mortalité en 2003 pour la Haute-Normandie est de 9,1 ‰ (9,2 ‰ en France métropolitaine).

Démographie médicale

La Haute-Normandie est une des régions qui a le moins de spécialistes et de psychiatres pour 100 000 habitants.
Pour 100 000 habitants :
– 95 médecins généralistes (moyenne nationale : 103) ;
– 64,7 médecins spécialistes libéraux (moyenne nationale : 89,8) ;
– 5,9 psychiatres libéraux (moyenne nationale : 11,2).

Les caractéristiques des étudiants

La région Haute-Normandie regroupe 2,6 % (soit 236 étudiants), d'étudiants dans notre échantillon. Parmi les répondants on recense 57,7 % de femmes et 42,3 % d'hommes, soit une légère surreprésentation des femmes.
Ils ont 21,7 ans en moyenne, ce qui est proche à la fois de la moyenne nationale dans l'enquête et des statistiques ministérielles.

4 étudiants sur 10 vivent chez leurs parents

40,3 % des étudiants vivent chez leurs deux parents ou un seul d'entre eux, ce qui est proche de la moyenne.

72,6 % ont un revenu parental. 32,4 % des étudiants ont un revenu provenant de leur activité professionnelle et 39 % ont déclaré être boursiers.
Là encore, on constate que notre échantillon régional comporte plus de boursiers que dans l'enseignement supérieur (31,8 % à Rouen).
67 % des étudiants de la région ont déclaré mettre moins de 30 minutes pour se rendre sur leur lieu d'études, un résultat peu éloigné de la moyenne.

Les comportements de santé

Alimentation

Une consommation conforme aux moyennes nationales
Le comportement des étudiants de l'académie de Rouen ne diffère pas de celui de l'ensemble des étudiants.
Les seules différences notables sont qu'ils consomment plus de féculents (50,4 % contre une moyenne nationale de 46,7 %) et de viande (44,1 % contre 36,7 %).

Les consommations de substances psychoactives

Pour tous les produits étudiés, la consommation est dans la moyenne
21,2 % des étudiants de la région fument tous les jours et 12,7 % fument occasionnellement.
28 % consomment de l'alcool au moins une fois par semaine. Seulement 20,8 % des étudiants de la région ne consomment jamais d'alcool.
La fréquence de consommation de bière se situe dans la moyenne puisque 21,2 % des étudiants en consomment au moins une fois par semaine (22 % en moyenne).
Les étudiants de la région consomment des premix un peu moins fréquemment que les autres : 42,4 % en boivent moins souvent que deux fois par mois contre 36,7 % pour l'ensemble des étudiants.
36,9 % des étudiants de la région Haute-Normandie ont expérimenté le cannabis et 7,2 % en consomment régulièrement.
L'expérimentation concerne 57 % des jeunes de 17 ans, ce qui est légèrement supérieur à la part constatée ailleurs.
15 % d'entre eux ont un usage régulier, ce qui correspond pour l'OFDT à un minimum de 10 usages au cours du mois précédant l'enquête.
Si plus de 9 étudiants sur 10 n'ont jamais consommé de poppers, d'ecstasy ou de champignons hallucinogènes, ils sont respectivement 7,6 %, 6,2 % et 8,1 % à avoir expérimenté ces substances.

Le recours au système de santé

Les consultations d'omnipraticiens concernent 92,8 % des étudiants de l'académie de Rouen.
Alors que 53,9 % des femmes ont vu un gynécologue au cours des douze derniers mois, elles sont 42,4 % à ne pas en avoir consulté.
48,3 % ont vu un dentiste.
23,3 % des étudiants ont consulté un dermatologue.
Pour l'ensemble de ces données, on ne constate pas de différence significative avec la moyenne.

Kiné et ostéo : les taux de consultations les plus faibles
On constate en effet moins de consultations chez le kinésithérapeute que la moyenne : si 6,4 % des étudiants de Haute-Normandie ont déclaré avoir consulté un kinésithérapeute, ils sont près du double parmi l'ensemble des répondants.

La différence avec la moyenne est encore plus grande pour les consultations d'ostéopathie puisque seulement avec 3,4 % des étudiants de la région sont concernés contre 9,8 % à l'échelle nationale.
Deux types d'explications peuvent être avancés.
– L'une provenant de la démographie médicale sur le territoire : ces professionnels sont-ils moins implantés sur la région qu'ailleurs en France ? Il est difficile de trouver des données pour les ostéopathes mais on constate que la Haute-Normandie est l'avant-dernière région la moins dotée en masseurs-kinésithérapeutes.
On y recense 59 kinés pour 10 000 habitants contre 94 pour 100 000 en moyenne en France métropolitaine.
– L'autre, liée aux caractéristiques des étudiants que nous avons interrogés dans la région : ils sont moins sportifs qu'ailleurs. Or l'analyse nationale a révélé un lien entre le fait de consulter ces types de spécialistes et l'activité sportive.
3,8 % ont consulté un psychologue au cours des douze derniers mois.

Moins d'étudiants qui déclarent ne pas être couverts par une complémentaire santé
5,5 % des étudiants de la région ont déclaré ne pas avoir de complémentaire santé contre 11,9 % à l'échelle nationale.
Les centres mutualistes : 6,2 % déclarent les fréquenter.

Les loisirs

75 % des étudiants rouennais regardent quotidiennement la télévision, ce qui fait d'eux les champions nationaux.
67 % surfent au moins une fois par semaine sur Internet. 32 % de ceux qui n'accèdent pas à Internet avancent comme raison l'absence d'accès.
29 % font du sport au moins une fois par semaine (41 % en moyenne nationale). 18 % n'en pratiquent jamais.
65 % vont au cinéma moins de quelques fois par mois. 62 % ne vont jamais au théâtre.

La vie affective et sexuelle

Davantage d'étudiants en couples

64 % des étudiants ont un(e) petit(e) ami(e) et 55 % sont amoureux
78,4 % ont déjà une expérience sexuelle et l'âge moyen du 1er rapport se situe dans la partie supérieure de la moyenne nationale.
Presque les 3/4 des étudiant(e)s parlent de leur sexualité avec leur partenaire.
12, 8 % en moyenne évoquent leur sexualité avec leur mère et 3,3 % abordent ce sujet avec leur père.
9/10 des étudiants se considéraient bien informés sur la contraception, le sida et les IST lors de 1er rapport sexuel.
En moyenne, 30 % des étudiants ayant répondu au questionnaire indiquent avoir utilisé un préservatif lors de leur dernière relation sexuelle.

La pilule plus utilisée que le préservatif

39,5 % utilisent le préservatif comme contraceptif et 43,8 % % recourent à la pilule, ce qui les situe dans la moyenne nationale. En revanche, si on isole les réponses des filles, elles sont plus de la moitié à utiliser la pilule, ce qui les situe un peu au-dessus de la moyenne nationale. 14 % cumulent pilule et préservatif.

Nationalement, 59,5 % des étudiants n'ont jamais procédé à un test de dépistage du VIH. Ils sont 58,9 % en Haute-Normandie. 22,9 % ont déjà subi un test une fois et 16,1 %, deux fois.

Un moindre recours à la pilule du lendemain

52,2 % des étudiantes se font prescrire leur contraceptif par leur gynécologue (59,5 % en moyenne nationale) et 32,7 % par leur généraliste (moyenne nationale : 27,7 %).
92,7 % consultent pour leur contraception au moins une fois par an (moyenne nationale : 95 %).
53,3 % ont déjà effectué un frottis vaginal (58,8 % en moyenne nationale).
17,6 % ont eu recours à la pilule du lendemain (moyenne nationale : 29,2 %), ce qui est nettement inférieur à la moyenne nationale

La santé physique et mentale

Seulement 1,7 % des étudiants de notre échantillon régional connaissent les bureaux d'aide psychologique universitaires (BAPU).
Ceci sûrement parce qu'il n'y en a pas dans la région.

Tableau 28

Sommeil, déprime, fatigue chez les étudiants de la région Haute-Normandie

Académie	Région	Consultation d'un psychiatre	Déprime souvent	Tentatives de suicides*	Manque de forme souvent	Temps de sommeil inférieur à 8 heures	Temps de sommeil jugé tout à fait insuffisant
Rouen	Haute Normandie	4,2 %	11 %	2,9 %	15,3 %	55,5 %	6,4 %
Moyenne		4,7 %	13,1 %	5,1 %	18,4 %	57,5 %	6 %

Source : LMDE, 2005.
* au cours de la vie

Une région épargnée ?

Les étudiants de Haute-Normandie semblent, d'après notre enquête, relativement épargnés par le phénomène global du mal-être. En effet, même si les étudiants de l'académie de Rouen sont 6,4 % à juger leur temps de sommeil tout à fait insuffisant (pour une moyenne nationale de 6 %), les autres items sont tous en deçà des moyennes nationales. Même si la moyenne n'est pas la norme, nous pouvons dire que la Haute-Normandie souffre moins que d'autres régions du phénomène de mal-être des étudiants.

Les violences

1,2 % des étudiantes ont déclaré avoir déjà subi du harcèlement (moyenne nationale : 3 %).
11,5 % des étudiantes ont déclaré avoir déjà été victimes d'attouchements sexuels (moyenne nationale : 8,1 %).

6,7 % des étudiantes ont déclaré avoir déjà subi une tentative de rapport forcé (moyenne nationale : 4,7 %).
4,2 % des étudiants, garçons et filles, ont déclaré avoir subi une agression physique au cours des 12 derniers mois (moyenne nationale : 5,4 %).
6,4 % des étudiants ont déclaré s'être déjà sentis exclus par des remarques à caractère raciste (moyenne nationale : 10,9 %).
11,5 % des étudiantes ont déclaré s'être déjà senties exclues par des remarques à caractère sexiste (moyenne nationale : 22 %). Notons que ce taux de réponses positives est significativement moins élevé que la moyenne nationale.
Il est difficile d'interpréter ces résultats, au-delà de ce qu'ils expriment, faute d'indicateurs supplémentaires. Les écarts en matière de sexisme, par exemple, sont-ils la preuve de comportements masculins différents d'une région à l'autre ? Ou sont-ils le produit d'une plus grande perception du sexisme et de ses manifestations par les filles ?
Les résultats sur le racisme doivent eux aussi être maniés avec prudence faute de pouvoir être croisés avec la proportion d'étudiants étrangers ou français issus de l'immigration.

La perception de la société

Si 51 % des étudiants de la région déclarent avoir confiance en l'avenir, ils ne sont plus que 33,1 % à penser que notre société permet aux jeunes de réussir dans la vie.
Seulement 19,7 % des hommes et 13,9 % des femmes jugent le marché du travail égalitaire entre les sexes.

RÉGION BASSE-NORMANDIE

Caractéristiques sanitaires et sociales de la région

Nombre d'étudiants

L'effectif de l'enseignement supérieur en 2003-2004 pour la Basse-Normandie est de 37 302 inscrits, dont 25 107 étudiants inscrits à l'université (soit 67,3 % contre 63,2 % en France métropolitaine).
L'évolution des effectifs entre 2002 et 2003 est de + 0,2 % ; c'est l'évolution la plus faible de toutes les académies.
La proportion des formations technologiques courtes (IUT et STS) y est importante (plus de 20 %).

Scolarisation
Le taux de scolarisation en 2000 chez les 16-19 ans est de 83,2 % (83,7 % en France métropolitaine).
Le taux de scolarisation en 2000 chez les 20-24 ans est de 26,8 % (34,9 % en France métropolitaine).
On observe une faible hausse du taux de scolarisation des 20-24 ans entre 1994 et 2000, cette région est l'une où l'enseignement supérieur apparaît comme le moins développé au regard de la population concernée.
La proportion de bacheliers en 1999 est de 61,2 % (61,8 % en France métropolitaine).

Taux de chômage des jeunes et des diplômés

– Le taux d'activité des 16-24 ans est de 29,4 % (28,6 % en France métropolitaine).
– La part des moins de 25 ans parmi les chômeurs s'élève à 21,5 % (contre 17 % en France métropolitaine).
– La part des chômeurs parmi les jeunes de 16 à 24 ans est de 8,8 % (contre 7,63 % en France métropolitaine).

Rang sanitaire

Le taux de mortalité en 2003 pour la Franche-Comté est de 9,6 ‰ (9,2 ‰ en France métropolitaine).

Démographie médicale

La Basse-Normandie est une des régions de France qui comptent le moins de généralistes, de spécialistes et de psychiatres par habitant.
Pour 100 000 habitants :
– 92 médecins généralistes (moyenne nationale : 103) ;
– 60,5 médecins spécialistes libéraux (moyenne nationale : 89,8) ;
– 5,3 psychiatres libéraux (moyenne nationale : 11,2).

Les caractéristiques des étudiants

Parmi les répondants, on recense 193 étudiants dans l'académie de Caen, soit 2 % de notre échantillon. Ces étudiants ont 21,8 ans en moyenne, ce qui est très proche de l'âge moyen des étudiants dans l'académie indiqué par le ministère de l'Education nationale.

On y recense 54,9 % étudiantes pour 45,1 % étudiants.
21,2 % des étudiants ont déclaré vivre seuls, 15,5 % vivent en cité universitaire. Ce dernier résultat est supérieur à la moyenne, la différence n'est cependant pas significative statistiquement.
36,3 % des étudiants de l'académie de Caen ont déclaré être boursiers.
27,5 % exercent une activité professionnelle et 73,1 % ont des revenus de la part de leurs parents.
68,9 % des étudiants de Basse-Normandie ayant répondu à l'ENSE ont déclaré mettre moins de 30 minutes pour se rendre sur leur lieu d'études.

■ Les comportements de santé

■ Alimentation

De gros consommateurs de viande
Leur consommation de féculents est moins régulière : plutôt une à trois fois par semaine que tous les jours. Les étudiants de Basse-Normandie sont plus nombreux à ne consommer des fruits que quelques fois par mois : 25,1 % contre une moyenne nationale de 16,7 %. Ils sont près de la moitié à déclarer manger de la viande tous les jours (49,2 % contre 36,7 % pour l'ensemble des étudiants) et ils vont peu au fast-food (48,1 % y vont moins que quelques fois par mois contre 39,9 % pour l'ensemble des étudiants).

■ Les consommations de substances psychoactives

Alors que 29,3 % des étudiants de la région ont déclaré n'avoir jamais fumé, 27,3 % ont déclaré fumer quotidiennement.
30,6 % consomment de l'alcool au moins une fois par semaine et 31,1 % deux à trois fois par mois.

Premix un peu plus répandus
Dans notre échantillon, la consommation de premix concerne plus souvent les étudiants de cette région, même si les proportions restent faibles.

Cannabis régulier : le taux le plus important
10,9 % des étudiants de la région ont déclaré consommer du cannabis « régulièrement » et tous les jours.
C'est le taux le plus important de métropole, dépassant de près de 5 points la moyenne (6,2 %).
Cela ne pèse pas sur le taux d'expérimentation, qui reste dans la moyenne.
L'enquête Escapad ne le confirme pas puisque la consommation régulière des jeunes Normands de 17 ans se situe plutôt dans la moyenne.
9,3 % des étudiants de Basse-Normandie déclarent avoir déjà consommé du poppers, 5,5 % des champignons hallucinogènes et 5,7 % de l'ecstasy.
Ces proportions d'expérimentation se situent dans la moyenne nationale.

■ Le recours au système de santé

Comme sur le reste du territoire, la très grande majorité des étudiants que nous avons interrogés ont déclaré avoir consulté un médecin généraliste sur l'année récente (92,3 %).
51,6 % des étudiantes ont consulté un gynécologue alors que 43 % n'en ont pas vu, ce qui est peu éloigné de la moyenne nationale.
Un peu moins d'un étudiant sur deux a consulté un dentiste au cours de l'année écoulée.
21,3 % des étudiants de la région ont consulté un dermatologue pour une moyenne de 26 %. Cette différence n'est pas significative.

Si 12 % des étudiants de la région ont consulté un kiné, ils sont deux fois moins (6 %) à avoir vu un ostéopathe.

Psychologue : moins que la moyenne
2,2 % des étudiants ont déclaré avoir vu un psychologue au cours des douze derniers mois contre 4,9 % en moyenne. C'est significativement moins que la moyenne et c'est le taux le plus faible comparé aux autres régions.
68,3 % des étudiants interrogés dans la région ont une complémentaire santé et 14,2 % ont déclaré ne pas en avoir. Dans une proportion proche de la moyenne nationale, 11,5 % des étudiants ne savent pas s'ils sont couverts pour le risque santé.
Les centres mutualistes sont fréquentés par 13 % des étudiants de la région, les consultations en cabinets libéraux constituent la plupart des visites de médecins des étudiants.

Poids et perception du corps

Les étudiants de Basse-Normandie sont un peu moins nombreux à suivre des régimes amaigrissants (27,9 % contre une moyenne nationale de 35,3 %) et se jugent un peu moins en situation de surpoids que les autres étudiants : 21,9 % contre une moyenne nationale de 23,4 %. Ils jugent leur alimentation plus équilibrée que la moyenne des autres étudiants : 67,6 % contre 63 %.

Les loisirs

78,1 % des étudiants de l'académie de Caen regardent la télévision quotidiennement, ce qui les place au 1er rang national avec leurs voisins de Haute-Normandie.
Ils sont 31,1 % à surfer sur Internet tous les jours (contre 40,4 % en moyenne nationale). Les autres invoquent d'abord les problèmes d'accès à Internet.
Si on trouve à Caen la même proportion d'étudiants pratiquant le sport au moins une fois par semaine que dans le reste de la France, en revanche 18 % n'en pratiquent jamais, ce qui est nettement supérieur à la moyenne nationale (14,9 %).
Caen se situe également parmi les académies où l'on trouve le plus grand nombre d'étudiants n'allant jamais ou rarement au cinéma (67,2 % pour une moyenne nationale à 61,3 %) et jamais au théâtre (66,1 % contre 58 % en moyenne nationale).

La vie affective et sexuelle

La moitié d'amoureux !

Un peu plus de la moitié des étudiants ont un(e) petit(e) ami(e) et un peu moins de la moitié sont amoureux. 78 % ont déjà eu des rapports sexuels.

Parler dans l'intimité !

67,8 % des étudiant(e)s parlent de leur sexualité avec leur partenaire.
14,8 % évoquent leur sexualité avec leur mère et 4,4 % abordent ce sujet avec leur père.

Plutôt bien informés !

9/10 des étudiants se considéraient bien informés sur la contraception, le sida et les IST lors de leur 1er rapport.

La moitié des filles prennent la pilule !

En moyenne, 30 % des étudiants ayant répondu au questionnaire indiquent avoir utilisé un préservatif lors de leur dernière relation sexuelle.

– 42 % utilisent comme contraceptif le préservatif.
– Les filles sont 50,8 % à déclarer utiliser la pilule comme contraceptif, ce qui les situe au-dessus de la moyenne nationale. Notons que les 3 régions qui dépassent les 50 % d'utilisation de la pilule pour les filles sont la Haute-Normandie, la Basse-Normandie et la Picardie.
– 11,2 % cumulent pilule et préservatif.

Le dépistage VIH n'est toujours pas une habitude !

Nationalement, 59,5 % des étudiants n'ont jamais procédé à un test de dépistage du VIH, 24,9 % ont déjà subi un test une fois et 13,8 %, deux fois. En Basse-Normandie, 65 % n'ont jamais subi de test de dépistage du sida.

Contraception : un recours au généraliste supérieur à la moyenne nationale

47,7 % des étudiantes se font prescrire leur contraceptif par leur gynécologue (59,5 % en moyenne nationale) et 38,4 % par leur généraliste (moyenne nationale : 27,7 %).
92 % consultent pour leur contraception au moins une fois par an (moyenne nationale : 95 %).
60,2 % ont déjà effectué un frottis vaginal (58,8 % en moyenne nationale). 29,7 % ont eu recours à la pilule du lendemain, ce qui les situe dans la moyenne nationale.

La santé physique et mentale

Tableau 29

Sommeil, déprime, fatigue chez les étudiants de la région Basse-Normandie

	Consultation d'un psychiatre	Déprime Souvent	Tentatives de suicide au cours de la vie	Manque de forme souvent	Temps de sommeil inférieur à 8 heures	Temps de sommeil jugé tout à fait insuffisant
Basse-Normandie	3,8 %	9,3 %	3,1 %	13,1 %	50,3 %	6 %
Moyenne	4,7 %	13,1 %	5,1 %	18,4 %	57,5 %	6 %

Le taux déclaré de tentatives de suicide (3,1 %) des étudiants de la région est nettement inférieur à la moyenne nationale (5,1 %) et il s'agit même, d'après notre enquête, du taux le plus faible de France. Dans un même temps la part d'étudiants ayant consulté un psychiatre (3,8 % pour une moyenne nationale de 4,7 %), ayant déclaré être déprimés (9,3 % pour une moyenne nationale de 13,1 %, taux le plus faible de France), ayant déclaré ne pas être en forme (13,1 %, pour une moyenne nationale de 18,4 %) suivent la même tendance.
Les étudiants qui dorment généralement moins de 8 heures sont significativement moins nombreux que la moyenne (50,3 % pour une moyenne nationale de 57,5 %, taux le plus faible de France).
Ceux qui jugent ce temps de sommeil tout à fait insuffisant sont autant que la moyenne (6 % à juger le temps de sommeil tout à fait insuffisant pour une moyenne nationale identique).
Au regard de nos items, les étudiants de la région Basse-Normandie semblent moins exposés au phénomène de mal-être.

Les violences

1,6 % des étudiantes ont déclaré avoir déjà subi du harcèlement (moyenne nationale : 3 %).
5,6 % des étudiantes ont déclaré avoir déjà été victimes d'attouchements sexuels (moyenne nationale : 8,1 %).
4 % des étudiantes ont déclaré avoir déjà subi une tentative de rapport forcé (moyenne nationale : 4,7 %).
4,4 % des étudiants, garçons et filles, ont déclaré avoir subi une agression physique au cours des 12 derniers mois (moyenne nationale : 5,4 %).
9,8 % des étudiants ont déclaré s'être déjà sentis exclus par des remarques à caractère raciste (moyenne nationale : 10,9 %).
19,5 % des étudiantes ont déclaré s'être déjà senties exclues par des remarques à caractère sexiste (moyenne nationale : 22 %).
Il est difficile d'interpréter ces résultats, au-delà de ce qu'ils expriment, faute d'indicateurs supplémentaires. Les écarts en matière de sexisme, par exemple, sont-ils la preuve de comportements masculins différents d'une région à l'autre ? Ou sont-ils le produit d'une plus grande perception du sexisme et de ses manifestations par les filles ?
Les résultats sur le racisme doivent eux aussi être maniés avec prudence faute de pouvoir être croisés avec la proportion d'étudiants étrangers ou français issus de l'immigration.

La perception de la société

Comme dans les autres régions et dans des taux comparables, les étudiants de Basse-Normandie ne semblent pas très optimistes.
Ils sont 69,4 % à penser que la société d'aujourd'hui ne leur permet pas de réussir.
Seulement 2 étudiants de la région sur 10 parmi ceux que nous avons interrogés pensent que l'égalité entre hommes et femmes est respectée sur le marché du travail.

FRANCHE-COMTÉ

■ Caractéristiques sanitaires et sociales de la région

Nombre d'étudiants

L'effectif de l'enseignement supérieur en 2003-2004 pour la Franche-Comté est de 33 336 inscrits dont 21 079 étudiants inscrits à l'université (soit 63,2 % ; le même taux qu'en France métropolitaine). La proportion des formations technologiques courtes (IUT et STS) y est importante (plus de 20 %).

Scolarisation

Le taux de scolarisation en 2000 chez les 16-19 ans est de 86,2 % (83,7 % en France métropolitaine).
Le taux de scolarisation en 2000 chez les 20-24 ans est de 31,1 % (34,9 % en France métropolitaine).
La proportion de bacheliers en 1999 est de 66,3 % (61,8 % en France métropolitaine).

Taux de chômage des jeunes et des diplômés

– Le taux d'activité des 16-24 ans est de 30,2 % (28,6 % en France métropolitaine).
– La part des moins de 25 ans parmi les chômeurs s'élève à 18,7 % (contre 17 % en France métropolitaine).
– La part des chômeurs parmi les jeunes de 16 à 24 ans est de 6,56 % (contre 7,63 % en France métropolitaine). Cette région est peu touchée par le chômage toutes classes d'âge confondues.

Rang sanitaire

Mortalité

Le taux de mortalité en 2003 pour la Franche-Comté est de 9 ‰ (9,2 ‰ en France métropolitaine).

Cause de décès chez les hommes

Le nombre de décès pour cause de sida et de maladies à VIH est le plus bas de France (0,36 décès pour 100 000 habitants contre 2,72 en France métropolitaine).

Cause de décès chez les femmes

Le taux de suicide chez les femmes est l'un des plus forts de France (14,6 pour 100 000 habitants contre 9,1 en France métropolitaine).

Démographie médicale

Pour 100 000 habitants :
– 101 médecins généralistes (moyenne nationale : 103) ;
– 68,9 médecins spécialistes libéraux (moyenne nationale : 89,8) ;
– 9 psychiatres libéraux (moyenne nationale : 11,2).

■ Les caractéristiques des étudiants

Malgré la diminution du nombre de jeunes de 17 à 25 ans dans la région Franche-Comté entre 1998 et 2003, le nombre d'étudiants a connu un taux de croissance de 2,7 %.
1,4 % des étudiants ayant répondu à l'enquête font partie de la Franche-Comté, soit un effectif de 129 personnes.

49,6 % sont des femmes et 50,4 % des hommes.
Les étudiants ont 21,6 ans en moyenne.
L'échantillon est représentatif pour l'âge et le sexe.
Parmi les étudiants ayant répondu à l'enquête, 48 % d'étudiants ont déclaré être boursiers, ce qui dépasse de plus de 10 points le taux communiqué par le Cnous.
29, 5 % des étudiants de la région exercent une activité professionnelle et 72,9 % ont déclaré être financièrement aidés par leurs parents.
34,2 % des étudiants de la région vivent chez leurs parents, 27,6 % vivent seuls et 13,8 % logent en cité U.
Ces proportions ne sont pas significativement différentes de la moyenne nationale.
Plus de 7 étudiants sur 10 mettent moins d'une demi-heure pour se rendre sur leur lieu d'études.

Les comportements de santé

Alimentation

Une consommation conforme aux moyennes nationales…
Nous constatons une consommation journalière de fruits, poisson, viande conforme aux moyennes nationales (respectivement de 35,7 %, 44,7 % et 36,7 %). Notons que les étudiants consomment moins de féculents de façon journalière que la moyenne des étudiants interrogés en France (40,1 % pour une moyenne nationale de 46,7 %). De même, en comparaison avec la moyenne nationale, ils semblent moins fréquenter les fast-foods (6,6 % les fréquentent une à trois fois par semaine pour une moyenne nationale de 10 %).
Toutefois, toujours en comparaison avec les moyennes nationales, ils semblent moins consommer de légumes tous les jours (38,8 % pour une moyenne nationale de 46,2 %).

Les consommations de substances psychoactives

Tabagisme quotidien dans la moyenne
On recense 21,7 % de fumeurs quotidiens parmi nos répondants francs-comtois. 4,6 % étaient fumeurs mais ont totalement arrêté.
Seulement 15,8 % d'étudiants ne consomment jamais d'alcool et 30,9 % en consomment deux à trois fois par mois.

Davantage de bière
Parmi les consommateurs d'alcool, 15,1 % ne boivent jamais de bière, ce qui est nettement inférieur à la moyenne de 26,9 %.
Notons cependant qu'il y a plus de consommateurs occasionnels que de consommateurs réguliers par rapport à la moyenne nationale.
En Franche-Comté, aucun étudiant n'a déclaré consommer du vin tous les jours.
11,9 % en consomment au moins une fois par semaine.
Sans différence significative avec la moyenne, seulement 30,2 % ne consomment jamais de premix.
34,2 % des étudiants de la région déclarent avoir expérimenté le cannabis, 62,5 % n'en ont jamais consommé et 3,3 % ne se sont pas prononcés sur cette question.
La consommation des autres substances psychoactives est moins courante, respectivement 5,3 %, 5,4 % et 4,6 % des étudiants ont déclaré avoir expérimenté les poppers, l' ecstasy et les champignons hallucinogènes.
Notons que l'enquête Escapad a mesuré une expérimentation d'ecstasy en Franche-Comté supérieure à la moyenne : 6 % contre 4 % en moyenne.

Le recours au système de santé

Autant de consultations que la moyenne

En analysant les réponses des étudiants de la région Franche-Comté sur leur recours récent au système de santé on ne constate pas de différence majeure avec la moyenne des étudiants.
Au cours des douze derniers mois, 89,5 % d'entre eux ont consulté un généraliste.
52 % ont eu une consultation avec un chirurgien-dentiste ou un orthodontiste.
30,3 % ont vu un dermatologue.
53,5 % des étudiantes ont consulté un gynécologue.
Près d'un étudiant sur 10 a déclaré avoir suivi au moins une séance de kiné au cours des 12 derniers mois, ils sont un peu plus nombreux (11,2 %) à avoir vu un ostéopathe.
3,3 % ont consulté un psychologue.
71,7 % des étudiants ont déclaré avoir une complémentaire santé et 11,8 % ne le savent pas, soit des résultats proches de la moyenne.
Comme ailleurs un peu plus d'un étudiant sur 10 consulte dans des centres mutualistes.

Poids et perception du corps

Les étudiants de l'académie de Besançon estiment à 64,5 % avoir une alimentation équilibrée (pour une moyenne nationale de 63 %) et semblent moins enclins à faire des régimes amaigrissants (32,2 % des étudiants interrogés pour une moyenne nationale de 35,3 %).
Mais paradoxalement, ils s'estiment plus qu'ailleurs en situation de surpoids (26,3 % pour une moyenne nationale de 23,4 %).

Les loisirs

En Franche-Comté, les étudiants passent moins de temps chaque jour devant la télévision : 62,5 % pour 66 % en moyenne nationale.
Alors que 40,4 % des étudiants, toutes régions confondues, surfent sur Internet tous les jours, seulement 30,9 % des Bisontins ont une pratique aussi régulière du web.
Ceux qui ne pratiquent pas Internet avancent comme principale raison le manque de temps (23,1 %) et l'absence d'accès (27,9 %).
Leur pratique du sport se situe dans la moyenne nationale (38,2 % font du sport au moins une fois par semaine).
En revanche, ils sont plus nombreux à fréquenter les salles de cinéma (4 points au-dessus de la moyenne nationale). Les étudiants de Besançon sont aussi parmi ceux qui vont le moins au théâtre : 65,8 % n'y vont jamais.

La vie affective et sexuelle

La moitié d'amoureux

53 % des étudiants francs-comtois ont un ou une petit(e) ami(e) et 46,1 % déclarent être amoureux.
76 % ont déjà eu des rapports sexuels et l'âge d'expérimentation se situe dans la moyenne nationale.

La sexualité, pas toujours facile d'en parler

68,4 % des étudiant(e)s parlent de leur sexualité avec leur partenaire.
13,8 % en moyenne évoquent leur sexualité avec leur mère et 2,6 % abordent ce sujet avec leur père.

Des étudiants plutôt bien informés

9/10 des étudiants se considéraient bien informés sur la contraception, le sida et les IST lors de leur 1er rapport sexuel.

En Franche-Comté, on utilise davantage le préservatif !

En moyenne 18,8 % des étudiants ayant répondu au questionnaire indiquent avoir utilisé un préservatif lors de leur dernière relation sexuelle. Ils sont 21,1 % en Franche-Comté, ce qui est un peu supérieur mais sans être très significatif.
Ces chiffres doivent cependant être rapprochés du taux d'étudiants utilisant le préservatif comme moyen de contraception.
– 70,6 % des garçons (moyenne nationale : 63,8 %) et 45,5 % des filles (moyenne nationale : 32,4 %) déclarent utiliser le préservatif comme moyen de contraception.
– 39,6 % des filles utilisent la pilule comme contraceptif (44,4 % en moyenne nationale).
En moyenne, 5,2 % cumulent pilule et préservatif, ce qui est significativement inférieur à la moyenne nationale qui s'élève à 12 %.

Une minorité d'étudiants ont procédé à un dépistage VIH

Nationalement, 59,5 % des étudiants n'ont jamais procédé à un test de dépistage du VIH. 24,9 % ont déjà subi un test une fois et 13,8 %, deux fois. La moyenne régionale est sensiblement inférieure sans être significative : 66,4 % n'ont jamais subi de test de dépistage.

Les franc-comtoises recourent davantage au généraliste pour la prescription de la pilule que la moyenne des étudiantes

La moitié des étudiantes qui prennent la pilule la font prescrire par un gynécologue (59,5 % en moyenne nationale) et 37 % obtiennent leur ordonnance chez un généraliste (moyenne nationale : 27,7 %). Toutes ont au moins une consultation par an. 51,5 % ont déjà effectué un frottis vaginal (58,8 % en moyenne nationale). 26,7 % ont eu recours à la pilule du lendemain, ce qui les situe dans la moyenne nationale.

La santé physique et mentale

Une région épargnée ?

D'après les items sélectionnés, les étudiants interrogés au sein de l'académie de Besançon ne semblent pas en situation extrême face au mal-être étudiant si on les compare à l'ensemble des étudiants de notre échantillon. Ainsi les items de déprime et de tentatives de suicide (respectivement de 10,5 % et 4,7 % pour une moyenne nationale de 13,1 % et 5,1 %) restent dans la moyenne nationale. G. Salem, médecin et géographe de la santé, fera d'ailleurs la même constatation pour le taux de suicides en population générale, en observant que « les suicides sont responsables chaque année de 160 décès masculins et de 65 décès féminins, soit 2 % de l'ensemble des décès de la région. La mortalité régionale par suicide se situe au niveau de la mortalité française, pour les hommes comme pour les femmes »[70]. Notons d'ailleurs que c'est au sein cette académie que l'on retrouve, dans notre enquête, les taux les plus faibles de France pour le manque de forme (les étudiants interrogés sont 9,9 % à déclarer-souvent manquer de forme pour une moyenne nationale de 18,4 %) et pour le jugement du temps de sommeil (ils ne sont que 2,6 % à juger leur temps de sommeil tout à fait insuffisant pour une moyenne nationale de 6 %).

70. G. Salem, *Atlas de la santé en France, volume 1, les causes de décès*, MIRE, 1999.

Les violences

1,3 % des étudiantes ont déclaré avoir déjà subi du harcèlement (moyenne nationale : 3 %).
3,9 % des étudiantes ont déclaré avoir déjà été victimes d'attouchements sexuels (moyenne nationale : 8,1 %).
3,2 % des étudiantes ont déclaré avoir déjà subi une tentative de rapport forcé (moyenne nationale : 4,7 %).
4,6 % des étudiants, garçons et filles, ont déclaré avoir subi une agression physique au cours des 12 derniers mois (moyenne nationale : 5,4 %).
9,9 % des étudiants ont déclaré s'être déjà sentis exclus par des remarques à caractère raciste (moyenne nationale : 10,9 %).
11,9 % des étudiantes ont déclaré s'être déjà senties exclues par des remarques à caractère sexiste (moyenne nationale : 22 %).
Il est difficile d'interpréter ces résultats, au-delà de ce qu'ils expriment, faute d'indicateurs supplémentaires. Les écarts en matière de sexisme, par exemple, sont-ils la preuve de comportements masculins différents d'une région à l'autre ? Ou sont-ils le produit d'une plus grande perception du sexisme et de ses manifestations par les filles ?
Les résultats sur le racisme doivent eux aussi être maniés avec prudence faute de pouvoir être croisés avec la proportion d'étudiants étrangers ou français issus de l'immigration.

La perception de la société

Si 51,2 % des étudiants de la région déclarent avoir « tout à fait » ou « assez » confiance en l'avenir, ils sont moins nombreux à penser que notre société leur donne les moyens de réussir (38,8 %).
Comme dans les autres régions, ils sont peu à penser que le monde du travail permet une réussite égale entre hommes et femmes.

AUVERGNE

Caractéristiques sanitaires et sociales de la région

C'est l'une des régions les moins jeunes de France (la part des jeunes âgés de moins de 25 ans y est de 27,5 % contre 30,9 % en France métropolitaine).

Nombre d'étudiants

L'effectif de l'enseignement supérieur en 2003-2004 pour l'Auvergne est de 42 921 inscrits, dont 27 858 étudiants inscrits à l'université (soit 64,9 % contre 63,2 % en France métropolitaine).

Scolarisation

Le taux de scolarisation en 2000 chez les 16-19 ans est de 85,5 % (83,7 % en France métropolitaine).
Le taux de scolarisation en 2000 chez les 20-24 ans est de 34,9 % (34,9 % en France métropolitaine).
La proportion de bacheliers en 1999 est de 64,7 % (61,8 % en France métropolitaine).

Taux de chômage des jeunes et des diplômés

– Le taux d'activité des 16-24 ans est de 28,2 % (28,6 % en France métropolitaine).
– La part des moins de 25 ans parmi les chômeurs s'élève à 18,9 % (contre 17 % en France métropolitaine).
– La part des chômeurs parmi les jeunes de 16 à 24 ans est de 7,28 % (contre 7,63 % en France métropolitaine).

Rang sanitaire

Le taux de mortalité en 2003 pour l'Auvergne est de 11,3 ‰ (9,2 ‰ en France métropolitaine). C'est l'un des plus hauts de France.

Démographie médicale

Pour 100 000 habitants :
– 101 médecins généralistes (moyenne nationale : 103) ;
– 74,4 médecins spécialistes libéraux (moyenne nationale : 89,8) ;
– 7,2 psychiatres libéraux (moyenne nationale : 11,2).

Les caractéristiques des étudiants de la région

2,2 % des étudiants de notre échantillon (soit 203 étudiants) sont en Auvergne, ce qui correspond au chiffre du ministère de l'Enseignement supérieur de l'académie de Clermont-Ferrand.
45 % des étudiants de l'académie ont entre 20 et 22 ans.

Plus de femmes

On recense 60, 7 % de femmes dans notre échantillon, soit une surreprésentation par rapport à la proportion de femmes dans l'académie selon les données du ministère de l'Enseignement supérieur.

Des boursiers a priori plus nombreux

41,7 % des étudiants d'Auvergne ayant répondu à l'enquête sont boursiers alors qu'ils sont 36,4 % dans l'échantillon. Dans les deux cas ce taux est supérieur à la moyenne nationale.
32, 3 % des étudiants auvergnats ayant répondu à l'ENSE vivent seuls et 12,6 % vivent en résidence universitaire.
26,3 % mettent moins de 10 minutes pour se rendre sur leur lieu d'études et 44,9 % entre 10 minutes et une demi-heure.

Les comportements de santé

Alimentation

Les féculents sont consommés moins régulièrement : plutôt une à trois fois par semaine que tous les jours. Au contraire les fruits et légumes sont consommés plus régulièrement : plutôt tous les jours qu'une à trois fois par semaine. Les Auvergnats vont moins souvent au fast-food que l'ensemble des étudiants : 6,4 % y vont une à trois fois par semaine contre une moyenne nationale de 10 %.

Les consommations de substances psychoactives

31,5 % des étudiants auvergnats ont déclaré fumer du tabac, même occasionnellement.
La consommation de boissons alcoolisées concerne 4,9 % des étudiants au moins trois fois par semaine et 24,1 % une à deux fois par semaine.
Le type d'alcool consommé ne diffère pas des autres étudiants : 23,6 % consomment de la bière toutes les semaines, et 15,2 % du vin.
Au sein des répondants de la région on recense un peu plus de non-consommateurs de vin que de bière : 20,2 % ne consomment jamais de bière et 22,5 % jamais de vin.
La consommation de premix est, ici aussi, plus souvent occasionnelle mais concerne près de 7 étudiants sur 10.
44,8 % des étudiants de la région ont déjà consommé du cannabis au moins une fois au cours de leur vie.
4,9 % des étudiants de la région ont déclaré avoir expérimenté les poppers et 6,4 % les champignons hallucinogènes, ce qui ne diffère pas de manière significative de la moyenne.

Le recours au système de santé

Moins de consultants chez le généraliste

14,5 % des étudiants de la région ont déclaré ne pas avoir consulté de généraliste au cours des 12 derniers mois contre 9,2 % en moyenne.
La part des consultants au cours des douze derniers mois (84,7 %) est inférieure de plus de 5 points à la moyenne nationale.
Selon des données publiées par le ministère de la Santé, l'Auvergne apparaît comme une des régions regroupant le plus de communes à faible densité médicale.
20,2 % des étudiants ont vu un dermatologue.
Un peu plus d'une étudiante sur deux a consulté un gynécologue, ce qui se situe dans la moyenne.

Plus de consultations kiné et ostéo

Si 18,2 % des étudiants auvergnats ont eu au moins une séance de kiné dans l'année précédant l'enquête, c'est le cas pour seulement 12 % des autres étudiants ayant répondu à notre enquête.

On constate que les actes de kiné dans la région représentent 2 % du total des actes en France métropolitaine, ce qui est aussi la part de la population régionale sur le territoire. On peut donc considérer qu'il n'y a pas globalement plus d'actes de kiné en Auvergne qu'en moyenne.
14,8 % d'entre eux ont vu un ostéopathe, ce qui est supérieur à la moyenne de 9,8 %.
Un peu plus d'un étudiant sur deux a consulté un dentiste (50,7 %).
3,9 % ont vu un psychologue.

Moins d'ORL
Si 6,2 % des étudiants qui ont répondu à l'enquête ont consulté un ORL au cours de l'année précédant l'enquête, ils sont seulement 1,5 % dans ce cas dans la région Auvergne.
72,4 % des étudiants auvergnats avaient une complémentaire santé au moment de l'enquête, soit un chiffre proche de la moyenne.

Peu de centres mutualistes ?
On constate que seulement 5,3 % des étudiants de la région consultent dans des centres mutualistes alors que 10,7 % de l'ensemble de nos répondants sont concernés.
Lorsque l'on demande aux étudiants pour quelle raison ils ne consultent pas dans ce type de centres, ils sont significativement plus nombreux à répondre que c'est parce qu'ils n'en connaissent pas en Auvergne (57,1 % contre 45 % en moyenne).

Poids et perception du corps

Les filles suivent moins de régimes amaigrissants
Les étudiants de l'académie de Clermont-Ferrand sont un peu moins nombreux à suivre des régimes amaigrissants (31 % contre une moyenne nationale de 35,3 %). Cette différence est encore plus marquée chez les filles : 39,5 % contre une moyenne nationale de 45,2 %.

Les loisirs

Les étudiants auvergnats sont 67 % à regarder quotidiennement la télévision, ce qui les situent dans la moyenne nationale (66 %).
36 % surfent sur Internet tous les jours, ce qui les situe dans la moyenne. En revanche, ceux qui n'accèdent pas au web sont nombreux à avancer comme raison l'absence d'accès (33,6 % pour 27,7 % en moyenne nationale).
Les étudiants auvergnats sont sportifs : 47,8 % font du sport au moins une fois par semaine (39,7 % en moyenne nationale).
65,5 % vont rarement au cinéma.
66,5 % ne vont jamais au théâtre.

La vie affective et sexuelle

En Auvergne, on est plus souvent deux !

66 % des étudiants ont un(e) petit(e) ami(e) et 58 % sont amoureux. 82 % ont déjà eu des rapports sexuels. C'est en Auvergne que l'on trouve le plus faible nombre d'étudiants ayant eu une expérience sexuelle avant 15 ans (1,8 % pour 5 % en moyenne nationale).

Et on en parle à deux !

73,4 % des étudiant(e)s parlent de leur sexualité avec leur partenaire.
8,4 % évoquent leur sexualité avec leur mère et 1,5 % abordent ce sujet avec leur père. Ces résultats semblent un peu inférieurs à la moyenne nationale.

Bien informés !

9/10 des étudiants se considéraient bien informés sur la contraception, le sida et les IST lors de leur 1er rapport.

Pilule et préservatif font jeu égal

En moyenne, 30 % des étudiants ayant répondu au questionnaire indiquent avoir utilisé un préservatif lors de leur dernière relation sexuelle.
Parmi ceux qui ont déclaré ne pas en avoir utilisé, 77 % indiquent qu'ils étaient avec leur partenaire depuis un certain temps. Les étudiants de la région ne se distinguent pas significativement de la moyenne nationale.
40,1 % utilisent comme contraceptif, le préservatif et 39,5 % recourent à la pilule, ce qui les situe dans la moyenne nationale. 14,4 % cumulent pilule et préservatif.

Le dépistage du sida concerne toujours une minorité d'étudiants

Nationalement, 59,5 % des étudiants n'ont jamais procédé à un test de dépistage du VIH, 24,9 % ont déjà subi un test une fois et 13,8 %, deux fois. En Auvergne, 64,5 % n'ont jamais effectué de test de dépistage.

Un bon accès à la contraception et la prévention

59,1 % des étudiantes se font prescrire leur contraceptif par leur gynécologue (59,5 % en moyenne nationale) et 27,3 % par leur généraliste (moyenne nationale : 27,7 %).
94,8 % consultent pour leur contraception au moins une fois par an (moyenne nationale : 95 %).
64,6 % ont déjà effectué un frottis vaginal (58,8 % en moyenne nationale). 34 % ont eu recours à la pilule du lendemain (moyenne nationale : 29,1 %).

La santé physique et mentale

Grandes villes, sociabilité moderne et suicides

Les étudiants de l'académie de Clermont-Ferrand, et ce malgré un taux de tentatives de suicide et un taux de consultation psychiatrique légèrement supérieur à la moyenne nationale (respectivement de 6,3 % et 5,4 % pour une moyenne nationale de 5,1 % et 4,7 %), ne semblent pas réellement être en proie au mal-être. En effet, tous les autres items sont conformes à la moyenne nationale (ils sont 11,8 % à avouer être déprimés souvent pour une moyenne nationale de 13,1 %, ils sont 16,7 % à accuser souvent un manque de forme pour une moyenne nationale de 18,4 % et ils ne sont que 4,9 % à trouver leur temps de sommeil tout à fait insuffisant pour une moyenne nationale de 6 %).
Pourtant, le fait que les items des consultations de psychiatres et des tentatives de suicide soient tous les deux supérieurs aux moyennes nationales pourrait nous laisser à penser qu'il existe une particularité régionale. Nous pouvons avancer l'idée que l'Auvergne, composée des départements de l'Allier, du Puy-de-Dôme, du Cantal et de la Haute Loire n'étant pas une région fortement urbanisée, (Clermont-Ferrand est la seule grande agglomération de la région), l'arrivée et la concentration des étudiants ayant vécu jusqu'ici, pour la plupart, hors des grandes agglomérations serait une situation plus délicate à gérer à Clermont-Ferrand qu'ailleurs. En effet, c'est au cœur des « grandes villes, où se concentrent et se cumulent les effets de la sociabilité moderne, [que] le suicide fait le plus de ravages » [71].

71. C. Baudelot, R. Establet, *Suicide, l'envers de notre monde*, Seuil, 2006.

Les violences

0,7 % des étudiantes a déclaré avoir déjà subi du harcèlement (moyenne nationale : 3 %).
5,4 % des étudiantes ont déclaré avoir déjà été victimes d'attouchements sexuels (moyenne nationale : 8,1 %).
3,4 % des étudiantes ont déclaré avoir déjà subi une tentative de rapport forcé (moyenne nationale : 4,7 %).
3 % des étudiants, garçons et filles, ont déclaré avoir subi une agression physique au cours des 12 derniers mois (moyenne nationale : 5,4 %).
8,4 % des étudiants ont déclaré s'être déjà sentis exclus par des remarques à caractère raciste (moyenne nationale : 10,9 %).
23,1 % des étudiantes ont déclaré s'être déjà senties exclues par des remarques à caractère sexiste (moyenne nationale : 22 %).
Il est difficile d'interpréter ces résultats, au-delà de ce qu'ils expriment, faute d'indicateurs supplémentaires. Les écarts en matière de sexisme, par exemple, sont-ils la preuve de comportements masculins différents d'une région à l'autre ? Ou sont-ils le produit d'une plus grande perception du sexisme et de ses manifestations par les filles ?
Les résultats sur le racisme doivent eux aussi être maniés avec prudence faute de pouvoir être croisés avec la proportion d'étudiants étrangers ou français issus de l'immigration.

La perception de la société

Dans notre échantillon, 7 étudiants auvergnats sur 10 pensent plutôt que la société ne permet pas aux jeunes de réussir.
Ils sont également 52,9 % à déclarer ne pas avoir confiance en l'avenir.
Seulement 17,7 % des femmes et 30,4 % des hommes jugent le monde du travail égalitaire entre les sexes, tout cela dans des proportions proches de la moyenne.

CONCLUSION

L'Enquête nationale sur la santé des étudiants permet de brosser un portrait large et sommaire des étudiants de France en 2005. L'image donnée ici est celle d'un monde étudiant qui connaît des difficultés diverses : manque de temps, conciliation difficile entre études et travail, stress, angoisse, report de soins mais aussi envie de réussir ses études, loisir en solo, quelques vacances et des relations généralement bonnes avec les parents.

Leur quête d'autonomie se fait au détriment de leur qualité de vie alors qu'ils devraient pouvoir les assumer simultanément.

La collecte de ces données et l'analyse qui précède représentent la première étape d'un processus qui doit permettre d'appréhender la spécificité de la situation sanitaire des étudiants.

La poursuite de l'analyse des résultats, corroborés par des études de terrain, facilitera la mise en place d'actions appropriées en direction de la population étudiante, tant dans le domaine sanitaire que social, et cela pour La Mutuelle des Etudiants comme pour ses partenaires (établissements, pouvoirs publics...).

QUATRIÈME PARTIE

ANNEXES

STATISTIQUES : LA POPULATION ÉTUDIANTE EN FRANCE (2004)

En 2004, on comptait 1 429 100 étudiants inscrits dans les 83 universités françaises. En 2005, les premières estimations confirment la hausse du nombre d'inscrits (+ 0,5 %). Le nombre d'étudiants étrangers ne cesse d'augmenter et atteint 14,2 % en 2004. Ils sont d'autant plus nombreux que le niveau d'études est élevé.

Tableau 1

Répartition par cursus et par discipline des effectifs universitaires

Discipline	Cursus licence	Cursus master	Cursus doctorat	Ensemble
Langues	93 290	22 913	2 775	118 978
Lettres sciences du langage	83 414	27 275	6 927	117 616
Sciences humaines et sociales	161 327	69 920	15 470	246 717
Pluri Lettres, Langues, Sciences humaines	583	923	0	1 506
Total lettres, sciences humaines	338 614	121 031	25 172	484 817
Droit sciences politiques	100 218	64 219	9 534	173 971
AES	39 763	9 508	0	49 271
Sciences économiques, gestion	69 865	57 729	4 606	132 200
Total économie, AES	109 628	67 237	4 606	181 471
Sciences de la nature et de la vie	43 348	20 912	9 849	74 109
Sciences fondamentales et application	92 467	67 504	15 299	175 270
Pluri sciences	15 478	142	0	15 620
Total sciences	151 293	88 558	25 148	264 999
STAPS	36 570	7 945	538	45 053
Total disciplines générales	736 323	348 990	64 998	1 150 311
Total disciplines générales hors STAPS	699 753	341 045	64 460	1 105 258
Médecine	43 470	85 271	1 314	130 055
Odontologie ****	3	8 469	80	8 552
Pharmacie	9 267	17 841	680	27 788
Total santé	52 740	111 581	2 074	166 395
IUT Secondaire *****	46 997	-	-	46 997
IUT Tertiaire *****	65 398	-	-	65 398
Total IUT	112 395	-	-	112 395
Total	901 458	460 571	67 072	1 429 101

Répartition des sexes

Les femmes sont majoritaires et représentent 56,5 % des effectifs. En lettres et sciences humaines, ce taux atteint 70,8 % et 60,2 % dans les filières de santé.

Tableau 2

Proportion de femmes dans les effectifs universitaires

Discipline	% de femmes
Langues	75,4
Lettres sciences du langage	73,1
Sciences humaines et sociales	67,4
Pluri Lettres, Langues, Sciences humaines	78,6
Total lettres, sciences humaines	**70,8**
Droit sciences politiques	64,9
AES	59,8
Sciences économiques, gestion	50,6
Total économie, AES	**53,1**
Sciences de la nature et de la vie	57,3
Sciences fondamentales et application	27,2
Pluri sciences	39,3
Total sciences	**36,3**
STAPS	31,2
Total disciplines générales	**57,6**
Total disciplines générales hors STAPS	**58,7**
Médecine	59,5
Odontologie	49,5
Pharmacie	67,1
Total santé	**60,2**
IUT Secondaire	20,9
IUT Tertiaire	52,6
Total IUT	**39,3**
Total	**56,5**

Tableau 3

Origine socioprofessionnelle des étudiants (France métropolitaine et DOM)

	Premier cycle	Deuxième cycle	Troisième cycle	Ensemble
Agriculteurs	2	2,1	1,5	1,9
Artisans, commerçants	7,1	6,7	5,2	6,7
Cadres, professions libérales	30,1	33,3	36,6	32,4
Professions intermédiaires	16	15,8	13,2	15,5
Employés	14,8	12,6	7,4	12,8
Ouvriers	12,4	10,2	5,1	10,4
Retraités, inactifs	10,6	12	12,3	11,3
Indéterminé	6,9	7,2	18,7	8,8

Origine socioprofessionnelle

Ces proportions sont stables depuis plusieurs années.
Les étudiants des catégories sociales favorisées continuent à être surreprésentés par rapport aux jeunes des catégories sociales plus modestes.

QUESTIONNAIRE

ifop

LMDE
RECONNUE D'UTILITÉ ÉTUDIANTE

Chère Mademoiselle, Chère Madame, Cher Monsieur,

Votre organisme de protection sociale, La Mutuelle des Etudiants (LMDE) et l'Observatoire de la santé des étudiants ont chargé l'Ifop, institut français indépendant d'études et de sondages, de réaliser une grande enquête auprès des étudiants.

L'objectif de cette consultation est de mieux appréhender la spécificité de la condition étudiante et de mieux connaître les modes de vie de votre génération (accès aux soins, loisirs, vacances, études, sexualité…). Nous vous invitons donc à vous exprimer directement en répondant au questionnaire joint à ce courrier. Ce questionnaire vous prendra un peu de temps mais votre participation est nécessaire à la réussite de cette enquête.

Bien entendu, l'Ifop garantit strictement l'anonymat et la confidentialité des réponses. Ces dernières feront l'objet d'une analyse globale. Vos propos et avis ne feront l'objet que d'un traitement statistique. En aucun cas, la Mutuelle des Etudiants ne pourra disposer des données individuelles.

Les résultats de cette étude, qui constitue une première en France, seront communiqués en juin 2005.

Aussi, nous vous remercions de compléter le présent document et de le renvoyer gratuitement en utilisant l'enveloppe T ci-jointe avant le vendredi 20 mai 2005. Pour plus d'informations, vous pouvez visiter la page web suivante : http://www.lmde.com.

En vous remerciant par avance de votre disponibilité et de votre participation, nous vous prions d'agréer, chère Mademoiselle, chère Madame, cher Monsieur, l'expression de nos sentiments les meilleurs.

Damien Berthilier
Président
Observatoire de la Santé
des Etudiants

Michaël Delafosse
Président
La Mutuelle des Etudiants

Frédéric Dabi
Directeur du Département
Opinion Publique
Ifop

CONSIGNES DE REMPLISSAGE

A l'aide d'un stylo bille NOIR ou BLEU ou d'un crayon à papier, noircir les cases en totalité, et non les cocher. Exemple : Faire : ▬ Ne pas faire : ⊖ ✗ ✓

EXEMPLE POUR LES QUESTIONS NUMERIQUES

176. Dans quel département se situe l'établissement dans lequel vous étudiez ?
(Indiquez le n° de département)

En clair : 2 1

Coder :

Dizaines	0	1	2	3	4	5	6	7	8	9
Unités	0	1	2	3	4	5	6	7	8	9

184. Quel âge avez-vous ?

En clair : 2 5 ans

Coder :

0	0
1	1
2	2
3	3
4	4
5	5
6	6
7	7
8	8
9	9

185. Dans quelle ville résidez-vous le plus souvent ?

Code Postal : 7 7 2 8 0

Coder :

0	0	0	0	0
1	1	1	1	1
2	2	2	2	2
3	3	3	3	3
4	4	4	4	4
5	5	5	5	5
6	6	6	6	6
7	7	7	7	7
8	8	8	8	8
9	9	9	9	9

MERCI DE RESPECTER CES CONSIGNES

ifop — LMDE RECONNUE D'UTILITÉ ÉTUDIANTE

Votre mode de vie

1. Avec qui habitez-vous la plupart du temps ? *(Une seule réponse possible)*

- Vos parents 1
- Votre mère 2
- Votre père 3
- Seul, hors résidence universitaire .... 4 → PASSER A LA QUESTION 4
- Seul, en résidence universitaire ..... 5 → PASSER A LA QUESTION 4
- En colocation 6
- En couple 7
- Avec d'autres personnes 8

2. Si vous n'habitez pas seul(e), combien de personnes vivent avec vous dans votre logement ? *(Une seule réponse possible)*

1 .... 1 2 .... 2 3 .... 3 4 .... 4 5 .... 5 6 et plus .. 6

3. Avez-vous une pièce à vous ? *(Une seule réponse possible)*

Oui ...... 1 Non 2

4. Si la plupart du temps vous ne vivez pas chez vos parents, rentrez-vous chez eux le week-end ? *(Une seule réponse possible)*

- Oui, tous les week-end 1
- Oui, au moins une fois par mois ... 2
- Oui, moins souvent 3
- Non 4

5. Quel est votre temps de trajet pour vous rendre sur votre lieu d'études principal ? *(Une seule réponse possible)*

Moins de 10 minutes .. 1 De 10 à 29 minutes ... 2 De 30 minutes à 1 heure 3 Plus d'une heure 4

6. Etes-vous titulaire du permis de conduire (permis B) ? *(Une seule réponse possible)*

Oui ...... 1 → PASSER A LA QUESTION 8 Non ...... 2 → PASSER A LA QUESTION 7

7. Pour quelle raison principale n'êtes-vous pas titulaire du permis de conduire ? *(Une seule réponse possible)*

- Vous n'avez pas le temps de passer les examens du permis 1
- Vous n'avez pas l'argent nécessaire pour passer les examens du permis 2
- Vous n'avez pas l'utilité du permis 3

8.Vous arrive-t-il de vous déplacer en deux-roues ?
(Une seule réponse possible par ligne)

	Oui, souvent	Oui, de temps en temps	Oui, rarement	Non, jamais
A moto, en scooter en tant que conducteur	1	2	3	4
A moto, en scooter en tant que passager	1	2	3	4
A vélo	1	2	3	4

9. Avez-vous déjà eu un accident de la route ? *(Plusieurs réponses possibles)*

- Oui, en vélo 1
- Oui, en voiture 2
- Oui, en moto, en scooter 3
- Oui, en tant que piéton 4
- Oui, en roller 5
- Non, jamais 6

10. Etes-vous bénéficiaire d'une bourse ou d'une allocation d'études (hors allocation de recherche) ? *(Une seule réponse possible)*

Oui ...... 1 Non 2

11. D'où proviennent vos revenus ? *(Plusieurs réponses possibles)*

- D'une activité professionnelle 1
- De vos parents ou de votre famille 2
- D'une bourse ou d'une allocation d'études ou d'une allocation de recherche 3
- D'un prêt bancaire 4
- Autre 5

12. Quel est le montant moyen de vos revenus mensuels nets ? (en regroupant bourse, salaire, allocations, aide des parents ou de la famille...) *(Une seule réponse possible)*

- Moins de 200 € par mois 1
- Entre 200 € et 399 € par mois ... 2
- Entre 400 € et 599 € par mois ... 3
- Entre 600 € et 799 € par mois ... 4
- Entre 800 € et 1000 € par mois .. 5
- Plus de 1000 € par mois 6

13. Si vous exercez une activité rémunérée et régulière, au cours de l'année, combien d'heures par semaine cette activité vous occupe-t-elle ? *(Une seule réponse possible)*

- Moins de 7 heures par semaine 1
- De 7 à moins de 14 heures par semaine 2
- De 14 heures à moins de 28 heures par semaine ... 3
- 28 heures par semaine ou plus 4

3

Votre entourage

14. Votre père est actuellement... ? *(Une seule réponse possible)*

En activité ..... 1 Au chômage ... 2 A la retraite .... 3 Sans profession 4 Autre 5

15. Qu'il exerce ou non une activité en ce moment, quelle est la profession de votre père ? *(Une seule réponse possible)*

Agriculteur 1
Artisan, commerçant ou chef d'entreprise 2
Profession libérale, cadre supérieur 3
Profession intermédiaire (cadre moyen, agent de maîtrise...) ... 4
Employé 5
Ouvrier 6
Autre inactif 7

16. Votre mère est actuellement... ? *(Une seule réponse possible)*

En activité ..... 1 Au chômage ... 2 A la retraite .... 3 Sans profession 4 Autre 5

17. Qu'elle exerce ou non une activité en ce moment, quelle est la profession de votre mère ? *(Une seule réponse possible)*

Agricultrice 1
Artisan, commerçante ou chef d'entreprise 2
Profession libérale, cadre supérieur 3
Profession intermédiaire (cadre moyen, agent de maîtrise...) ... 4
Employée 5
Ouvrière 6
Autre inactive 7

18. Diriez-vous que vous entretenez avec vos parents ... ? *(Une seule réponse possible)*

De très bonnes relations 1
D'assez bonnes relations 2
D'assez mauvaises relations 3
De très mauvaises relations 4
Aucune relation 5

19. Avez-vous dans votre entourage des amis... ? *(Une seule réponse possible par ligne)*

a. ...avec qui vous partagez des moments de détente ? Oui .... 1 Non 2
b. ...à qui vous pouvez vous confier ? Oui .... 1 Non 2

20. De manière générale, avec laquelle des phrases suivantes êtes-vous le plus d'accord ? *(Une seule réponse possible)*

J'ai beaucoup d'amis et je ne me sens jamais seul(e) ... 1
J'ai beaucoup d'amis mais je me sens parfois seul(e) ... 2
J'ai peu d'amis mais je ne me sens pas seul(e) pour autant 3
J'ai peu d'amis et je me sens souvent seul(e) 4

Vos loisirs

21. A quelle fréquence pratiquez-vous chacune des activités suivantes ? *(Une seule réponse possible par ligne)*

	Tous les jours, plus de deux heures par jour	Tous les jours, moins de deux heures par jour	Une à trois fois par semaine	Quelques fois par mois	Moins souvent	Jamais
Surfer sur Internet	1	2	3	4	5	6
Regarder la télévision	1	2	3	4	5	6
Regarder des films en cassette vidéo ou en DVD	1	2	3	4	5	6
Jouer à des jeux vidéo ou à la console	1	2	3	4	5	6
Lire des livres sans rapport avec vos études	1	2	3	4	5	6

22. Pour quelle raison ne pratiquez-vous pas, ou pas plus ces activités ? *(Une seule réponse possible par ligne)*

	Vous n'avez pas le temps	Vous n'avez pas les moyens financiers	Cela ne vous intéresse pas	Vous n'y avez pas accès
Surfer sur Internet	1	2	3	4
Regarder la télévision	1	2	3	4
Regarder des films en cassette vidéo ou en DVD	1	2	3	4
Jouer à des jeux vidéo ou à la console	1	2	3	4
Lire des livres sans rapport avec vos études	1	2	3	4

23. Et, à quelle fréquence pratiquez-vous chacune des activités suivantes ?
(Une seule réponse possible par ligne)

	Tous les jours	Une à trois fois par semaine	Quelques fois par mois	Moins souvent	Jamais
Aller au cinéma	1	2	3	4	5
Exercer une activité sportive	1	2	3	4	5
Aller au café, à la cafétéria, dans un bar	1	2	3	4	5
Etre bénévole dans une association (humanitaire, culturelle, politique, étudiante...)	1	2	3	4	5
Aller en boîte de nuit et/ou en soirée étudiante	1	2	3	4	5
Participer à des jeux de rôle	1	2	3	4	5

24. A quelle fréquence pratiquez-vous les activités suivantes ? *(Une seule réponse possible par ligne)*

	Une à trois fois par semaine	Quelques fois par mois	Moins souvent	Jamais
Aller au musée, visiter une exposition	1	2	3	4
Aller au théâtre	1	2	3	4
Aller en "rave party"	1	2	3	4
Aller à un concert de musique	1	2	3	4

25. Pour quelle raison ne pratiquez-vous pas, ou pas plus ces activités ?
(Une seule réponse possible par ligne)

	Vous n'avez pas le temps	Vous n'avez pas les moyens financiers	Vous ne pouvez pas pratiquer cette activité près de chez vous	Cela ne vous intéresse pas	Vous ne voulez pas y aller seul
Aller au cinéma	1	2	3	4	5
Exercer une activité sportive	1	2	3	4	5
Aller au café, à la cafétéria, dans un bar	1	2	3	4	5
Etre bénévole dans une association (humanitaire, culturelle, politique, étudiante...)	1	2	3	4	5
Aller en boîte de nuit et/ou en soirée étudiante	1	2	3	4	5
Participer à des jeux de rôle	1	2	3	4	5
Aller au musée, visiter une exposition	1	2	3	4	5
Aller au théâtre	1	2	3	4	5
Aller en "rave party"	1	2	3	4	5
Aller à un concert de musique	1	2	3	4	5

26. Pour chacune des activités que vous pratiquez, indiquez avec qui ?
(Plusieurs réponses possibles par ligne)

	Seul(e)	Avec des amis	Avec vos parents	Avec d'autres personnes
Surfer sur Internet	1	2	3	4
Regarder la télévision	1	2	3	4
Regarder des films en cassettes vidéo ou en DVD	1	2	3	4
Jouer à des jeux vidéo ou à la console	1	2	3	4
Aller au cinéma	1	2	3	4
Exercer une activité sportive	1	2	3	4
Aller au café, à la cafétéria, dans un bar	1	2	3	4
Etre bénévole dans une association (humanitaire, culturelle, politique, étudiante...)	1	2	3	4
Aller en boîte de nuit, en soirée étudiante	1	2	3	4
Aller en "rave party"	1	2	3	4
Aller au musée, visiter une exposition	1	2	3	4
Aller au théâtre	1	2	3	4
Participer à des jeux de rôle	1	2	3	4
Aller à un concert de musique	1	2	3	4

27. Lors de vos sorties, après avoir écouté de la musique, avez-vous déjà...
(Une seule réponse possible par ligne)

	Oui, souvent	Oui, de temps en temps	Oui, rarement	Non, jamais
Ressenti des sifflements ou des bourdonnements ?	1	2	3	4
Eprouvé la sensation de moins bien entendre ?	1	2	3	4

28. Lorsque vous allez dans des lieux diffusant de la musique amplifiée (concerts, boîte de nuit, "rave party"), vous protégez-vous contre les risques auditifs ?

(Plusieurs réponses possibles)

- Oui, en mettant des bouchons dans les oreilles 1
- Oui, en faisant des pauses (en vous éloignant momentanément de la source sonore) 2
- Oui, en restant toujours loin des sources de son 3
- Non, vous ne vous protégez pas 4

29. Excepté les séjours au domicile de vos parents, partez-vous en vacances... ?

(Une seule réponse possible)

- Oui, plusieurs fois par an ..... 1 → PASSER A LA QUESTION 31
- Oui, une fois par an ..... 2 → PASSER A LA QUESTION 31
- Oui, une fois tous les deux ans ..... 3 → PASSER A LA QUESTION 31
- Oui, moins souvent ..... 4 → PASSER A LA QUESTION 31
- Non, jamais ..... 5 → PASSER A LA QUESTION 30

30. Pour quelle raison principale ne partez-vous jamais en vacances ?

(Une seule réponse possible)

- Vous n'avez pas le temps 1
- Vous n'avez pas les moyens financiers 2
- Vous ne trouvez personne avec qui partir 3
- Vous ne voulez pas partir en vacances 4

Comment allez vous ?

31. Depuis le début de l'année scolaire, diriez-vous que, d'une manière générale, vous vous sentez... ?

(Une seule réponse possible)

- Toujours en forme 1
- En forme la plupart du temps 2
- Fatigué(e) la plupart du temps 3
- Toujours fatigué(e) 4

32. Vous arrive-t-il de rire... ? *(Une seule réponse possible)*

- Oui, souvent 1
- Oui, de temps en temps 2
- Oui, rarement 3
- Non, jamais 4

33. Combien d'heures dormez-vous, en moyenne, par nuit ? *(Indiquez le nombre d'heures)*

1 h ○ 2 h ○ 3 h ○ 4 h ○ 5 h ○ 6 h ○ 7 h ○ 8 h ○ 9 h ○ 10h ou plus ○

34. Estimez-vous que ce temps de sommeil est ... ? *(Une seule réponse possible)*

- Tout à fait suffisant 1
- Plutôt suffisant 2
- Plutôt insuffisant 3
- Tout à fait insuffisant 4

35. Au cours des 12 derniers mois, vous est-il arrivé... ?

(Une seule réponse possible par ligne)

	Oui, souvent	Oui, de temps en temps	Oui, rarement	Non, jamais
d'avoir des insomnies ?	1	2	3	4
de vous sentir déprimé(e) ?	1	2	3	4
d'être tendu(e) et/ou agressif(ve) ?	1	2	3	4
de ne pas vous sentir en forme ?	1	2	3	4
d'être angoissé(e) ?	1	2	3	4
d'avoir des difficultés de concentration ?	1	2	3	4

36. Si vous avez rencontré une des situations précédentes au cours des 12 derniers mois, à quoi était-ce lié, selon vous ?

(Plusieurs réponses possibles par ligne)

	A vos études	A vos relations avec vos parents	A vos relations avec vos ami(e)s	A votre relation avec votre petit(e) ami(e)	A vos finances	A votre santé	A un événement en particulier (décès, chômage, redoublement...)	A votre activité professionnelle
Avoir des insomnies	1	2	3	4	5	6	7	8
Vous sentir déprimé(e)	1	2	3	4	5	6	7	8
Etre tendu(e) et/ou agressif(ve)	1	2	3	4	5	6	7	8
Ne pas vous sentir en forme	1	2	3	4	5	6	7	8
Etre angoissé(e)	1	2	3	4	5	6	7	8
Avoir des difficultés de concentration	1	2	3	4	5	6	7	8

37. Si vous avez rencontré au moins une fois une des situations précédentes, en avez-vous parlé ?
(Plusieurs réponses possibles)

Oui, à un ou des amis 1
Oui, à votre petit(e) ami(e) 2
Oui, à votre père 3
Oui, à votre mère 4
Oui, à un autre membre de votre famille (frère, sœur, cousin(e)...) 5
Oui, à un médecin généraliste 6
Oui, à un médecin spécialiste 7
Oui, à un psychiatre, un psychologue ou un psychothérapeute 8
Oui, à un service d'aide par téléphone 9
Oui, à un professeur 10
Oui, à une personne de votre établissement scolaire 11
Oui, à un collègue de travail 12
Oui, à quelqu'un d'autre 13
Non, à personne 14

38. Si vous avez été au moins une fois dans une des situations précédentes, est-ce déjà arrivé lorsque vous étiez au lycée ? *(Une seule réponse possible)*

Oui .... 1 Non 2

39. Vous est il déjà arrivé, au cours de votre vie, de faire une fugue ?
(Une seule réponse possible)

Oui .... 1 Non 2

40. <u>Au cours des 12 derniers mois</u>, avez-vous déjà eu des idées suicidaires ?
(Une seule réponse possible)

Oui, une fois ... 1 → PASSER A LA QUESTION 41 Oui, plusieurs fois 2 → PASSER A LA QUESTION 41 Non .... 3 → PASSER A LA QUESTION 42

41. Lorsque vous avez eu des idées suicidaires <u>pour la dernière fois</u>, en avez-vous parlé ?
(Plusieurs réponses possibles)

Oui, à un ou des amis 1
Oui, à votre petit(e) ami(e) 2
Oui, à votre père 3
Oui, à votre mère 4
Oui, à un autre membre de votre famille (frère, sœur, cousin(e)...) 5
Oui, à un médecin généraliste 6
Oui, à un médecin spécialiste 7
Oui, à un psychiatre, un psychologue ou un psychothérapeute 8
Oui, à un service d'aide par téléphone 9
Oui, à un professeur 10
Oui, à une personne de votre établissement scolaire 11
Oui, à un collègue de travail 12
Oui, à quelqu'un d'autre 13
Non, à personne 14

42. <u>Au cours de votre vie</u>, avez-vous déjà fait une tentative de suicide ?
(Une seule réponse possible)

Oui, une fois ... 1 → PASSER A LA QUESTION 43 Oui, plusieurs fois 2 → PASSER A LA QUESTION 43 Non .... 3 → PASSER A LA QUESTION 46

43. Quel âge aviez-vous au moment de votre dernière tentative de suicide ?
(Indiquez l'âge)

En clair : |__|__| ans Coder :

Dizaines	0	1	2	3	4	5	6	7	8	9
Unités	0	1	2	3	4	5	6	7	8	9

44. Vos proches ont-ils eu connaissance de cette tentative de suicide ?
(Une seule réponse possible)

Oui .... 1 Non 2

45. A la suite de cette tentative de suicide avez-vous... ?
(Plusieurs réponses possibles)

Eté admis(e) à l'hôpital 1
Eté suivi(e) par un psychiatre, un psychologue ou un psychothérapeute .. 2
Eté suivi(e) par un médecin 3
Rien de tout cela 4

46. <u>Au cours de votre vie</u>, vous est-il déjà arrivé de vous sentir exclu(e) ou mis(e) à l'écart en raison de... ?
(Une seule réponse possible par ligne)

	Oui, souvent	Oui, de temps en temps	Oui, rarement	Non, jamais
votre apparence physique	1	2	3	4
votre religion	1	2	3	4
votre orientation sexuelle	1	2	3	4

7

47. Et au cours de votre vie, vous est il déjà arrivé de vous sentir exclu(e) ou mis(e) à l'écart en raison de… ?
(Une seule réponse possible par ligne)

	Oui, souvent	Oui, de temps en temps	Oui, rarement	Non, jamais
… remarques à caractère raciste	1	2	3	4
…remarques à caractère sexiste	1	2	3	4

48. Est-ce déjà arrivé au cours de votre cursus dans l'enseignement supérieur ?
(Une seule réponse possible)

Oui .... 1 Non 2

49. Au cours des 12 derniers mois, avez-vous fait l'objet d'injures et/ou d'insultes ?
(Une seule réponse possible)

Oui, une fois ..... 1 → PASSER A LA QUESTION 50
Oui, plusieurs fois 2 → PASSER A LA QUESTION 50
Non .... 3 → PASSER A LA QUESTION 52

50. Où, pour la dernière fois, avez-vous fait l'objet d'injures et/ou d'insultes ?
(Une seule réponse possible)

Sur votre lieu d'études 1
Dans la rue 2
Dans les transports en commun ... 3
Dans un lieu festif (bar, discothèque...) 4
Sur votre lieu de travail 5
Dans une résidence universitaire .. 6
Chez un ou des amis 7
Chez des membres de votre famille 8
Ailleurs 9

51. Avez-vous parlé de ces injures et/ou insultes ?
(Plusieurs réponses possibles)

Oui, à un ou des amis 1
Oui, à votre petit(e) ami(e) 2
Oui, à votre père 3
Oui, à votre mère 4
Oui, à un autre membre de votre famille (frère, sœur, cousin(e)...) .. 5
Oui, à un médecin généraliste 6
Oui, à un médecin spécialiste 7
Oui, à un psychiatre, un psychologue ou un psychothérapeute 8
Oui, à un service d'aide par téléphone 9
Oui, à un professeur 10
Oui, à une personne de votre établissement scolaire 11
Oui, à un collègue de travail 12
Oui, à la police / la gendarmerie .. 13
Oui, à quelqu'un d'autre 14
Non, à personne 15

52. Au cours des 12 derniers mois, avez-vous subi une (des) agression(s) physique(s) ?
(Une seule réponse possible)

Oui, une fois ..... 1 → PASSER A LA QUESTION 53
Oui, plusieurs fois 2 → PASSER A LA QUESTION 53
Non .... 3 → PASSER A LA QUESTION 57

53. Où pour la dernière fois, avez-vous subi une agression physique ?
(Une seule réponse possible)

Sur votre lieu d'études 1
Dans la rue 2
Dans les transports en commun ... 3
Dans un lieu festif (bar, discothèque...) 4
Sur votre lieu de travail 5
Dans une résidence universitaire .. 6
Chez un ou des amis 7
Chez des membres de votre famille 8
Ailleurs 9

54. Connaissiez-vous la (les) personne(s) qui vous ont agressé(e) physiquement ?
(Une seule réponse possible)

Oui .... 1 Non 2

55. Avez-vous parlé de cette agression physique ?
(Plusieurs réponses possibles)

Oui, à un ou des amis 1
Oui, à votre petit(e) ami(e) 2
Oui, à votre père 3
Oui, à votre mère 4
Oui, à un autre membre de votre famille (frère, sœur, cousin(e)...) .. 5
Oui, à un médecin généraliste 6
Oui, à un médecin spécialiste 7
Oui, à un psychiatre, un psychologue ou un psychothérapeute 8
Oui, à un service d'aide par téléphone 9
Oui, à un professeur 10
Oui, à une personne de votre établissement scolaire 11
Oui, à un collègue de travail 12
Oui, à la police / la gendarmerie .. 13
Oui, à quelqu'un d'autre 14
Non, à personne 15

56. Avez-vous porté plainte ?
(Une seule réponse possible)

Oui .... 1 Non 2

57. Au cours de votre vie, avez-vous subi une(des) agression(s) sexuelle(s) ?
(Plusieurs réponses possibles)

Oui, du harcèlement sexuel .... 1 → PASSER A LA QUESTION 58
Oui, des attouchements sexuels .... 2 → PASSER A LA QUESTION 58
Oui, une tentative de rapport sexuel forcé 3 → PASSER A LA QUESTION 58
Non .... 4 → PASSER A LA QUESTION 62

58. Où pour la dernière fois avez-vous subi une agression sexuelle ?
(Une seule réponse possible)

- Sur votre lieu d'études 1
- Dans la rue 2
- Dans les transports en commun ... 3
- Dans un lieu festif (bar, discothèque...) 4
- Sur votre lieu de travail 5
- Dans une résidence universitaire .. 6
- Chez un ou des amis 7
- Chez des membres de votre famille 8
- Ailleurs 9

59. Connaissiez-vous la (les) personne(s) qui vous ont agressé(e) sexuellement ?
(Une seule réponse possible)

- Oui 1
- Non 2

60. Avez-vous parlé de cette agression sexuelle ?
(Plusieurs réponses possibles)

- Oui, à un ou des amis 1
- Oui, à votre petit(e) ami(e) 2
- Oui, à votre père 3
- Oui, à votre mère 4
- Oui, à autre un membre de votre famille (frère, sœur, cousin(e)...) .. 5
- Oui, à un médecin généraliste 6
- Oui, à un médecin spécialiste 7
- Oui, à un psychiatre, un psychologue ou un psychothérapeute 8
- Oui, à un service d'aide par téléphone 9
- Oui, à un professeur 10
- Oui, à une personne de votre établissement scolaire 11
- Oui, à un collègue de travail 12
- Oui, à la police / la gendarmerie .. 13
- Oui, à quelqu'un d'autre 14
- Non, à personne 15

61. Avez-vous porté plainte ? *(Une seule réponse possible)*

- Oui 1
- Non 2

62. <u>Au cours de votre vie</u>, avez-vous subi un rapport sexuel forcé ?
(Une seule réponse possible)

- Oui, une fois ... 1 → PASSER A LA QUESTION 63
- Oui, plusieurs fois 2 → PASSER A LA QUESTION 63
- Non ..... 3 → PASSER A LA QUESTION 67

63. Où avez-vous subi ce(s) rapport(s) sexuel(s) forcé(s) ?
(Plusieurs réponses possibles)

- Sur votre lieu d'études 1
- Dans la rue 2
- Dans les transports en commun ... 3
- Dans un lieu festif (bar, discothèque...) 4
- Sur votre lieu de travail 5
- Dans une résidence universitaire .. 6
- Chez un ou des amis 7
- Chez des membres de votre famille 8
- Ailleurs 9

64. Connaissiez-vous la (les) personne(s) qui vous ont fait subir ce(s) rapport(s) sexuel(s) forcé(s) ?
(Une seule réponse possible)

- Oui 1
- Non 2

65. Avez-vous parlé de ce(s) rapport(s) sexuel(s) forcé(s) ?
(Plusieurs réponses possibles)

- Oui, à un ou des amis 1
- Oui, à votre petit(e) ami(e) 2
- Oui, à votre père 3
- Oui, à votre mère 4
- Oui, à un autre membre de votre famille (frère, sœur, cousin(e)...) .. 5
- Oui, à un médecin généraliste 6
- Oui, à un médecin spécialiste 7
- Oui, à un psychiatre, un psychologue ou un psychothérapeute 8
- Oui, à un service d'aide par téléphone 9
- Oui, à un professeur 10
- Oui, à une personne de votre établissement scolaire 11
- Oui, à un collègue de travail 12
- Oui, à la police / la gendarmerie .. 13
- Oui, à quelqu'un d'autre 14
- Non, à personne 15

66. Avez-vous porté plainte ? *(Une seule réponse possible)*

- Oui 1
- Non 2

Vous et la consommation de tabac

67. Fumez-vous ? *(Une seule réponse possible)*

- Tous les jours, au moins une cigarette ..... 1 → PASSER A LA QUESTION 68
- Occasionnellement ..... 2 → PASSER A LA QUESTION 68
- J'ai été fumeur(se), mais j'ai totalement arrêté ..... 3 → PASSER A LA QUESTION 68
- J'ai essayé mais je ne suis jamais devenu fumeur (se) . 4 → PASSER A LA QUESTION 74
- Je n'ai jamais fumé ..... 5 → PASSER A LA QUESTION 74

68. Selon vous, pour quelle raison avez-vous commencé à fumer régulièrement ?
(Plusieurs réponses possibles)

- Vous avez pris cette habitude au lycée 1
- Vous avez pris cette habitude dans l'enseignement supérieur 2
- Vous avez été incité par d'autres fumeurs 3
- Vos parents sont fumeurs, vous avez grandi dans un environnement de fumeurs ... 4
- Vous avez le sentiment que fumer vous procure un sentiment de liberté 5
- Vous avez multiplié vos sorties, donc vous avez augmenté votre consommation 6

9

69. Quel type de tabac fumez-vous __le plus souvent__ ?
(Une seule réponse possible)

Des cigarettes 1
Du tabac à rouler 2
La pipe 3
Des cigares ou des cigarillos 4
Le narguilé (chicha) 5
Des cigarettes indiennes (bidis) 6

70. Avez-vous envie d'arrêter de fumer ? *(Une seule réponse possible)*

Oui .... 1 → PASSER A LA QUESTION 71
Non .... 2 → PASSER A LA QUESTION 72

71. Parmi les raisons suivantes, lesquelles vous incitent à arrêter de fumer ?
(Plusieurs réponses possibles)

Le prix 1
Les conseils de votre entourage, votre famille 2
Le fait de gêner vos proches 3
L'odeur 4
Les maux de gorge, de tête et la toux 5
Le souhait d'avoir une meilleure condition physique 6
La peur de tomber malade 7
Les campagnes de prévention anti-tabac 8
Le souhait d'avoir un enfant 9

72. Depuis les deux vagues de hausse des prix du tabac en janvier puis en octobre 2003, avez-vous ... ?

Augmenté votre consommation de tabac 1
Diminué votre consommation de tabac 2
Conservé la même consommation de tabac 3

73. Depuis les deux vagues de hausse des prix du tabac en janvier puis en octobre 2003, avez-vous... ?
(Une seule réponse possible)

changé de marque de cigarettes 1
arrêté de fumer des cigarettes pour fumer du tabac à rouler 2
arrêté de fumer des cigarettes pour fumer du tabac à rouler avant de revenir aux cigarettes 3
Vous n'avez rien changé à votre consommation de tabac 4

74. Pensez-vous que les messages inscrits en grosses lettres sur les paquets de cigarettes (comme "Fumer tue" par exemple)... *(Une seule réponse possible par ligne)*

	Oui, plutôt	Non, plutôt pas
inciteront certains fumeurs à moins fumer ?	1	2
inciteront certains fumeurs à arrêter de fumer ?	1	2
empêcheront certains jeunes de commencer à fumer ?	1	2
informent sur les dangers du tabac ?	1	2

75. Pensez-vous que l'augmentation des prix du tabac... *(Une seule réponse possible par ligne)*

	Oui, plutôt	Non, plutôt pas
incitera certains fumeurs à moins fumer ?	1	2
incitera certains fumeurs à arrêter de fumer ?	1	2
empêchera certains jeunes de commencer à fumer ?	1	2

Vous et la consommation d'alcool

76. Est-ce que vous consommez de l'alcool... ? *(Une seule réponse possible)*

Oui, tous les jours .... 1 → PASSER A LA QUESTION 77
Oui, trois à quatre fois par semaine 2 → PASSER A LA QUESTION 77
Oui, une à deux fois par semaine 3 → PASSER A LA QUESTION 77
Oui, deux à trois fois par mois 4 → PASSER A LA QUESTION 77
Moins souvent .... 5 → PASSER A LA QUESTION 77
Non, jamais .... 6 → PASSER A LA QUESTION 81

77. A quelle fréquence consommez-vous les types d'alcool suivants ?
(Une seule réponse possible par ligne)

	Tous les jours	Trois à quatre fois par semaine	Une à deux fois par semaine	Deux à trois fois par mois	Moins souvent	Jamais
La bière	1	2	3	4	5	6
Le vin (blanc, rosé, rouge)	1	2	3	4	5	6
Les alcools forts (le whisky, la vodka, la tequila, le rhum...)	1	2	3	4	5	6
Les " premix " (mélange de soda sucré et d'alcool fort)	1	2	3	4	5	6
D'autres alcools (cidre, champagne, apéritifs...)	1	2	3	4	5	6

78. Quand vous consommez de l'alcool, vous êtes le plus souvent... ?
(Une seule réponse possible)

Seul(e) 1
Avec des amis 2
En famille 3

10

79. <u>Au cours des 12 derniers mois</u>, vous est-il arrivé après avoir consommé de l'alcool... ?
(Plusieurs réponses possibles)

De vous sentir malade (tête qui tourne, nausées...) 1
De vous sentir gai(e) 2
D'être angoissé(e) 3
D'être violent(e) 4
De vous sentir désinhibé(e) 5
De ne vous souvenir de rien 6
D'avoir le sentiment d'avoir trop bu 7
Rien de tout cela 8

80. Avez-vous déjà eu le sentiment que vous buviez trop ?
(Une seule réponse possible)

Oui ..... 1 Non 2

81. Quels mots sont, pour vous, associés à la consommation d'alcool ?
(Plusieurs réponses possibles)

La détente 1
Le plaisir 2
La convivialité 3
La fête 4
L'excès 5
L'oubli des problèmes 6
La déprime 7
La dépendance 8
Aucun de ces mots 9

Vous et la consommation de cannabis

82. Est-ce que vous consommez du cannabis ? *(Une seule réponse possible)*

Oui, tous les jours ..... 1 → PASSER A LA QUESTION 83
Oui, régulièrement ..... 2 → PASSER A LA QUESTION 83
Oui, de temps en temps ..... 3 → PASSER A LA QUESTION 83
Oui, vous avez déjà essayé ..... 4 → PASSER A LA QUESTION 83
Non, vous avez arrêté ..... 5 → PASSER A LA QUESTION 83
Non, jamais ..... 6 → PASSER A LA QUESTION 88

83. À quel âge avez-vous fumé pour la première fois du cannabis ?

En clair : |__|__| ans Coder :

Dizaines	0	1	2	3	4	5	6	7	8	9
Unités	0	1	2	3	4	5	6	7	8	9

84. Pourquoi fumez-vous ou avez-vous fumé du cannabis ? *(Plusieurs réponses possibles)*

Pour vous détendre, vous déstresser 1
Parce que c'est convivial 2
Pour rigoler, vous amuser 3
Pour oublier les problèmes 4
Pour être dans un état second 5
Parce que votre entourage en fume 6
Pour essayer 7
Pour vous endormir 8
Pour vous ouvrir l'appétit 9
Pour une autre raison 10

85. Fumez-vous (ou avez-vous fumé) du cannabis ... ? *(Une seule réponse possible par ligne)*

	Oui, souvent	Oui, de temps en temps	Oui, rarement	Non, jamais
En soirée	1	2	3	4
Entre deux cours	1	2	3	4
Avec des amis	1	2	3	4
Seul(e)	1	2	3	4
Avec votre petit(e) ami(e)	1	2	3	4
Avec des membres de votre famille	1	2	3	4

86. Vous arrive-t-il (ou vous est-il arrivé) de fumer du cannabis sans tabac ? *(Une seule réponse possible)*

Oui ..... 1 Non 2

87. Diriez-vous que votre consommation de cannabis est (ou était)... ? *(Une seule réponse possible)*

Plutôt raisonnable ..... 1 Plutôt excessive 2

88. Considérez-vous que le cannabis est ... ? *(Une seule réponse possible)*

plus nocif que le tabac ..... 1 moins nocif que le tabac ..... 2 aussi nocif que le tabac 3

89. Selon vous, parmi les effets suivants, lesquels sont liés à la consommation de cannabis ?
(Plusieurs réponses possibles)

Les troubles de la mémoire 1
Les problèmes de concentration 2
La fatigue, la somnolence 3
L'effet cancérigène 4
L'accoutumance, la dépendance 5
La perturbation du sommeil 6
L'effet paranoïaque 7
Aucun de ces effets 8

90. En ce qui concerne les risques liés au cannabis, vous sentez-vous... ? *(Une seule réponse possible)*

très bien informé(e) 1
assez bien informé(e) 2
assez mal informé(e) 3
très mal informé(e) 4

91. Par quel(s) moyen(s) êtes-vous informé(e) sur le cannabis ?
(Plusieurs réponses possibles)

- Par des amis 1
- Par vos parents 2
- Par un médecin 3
- Par un médecin de la médecine préventive de votre établissement d'étude 4
- Par une intervention de prévention 5
- Par des plaquettes d'information 6
- Par Internet 7
- Par la télévision 8
- Par la presse 9
- Par la radio 10
- Par la pratique (en en consommant) 11
- Par un autre moyen 12
- Aucun de ces moyens .... 13 → PASSER A LA QUESTION 93

92. Comment avez-vous obtenu ces informations... ?
(Une seule réponse possible)

Vous les avez demandées . 1 — On vous les a données 2

93. Par quel(s) moyen(s) souhaiteriez-vous être informé(e) sur le cannabis ?
(Plusieurs réponses possibles))

- Par des personnes qui vous accueillent de manière personnalisée 1
- Par des personnes qui vous accueillent de manière anonyme 2
- Par des spots à la télévision 3
- Par des campagnes d'affichage 4
- Par des plaquettes d'information, disponibles dans votre établissement 5
- Par des services téléphoniques auprès desquels vous pouvez poser vos questions 6
- Par un autre moyen 7
- Par aucun de ces moyens 8

Vous et la consommation d'autres drogues

94. Avez-vous, déjà, au cours de votre vie, consommé les substances suivantes ?
(Une seule réponse possible par ligne)

	Oui, une fois	Oui, plusieurs fois	Non, jamais
L'ecstasy	1	2	3
Le LSD, les acides	1	2	3
Le poppers	1	2	3
La cocaïne	1	2	3
Les champignons hallucinogènes	1	2	3
L'héroïne	1	2	3
Le crack	1	2	3
Les produits à inhaler (colle,...)	1	2	3
Les produits dopants	1	2	3
Les amphétamines	1	2	3

95. Si vous étiez en présence d'une des substances suivantes, en consommeriez vous ?
(Une seule réponse possible par ligne)

	Oui, certainement	Oui, probablement	Non, probablement pas	Non, certainement pas
L'ecstasy	1	2	3	4
Le LSD, les acides	1	2	3	4
Le poppers	1	2	3	4
La cocaïne	1	2	3	4
Les champignons hallucinogènes	1	2	3	4
L'héroïne	1	2	3	4
Le crack	1	2	3	4
Les produits à inhaler (colle,...)	1	2	3	4
Les produits dopants	1	2	3	4
Les amphétamines	1	2	3	4

Vos habitudes alimentaires

96. En général, prenez-vous chacun des repas suivants?
(Une seule réponse possible par type de repas)

	Oui	Non
Petit déjeuner	1	2
Déjeuner	1	2
Goûter	1	2
Dîner	1	2

97. Diriez-vous que vous avez une alimentation équilibrée ?
(Une seule réponse possible)

Oui .... 1 → PASSER A LA QUESTION 99 — Non .... 2 → PASSER A LA QUESTION 98

98. Pour quelle (s) raison (s) votre alimentation n'est-elle pas équilibrée ?
(Plusieurs réponses possibles)

Vous n'avez pas le temps de prendre des repas équilibrés .... ⬭1
Vous n'avez pas les moyens financiers de prendre des repas équilibrés .... ⬭2
Vous avez des difficultés à trouver des repas équilibrés sur votre lieu d'études .. ⬭3
Vous avez du mal à définir ce qu'est une alimentation équilibrée .... ⬭4

99. Si vous n'habitez plus chez vos parents, estimez-vous que, depuis que vous avez quitté le domicile parental, la qualité de votre alimentation ... ?
(Une seule réponse possible)

s'est améliorée .... ⬭1 s'est dégradée .... ⬭2 est restée la même ...... ⬭3

100. A quelle fréquence consommez-vous les aliments suivants ?
(Une seule réponse possible par ligne)

	Tous les jours	Une à trois fois par semaine	Quelques fois par mois	Moins souvent	Jamais
Des fruits	⬭1	⬭2	⬭3	⬭4	⬭5
Des légumes	⬭1	⬭2	⬭3	⬭4	⬭5
Des féculents (riz, pâtes, pommes de terre)	⬭1	⬭2	⬭3	⬭4	⬭5
Des produits laitiers (lait, fromage, yaourts)	⬭1	⬭2	⬭3	⬭4	⬭5
De la viande	⬭1	⬭2	⬭3	⬭4	⬭5
Du poisson	⬭1	⬭2	⬭3	⬭4	⬭5
Des gâteaux, des barres chocolatées, des confiseries	⬭1	⬭2	⬭3	⬭4	⬭5
Des chips, des cacahuètes	⬭1	⬭2	⬭3	⬭4	⬭5
Des sandwiches	⬭1	⬭2	⬭3	⬭4	⬭5
Des fast food, des kebbabs...	⬭1	⬭2	⬭3	⬭4	⬭5
Des sodas	⬭1	⬭2	⬭3	⬭4	⬭5
Du café	⬭1	⬭2	⬭3	⬭4	⬭5
Du thé	⬭1	⬭2	⬭3	⬭4	⬭5

101. Diriez-vous que vous êtes en surpoids ?
(Une seule réponse possible)

Oui .... ⬭1 Non .... ⬭2

102. Diriez-vous que vous avez un poids insuffisant ?
(Une seule réponse possible)

Oui .... ⬭1 Non .... ⬭2

103. Avez-vous déjà fait un régime amaigrissant ?
(Une seule réponse possible)

Oui, une fois ... ⬭1 → PASSER A LA QUESTION 104 Oui, plusieurs fois ⬭2 → PASSER A LA QUESTION 104 Non, jamais ..... ⬭3 → PASSER A LA QUESTION 107

104. Pour quelle(s) raison(s) avez-vous déjà fait un régime amaigrissant ?
(Plusieurs réponses possibles)

Pour des raisons de santé .... ⬭1 Pour des raisons esthétiques ..... ⬭2 A cause du regard des autres .... ⬭3

105. A la suite de ce régime avez-vous perdu du poids ?
(Une seule réponse possible)

Oui .... ⬭1 Non .... ⬭2

106. Avez-vous effectué ce régime ... ? *(Une seule réponse possible)*

seul(e) .... ⬭1 en étant suivi(e) par un médecin généraliste .... ⬭2 en étant suivi(e) par un médecin nutritionniste .. ⬭3

Votre vie affective et sexuelle

107. Avez-vous un(e) petit(e) ami(e) ?
(Une seule réponse possible)

Oui, un(e) ..... ⬭1 → PASSER A LA QUESTION 109 Oui, plusieurs .... ⬭2 → PASSER A LA QUESTION 109 Non .... ⬭3 → PASSER A LA QUESTION 108

108. Pour quelle(s) raison(s) n'avez-vous pas de petit(e) ami(e) ?
(Plusieurs réponses possibles)

Parce qu'il est difficile de rencontrer quelqu'un qui vous plait .... ⬭1 → PASSER A LA QUESTION 111
Parce que vous n'en avez pas envie . ⬭2 → PASSER A LA QUESTION 111
Pour une autre raison .... ⬭3 → PASSER A LA QUESTION 111

13

109. D'une manière générale, considérez-vous cette relation avec votre petit(e) ami(e) comme... ?
(Une seule réponse possible)

Epanouissante .... 1 Difficile à vivre .... 2 Douloureuse 3

110. En ce qui concerne votre petit(e) ami(e), diriez-vous que... ?
(Une seule réponse possible)

Vous êtes amoureux(se) .... 1 Vous l'aimez bien .... 2 C'est une relation uniquement physique 3

111. Pensez-vous que la vie amoureuse est une préoccupation ... ?
(Une seule réponse possible)

Plus importante pour les filles que pour les garçons 1
Aussi importante pour les filles que pour les garçons 2
Plus importante pour les garçons que pour les filles 3

112. Avez-vous, <u>au cours des 12 derniers mois</u>, vécu une rupture sentimentale ?
(Une seule réponse possible)

Oui .... 1 Non 2

113. Est-ce que vous parlez de votre sexualité avec... ? *(Une seule réponse possible par ligne)*

	Oui, souvent	Oui, de temps en temps	Oui, rarement	Non, jamais
Votre partenaire	1	2	3	4
Vos amis garçons	1	2	3	4
Vos amies filles	1	2	3	4
Votre mère	1	2	3	4
Votre père	1	2	3	4
Un autre membre de votre famille	1	2	3	4
Une autre personne	1	2	3	4

114. Vous arrive-t-il de vous masturber ?
(Une seule réponse possible)

Oui, souvent .... 1 Oui, de temps en temps 2 Oui, rarement .... 3 Non, jamais 4

115. Vous arrive-t-il de regarder des films pornographiques ?
(Une seule réponse possible)

Oui, souvent .... 1 → PASSER A LA QUESTION 116
Oui, de temps en temps ... 2 → PASSER A LA QUESTION 116
Oui, rarement .... 3 → PASSER A LA QUESTION 116
Non, jamais .... 4 → PASSER A LA QUESTION 117

116. S'il vous arrive de regarder des films pornographiques, est-ce plutôt... ?
(Une seule réponse possible)

Seul(e) .... 1 Avec des amis .... 2 Avec votre petit(e) ami(e) 3 Avec une autre personne 4

117. Que vous ayez déjà eu ou non des rapports sexuels, êtes-vous attiré physiquement ... ?
(Une seule réponse possible)

Par les hommes .... 1 Par les femmes .... 2 Par les hommes et les femmes ... 3

118. Avez-vous déjà eu des rapports sexuels ?
(Une seule réponse possible)

Oui .... 1 → PASSER A LA QUESTION 120 Non .... 2 → PASSER A LA QUESTION 119

119. Pour quelle(s) raison(s) n'avez-vous jamais eu de rapports sexuels ?
(Plusieurs réponses possibles)

Vous n'avez pas trouvé le/la partenaire idéal(e) .... 1 → PASSER A LA QUESTION 123
Cela vous fait peur .... 2 → PASSER A LA QUESTION 123
C'est une conviction religieuse, vous attendez d'être marié(e) .. 3 → PASSER A LA QUESTION 123
C'est un choix personnel .... 4 → PASSER A LA QUESTION 123
Vous n'en avez pas eu l'occasion .... 5 → PASSER A LA QUESTION 123

120. Quel âge aviez-vous lors de votre premier rapport sexuel ?
(Indiquez l'âge)

En clair : ____ ans Coder :

Dizaines	0	1	2	3	4	5	6	7	8	9
Unités	0	1	2	3	4	5	6	7	8	9

121. Avez-vous déjà eu des rapports ... ?
(Plusieurs réponses possibles)

Hétérosexuels .... 1 Homosexuels 2

14

122. <u>Lors de vos premiers rapports sexuels</u>, diriez-vous que vous étiez... ?
(Une seule réponse par ligne)

	Très bien informé(e)	Assez bien informé(e)	Assez mal informé(e)	Très mal informé(e)
Sur la contraception	1	2	3	4
Sur le sida et les IST (Infections Sexuellement Transmissibles)	1	2	3	4
Sur la sexualité et ses différentes pratiques	1	2	3	4

123. Comment avez-vous obtenu des informations sur les sujets suivants ?
(Cocher les cases correspondantes - Plusieurs réponses possibles par ligne)

	Par vos amis	Par vos parents	Par votre partenaire	Par votre médecin	Par l'infirmière scolaire	Par la médecine préventive universitaire	Par votre mutuelle	Par les associations de lutte contre le sida	Par des publicités TV	Par des affiches de publicité	Par des films pornographiques	Par la télévision	Par la presse écrite	Par la radio	Par des plaquettes d'information	Par Internet
Sur la contraception	1	2	3	4	5	6	7	8	9	10	11	12	13	14	15	16
Sur le sida et les IST (Infections Sexuellement Transmissibles)	1	2	3	4	5	6	7	8	9	10	11	12	13	14	15	16
Sur la sexualité et ses différentes pratiques	1	2	3	4	5	6	7	8	9	10	11	12	13	14	15	16

124. Pratiquez-vous, de manière active ou passive ... ?
(Plusieurs réponses possibles)

	Oui, pour votre propre plaisir	Oui, pour faire plaisir à votre partenaire	Non, car vous n'en avez pas envie	Non, car vous n'êtes pas à l'aise avec votre partenaire	Vous ne l'avez jamais pratiqué(e)
La pénétration vaginale	1	2	3	4	5
La pénétration anale (sodomie)	1	2	3	4	5
La fellation (contact bouche-sexe masculin)	1	2	3	4	5
Le cunnilingus (contact bouche-sexe féminin)	1	2	3	4	5

SI VOUS N'AVEZ JAMAIS EFFECTUE <u>AUCUNE</u> DE CES PRATIQUES ➤ PASSER A LA QUESTION 130.

125. Prenez-vous du plaisir lors de vos relations sexuelles ?
(Une seule réponse possible)

Oui, à chaque fois ..... 1 Oui, souvent .... 2 Oui, rarement .... 3 Non, jamais 4

126. <u>Au cours de votre vie</u>, vous êtes vous déjà senti contraint(e) d'avoir avec un partenaire des pratiques sexuelles que vous ne désiriez pas ?
(Une seule réponse possible)

Oui, une fois .... 1 Oui, plusieurs fois .... 2 Non, jamais 3

127. <u>Lors de votre dernière relation sexuelle</u>, avez-vous utilisé un préservatif ?
(Une seule réponse possible)

Oui, un préservatif masculin .... 1 ➤ PASSER A LA QUESTION 129
Oui, un préservatif féminin .... 2 ➤ PASSER A LA QUESTION 129
Non, je n'ai pas utilisé de préservatif ..... 3 ➤ PASSER A LA QUESTION 128

128. Pourquoi n'avez-vous pas utilisé de préservatif <u>lors de votre dernière relation sexuelle</u> ?
(Plusieurs réponses possibles)

Vous ne vouliez pas 1
Votre partenaire ne voulait pas 2
Vous étiez avec votre partenaire depuis un certain temps ... 3
Votre partenaire et vous aviez fait un test de dépistage du sida 4
Vous connaissiez bien votre partenaire 5
Vous n'en aviez pas sur vous 6
Pour une autre raison 7

129. <u>De manière générale</u>, quand vous utilisez des préservatifs lors de vos relations sexuelles est-ce pour pratiquer... ?
(Plusieurs réponses possibles)

Une pénétration vaginale .... 1 Une pénétration anale .... 2 Une fellation 3

130. Avez-vous déjà effectué un test de dépistage du sida ?
(Une seule réponse possible)

Oui, une fois ..... 1 Oui, plusieurs fois . 2 Non 3

131. Avez-vous déjà effectué un test de dépistage pour une Infection Sexuellement Transmissible (IST) ? *(Une seule réponse possible)*

Oui, une fois .... 1 Oui, plusieurs fois ..... 2 Non 3

132. Si vous avez effectué ce(s) test(s) de dépistage du sida ou d'une Infection Sexuellement Transmissible (IST), où était-ce ? *(Plusieurs réponses possibles)*

Dans un laboratoire d'analyses médicales 1
Dans un centre de dépistage anonyme et gratuit (CDAG) 2
A l'hôpital 3
Dans un centre médico-social 4

133. Si vous avez effectué ce(s) test(s), y êtes-vous allé sur les conseils de... ? *(Plusieurs réponses possibles)*

Un médecin généraliste 1
Un médecin spécialiste 2
Une personne de la médecine préventive de votre établissement d'études 3
Votre partenaire 4
Un(e) ami(e) 5
Votre mère 6
Votre père 7
Un autre membre de votre famille (frère, sœur, cousin(e).) 8
Vous y êtes allé(e) de votre propre initiative 9

134. Actuellement, en ce qui concerne le SIDA et les Infections Sexuellement Transmissible (IST), vous sentez-vous ... ? *(Une seule réponse possible)*

très bien informé(e) .. 1 assez bien informé(e) 2 assez mal informé(e) . 3 très mal informé(e) .. 4

135. Parmi les moyens de contraception suivants, lequel utilisez vous le plus souvent ? *(Une seule réponse possible)*

Le préservatif masculin 1
Le préservatif féminin 2
Le préservatif et la pilule 3
La pilule seule 4
Le retrait avant éjaculation 5
L'anneau vaginal 6
L'implant hormonal 7
Le patch 8
Le stérilet 9
Le diaphragme 10
Le spermicide 11
La Méthode Ogino (c'est-à-dire l'abstinence périodique) 12
Un autre moyen de contraception . 13
Aucun moyen de contraception ... 14

QUESTION RESERVEE AUX HOMMES

136. En général, connaissez-vous le moyen de contraception de votre partenaire ? *(Une seule réponse possible)*

Oui .... 1 → PASSER A LA QUESTION 148 Non .... 2 → PASSER A LA QUESTION 148

QUESTIONS RÉSERVÉES AUX FEMMES

137. Si vous prenez <u>actuellement un contraceptif</u>, par qui vous est-il prescrit ? *(Une seule réponse possible)*

Un médecin généraliste .... 1 Un gynécologue .... 2 Un dermatologue 3

138. A quelle fréquence consultez-vous ce médecin ? *(Une seule réponse possible)*

Tous les six mois ..... 1 Une fois par an ...... 2 Une fois tous les 2 ans . 3 Moins souvent 4

139. Avez-vous déjà effectué un frottis vaginal ? *(Une seule réponse possible)*

Oui .... 1 → PASSER A LA QUESTION 140 Non .... 2 → PASSER A LA QUESTION 141

140. Quand avez-vous effectué un frottis vaginal pour la dernière fois ? *(Une seule réponse possible)*

Entre un et six mois ... 1 Entre six mois et un an . 2 Entre un et deux ans .. 3 Il y a plus longtemps ... 4

141. <u>Au cours de votre vie</u>, avez-vous déjà eu recours à la pilule du lendemain (contraception d'urgence) ? *(Une seule réponse possible)*

Oui, une fois ..... 1 → PASSER A LA QUESTION 142 Oui, plusieurs fois 2 → PASSER A LA QUESTION 142 Non, jamais ..... 3 → PASSER A LA QUESTION 144

142. Où vous êtes-vous procurée cette pilule du lendemain ? *(Une seule réponse possible)*

Dans une pharmacie .... 1 Dans un centre de planning familial 2 A l'infirmerie de votre établissement scolaire 3

143. Avez-vous rencontré des difficultés à obtenir la pilule du lendemain ? *(Une seule réponse possible)*

Oui .... 1 Non 2

144. <u>Au cours de votre vie</u>, avez-vous déjà eu recours à une Interruption Volontaire de Grossesse (IVG) ? *(Une seule réponse possible)*

Oui .... 1 → PASSER A LA QUESTION 145 Non .... 2 → PASSER A LA QUESTION 148

16

145. Combien de fois avez-vous eu recours à une Interruption Volontaire de Grossesse (IVG) ?

(Indiquez le nombre de fois)

En clair : |__|__| fois Coder : Dizaines 0 1 2 3 4 5 6 7 8 9 / Unités 0 1 2 3 4 5 6 7 8 9

146. Avez-vous rencontré des difficultés pour pratiquer cette(ces) Interruption(s) Volontaire(s) de Grossesse (IVG) ?

(Une seule réponse possible)

Oui .... 1 ➤ PASSER A LA QUESTION 147 Non .... 2 ➤ PASSER A LA QUESTION 148

147. Quel(s) type(s) de difficultés avez-vous rencontrées ?

(Plusieurs réponses possibles)

Le délai était dépassé 1
Des difficultés à trouver une structure 2
Des difficultés à obtenir un rendez-vous .. 3
D'autres difficultés 4

QUESTIONS POUR TOUS

Le système de santé et vous

148. Au cours des 12 derniers mois avez-vous consulté un des médecins suivants ?

Cochez la case correspondante et, si oui, indiquez le nombre de consultations.
Indiquez ensuite s'il s'agissait d'une consultation dans le cadre d'un suivi régulier

Spécialité	Avez-vous consulté ?		Nombre de consultations													Etait-ce, pour l' une de ces consultations, dans le cadre d'un suivi régulier ?	
	Oui	Non	1	2	3	4	5	6	7	8	9	10	11	12	+ de 12	Oui	Non
1. Un médecin généraliste	1	2														1	2
2. Un dermatologue	1	2														1	2
3. Un gynécologue	1	2														1	2
4. Un ophtalmologiste	1	2														1	2
5. Un psychiatre	1	2														1	2
6. Un psychologue	1	2														1	2
7. Un kinésithérapeute	1	2														1	2
8. Un ORL	1	2														1	2
9. Un chirurgien dentiste/orthodontiste	1	2														1	2
10. Un ostéopathe	1	2														1	2

149. Si vous avez consulté un ou plusieurs médecins, où avez-vous consulté ?

(Plusieurs réponses possibles)

Dans un cabinet de médecine libérale 1
A l'hôpital 2
Dans un centre de santé gratuit 3
Dans un centre de santé payant 4

150. Si vous n'avez pas consulté une seule fois un médecin dans les 12 derniers mois, pour quelle raison principale était-ce ?

(Une seule réponse possible)

Vous n'avez pas été malade 1
Vous avez été malade, mais vous vous êtes soigné tout seul 2
Vous avez été malade, mais vous n'aviez pas assez d'argent pour aller consulter 3
Vous ne connaissiez pas de médecin à côté de votre domicile 4
Vous avez été malade, mais vous avez attendu que ça passe 5
Vous n'y avez pas pensé 6

151. Au cours des 12 derniers mois, vous est-il déjà arrivé de ne pas effectuer des soins ou des traitements parce qu'ils étaient trop chers ?

(Plusieurs réponses possibles)

Oui, des soins dentaires (couronnes, plombage, appareil...) 1
Oui, des traitements ophtalmologiques (lunettes, lentilles...) 2
Oui, des traitements ou examens gynécologiques (frottis, contraception...) 3
Oui, des soins ou traitements prescrits par un généraliste 4
Oui, d'autres soins ou prescriptions 5
Non, cela ne vous est jamais arrivé 6

152. Consultez-vous un médecin dans un centre de santé mutualiste c'est-à-dire les centres de santé gérés par une mutuelle ?

(Une seule réponse possible)

Oui .... 1 ➤ PASSER A LA QUESTION 154 Non .... 2 ➤ PASSER A LA QUESTION 153

153. Pour quelle(s) raison(s) ne consultez-vous pas un médecin dans un centre de santé mutualiste ?
(Plusieurs réponses possibles)

Le centre de santé mutualiste est trop loin de chez vous . ⊂⊃ 1
Vous n'en connaissez pas ⊂⊃ 2
Le délai d'attente est trop long ⊂⊃ 3
Vous ne saviez pas que cela existait ⊂⊃ 4
Vous préférez consulter un médecin libéral ⊂⊃ 5
La spécialité que vous recherchez n'existe pas dans ce centre ⊂⊃ 6
Votre médecin vous a orienté vers une autre structure ⊂⊃ 7

154. Avez-vous déjà effectué une visite médicale au service de médecine préventive de votre établissement ? *(Plusieurs réponses possibles)*

Oui, dans l'enseignement secondaire ⊂⊃ 1 Oui, dans l'enseignement supérieur ⊂⊃ 2 Non ⊂⊃ 3

155. Connaissez-vous les bureaux d'aide psychologique universitaires (BAPU) ?
(Une seule réponse possible)

Oui ⊂⊃ 1 Non ⊂⊃ 2

156. Est-ce que vous consommez les médicaments suivants... ?
(Une seule réponse possible par ligne)

	Tous les jours	Une fois par semaine	Une fois par mois	Plus rarement	Pendant les examens seulement	Jamais
Des vitamines	⊂⊃ 1	⊂⊃ 2	⊂⊃ 3	⊂⊃ 4	⊂⊃ 5	⊂⊃ 6
Des médicaments stimulants	⊂⊃ 1	⊂⊃ 2	⊂⊃ 3	⊂⊃ 4	⊂⊃ 5	⊂⊃ 6
Des compléments alimentaires	⊂⊃ 1	⊂⊃ 2	⊂⊃ 3	⊂⊃ 4	⊂⊃ 5	⊂⊃ 6
Des somnifères	⊂⊃ 1	⊂⊃ 2	⊂⊃ 3	⊂⊃ 4	⊂⊃ 5	⊂⊃ 6
Des antidépresseurs	⊂⊃ 1	⊂⊃ 2	⊂⊃ 3	⊂⊃ 4	⊂⊃ 5	⊂⊃ 6

157. Est-ce que vous consommez des médicaments génériques ?
(Plusieurs réponses possibles)

Oui, c'est une démarche volontaire ⊂⊃ 1
Oui, votre médecin vous en a prescrit ⊂⊃ 2
Oui, votre pharmacien vous en a proposé ⊂⊃ 3
Non, vous préférez consommer un médicament de marque ⊂⊃ 4
Non, vous n'avez pas eu l'occasion d'en consommer ⊂⊃ 5
Non, car vous ne savez pas vraiment ce qu'est un médicament générique ⊂⊃ 6

158. La Sécurité sociale ne prenant pas en charge le coût total des dépenses de santé, avez-vous souscrit, pour cette année un contrat de complémentaire santé (mutuelle ou assurance) ?
(Une seule réponse possible)

Oui ⊂⊃ 1 → PASSER A LA QUESTION 159 Non ⊂⊃ 2 → PASSER A LA QUESTION 161 Vous ne savez pas ⊂⊃ 3 → PASSER A LA QUESTION 162

159. Qui a choisi ce contrat de complémentaire santé ?
(Une seule réponse possible)

Vous ⊂⊃ 1 Votre mère ⊂⊃ 2 Votre père ⊂⊃ 3 Une autre personne ⊂⊃ 4

160. Auprès de qui cette complémentaire santé a-t-elle été souscrite ?
(Une seule réponse possible)

Une mutuelle étudiante (LMDE ou autre) ⊂⊃ 1
La mutuelle de vos parents ⊂⊃ 2
Une autre mutuelle ⊂⊃ 3
Votre caisse de Sécurité sociale (Couverture Maladie Universelle complémentaire, CMU-C) ⊂⊃ 4
Une compagnie d'assurance ⊂⊃ 5
La mutuelle proposée par votre employeur ⊂⊃ 6
Vous ne savez pas ⊂⊃ 7

161. Pour quelle raison n'avez-vous pas de complémentaire santé ?
(Une seule réponse possible)

C'est trop cher ⊂⊃ 1 Vous n'en voyez pas l'utilité ⊂⊃ 2 Une autre raison ⊂⊃ 3

162. En ce qui concerne la mise en œuvre de la réforme de l'assurance maladie vous sentez-vous ... ?
(Une seule réponse possible)

très bien informé(e) ⊂⊃ 1 assez bien informé(e) ⊂⊃ 2 assez mal informé(e) ⊂⊃ 3 très mal informé(e) ⊂⊃ 4

163. Par qui aimeriez-vous être informé(e) (ou avoir des compléments d'information) sur la réforme de l'assurance maladie ?
(Plusieurs réponses possibles)

Un médecin ⊂⊃ 1
Un pharmacien ⊂⊃ 2
Votre mutuelle ⊂⊃ 3
Votre établissement d'études ⊂⊃ 4
Les médias (télévision, journaux, radio) ⊂⊃ 5

164. La réforme de l'assurance maladie prévoit que chaque assuré social doit choisir un médecin traitant. Qui allez-vous choisir comme médecin traitant ?

(Une seule réponse possible)

Votre médecin de famille ... 1
Un médecin installé à proximité de votre lieu d'études ... 2
Vous ne savez pas encore ... 3

165. La réforme de l'assurance maladie prévoit que chaque assuré social paye 1€ supplémentaire à chaque consultation médicale. Cette mesure peut-elle vous conduire à ne pas consulter un médecin ?

(Une seule réponse possible)

Oui ... 1 Non ... 2

166. Selon vous, qu'est-ce que le tiers payant ?

(Une seule réponse possible)

Les 33% de frais médicaux restant à la charge de l'assuré social ... 1
La dispense d'avance de frais dont peuvent bénéficier les assurés sociaux ... 2
Le nom donné aux vignettes pharmaceutiques remboursées à 30% ... 3

Questions de société

167. Diriez-vous que dans notre société, il existe une égalité entre les hommes et les femmes...

a ... De manière générale ? *(Une seule réponse possible)*

Oui, plutôt ... 1 Non, plutôt pas ... 2

b... et dans chacun des domaines suivants ?

1. Dans les études
(Une seule réponse possible)
Oui, plutôt ... 1 Non, plutôt pas ... 2

2. Pour la répartition des tâches domestiques
(Une seule réponse possible)
Oui, plutôt ... 1 Non, plutôt pas ... 2

3. Pour la répartition des responsabilités parentales
(Une seule réponse possible)
Oui, plutôt ... 1 Non, plutôt pas ... 2

4. Dans le monde du travail
(Une seule réponse possible)
Oui, plutôt ... 1 Non, plutôt pas ... 2

168. Diriez-vous que notre société aujourd'hui...

1. ... Permet aux jeunes de réussir dans la vie ?
(Une seule réponse possible)
Oui, plutôt ... 1 Non, plutôt pas ... 2

2. ... Est répressive ?
(Une seule réponse possible)
Oui, plutôt ... 1 Non, plutôt pas ... 2

3. ... Est égalitaire ?
(Une seule réponse possible)
Oui, plutôt ... 1 Non, plutôt pas ... 2

4. ...Est favorable à votre génération ?
(Une seule réponse possible)
Oui, plutôt ... 1 Non, plutôt pas ... 2

5. ...Est favorable à vos parents ?
(Une seule réponse possible)
Oui, plutôt ... 1 Non, plutôt pas ... 2

6....Est favorable à vos grands-parents ?
(Une seule réponse possible)
Oui, plutôt ... 1 Non, plutôt pas ... 2

169. D'une manière générale, en pensant à l'avenir, êtes-vous ... ? *(Une seule réponse possible)*

tout à fait confiant(e) ... 1 assez confiant(e) ... 2 peu confiant(e) ... 3 pas du tout confiant(e) ... 4

Vous et vos études

170. Quel(s) baccalauréat(s) avez-vous obtenu ? *(Plusieurs réponses possibles)*

Le Diplôme d'Aptitude aux Etudes Universitaires (DAEU) ... 1
Bac L ... 2
Bac S ... 3
Bac ES ... 4
Bac technologique ... 5
Bac professionnel ... 6

171. Où avez-vous obtenu votre baccalauréat... ? *(Une seule réponse possible)*

En France ... 1 Dans un pays de l'Union européenne ... 2 Dans un pays hors de l'Union européenne ... 3

172. Quelle est votre filière ?

BTS ... 1
Classe préparatoire aux grandes écoles ... 2
IUT ... 3
AES ou Economie ... 4
Droit/Science Politique ... 5
Sciences ... 6
Médecine ... 7
Lettres ... 8
Langues ... 9
Sciences humaines ... 10
Grande école ... 11
Ecole spécialisée (infirmière, architecture, Beaux-arts) ... 12
Une autre filière ... 13

19

173. En quelle année d'études êtes-vous ? *(Une seule réponse possible)*

Bac + 1 .... ⊂⊃ 1 Bac + 3 .... ⊂⊃ 3 Bac + 5 .... ⊂⊃ 5
Bac + 2 .... ⊂⊃ 2 Bac + 4 .... ⊂⊃ 4 Plus de Bac + 5 .... ⊂⊃ 6

174. Dans quel établissement étudiez-vous principalement cette année ? *(Une seule réponse possible)*

Une université .... ⊂⊃ 1 Un lycée .... ⊂⊃ 2 Une école .... ⊂⊃ 3 Un autre établissement . ⊂⊃ 4

175. Quel est votre mode d'examen ? *(Plusieurs réponses possibles)*

Le contrôle continu (TD et cours toute l'année) ... ⊂⊃ 1 Le contrôle continu (TD et cours toute l'année) ... ⊂⊃ 2

176. Dans quel département se situe l'établissement dans lequel vous étudiez ? *(Indiquez le n° du département)*

En clair : |__|__| Coder : Dizaines 0 1 2 3 4 5 6 7 8 9 / Unités 0 1 2 3 4 5 6 7 8 9

177. Vos études vous plaisent-elles ? *(Une seule réponse possible)*

Oui, plutôt ..... ⊂⊃ 1 Non, plutôt pas . ⊂⊃ 2

178. Qu'est ce qui vous plaît dans vos études ? *(Plusieurs réponses possibles)*

Les matières enseignées vous intéressent tout particulièrement .... ⊂⊃ 1
Vous avez toujours voulu étudier dans ce domaine .... ⊂⊃ 2
Vous avez choisi cette filière car elle correspond à votre projet d'orientation .... ⊂⊃ 3
Vous ne savez pas à quoi cette filière peut vous mener professionnellement, mais elle nourrit votre curiosité ⊂⊃ 4
Elles vous assureront une bonne situation professionnelle .... ⊂⊃ 5
Rien ne vous plaît dans vos études .... ⊂⊃ 6

179. Qu'est ce qui ne vous plaît pas dans vos études ? *(Plusieurs réponses possibles)*

Les matières ne vous intéressent pas .... ⊂⊃ 1
Vous avez le sentiment que c'est trop difficile .... ⊂⊃ 2
Vous avez choisi ce cursus pour faire plaisir à votre entourage ⊂⊃ 3
Elles ne correspondent finalement pas à votre projet d'orientation ⊂⊃ 4
Vous ne saviez pas quelle autre filière choisir .... ⊂⊃ 5
Vous craignez de ne pas réussir .... ⊂⊃ 6
Elles ne vous offriront pas de débouchés professionnels satisfaisants. .... ⊂⊃ 7
Rien ne vous déplaît dans vos études .... ⊂⊃ 8

180. Avez-vous déjà redoublé ? *(Une seule réponse possible)*

Oui .... ⊂⊃ 1 ➤ PASSER A LA QUESTION 181 Non .... ⊂⊃ 2 ➤ PASSER A LA QUESTION 183

181. Quand avez-vous redoublé ? *(Plusieurs réponses possibles)*

Avant le BAC .. ⊂⊃ 1 Après le BAC .. ⊂⊃ 2

182. Combien de fois au total avez-vous redoublé ? *(Indiquez le nombre de fois)*

En clair : |__|__| fois Coder : Dizaines 0 1 2 3 4 5 6 7 8 9 / Unités 0 1 2 3 4 5 6 7 8 9

Renseignements signalétiques

183. Etes-vous ?

Un homme . ⊂⊃ 1
Une femme . ⊂⊃ 2

184. Quel âge avez-vous ?

En clair : |__|__| ans
Coder : 0 1 2 3 4 5 6 7 8 9 / 0 1 2 3 4 5 6 7 8 9

185. Dans quelle ville résidez-vous le plus souvent ?

Code Postal : |__|__|__|__|__|
Coder : 0 1 2 3 4 5 6 7 8 9 (× 5 colonnes)

186. Avez-vous des enfants ?

Oui, un enfant .... ⊂⊃ 1
Oui, plusieurs enfants . ⊂⊃ 2
Non .... ⊂⊃ 3

187. Lorsque vous étiez enfant et adolescent, la plupart du temps vous avez vécu... ?

Dans une maison individuelle isolée (maison à la campagne, ferme...) .... ⊂⊃ 1
Dans une maison individuelle dans un village, en ville ou dans un ensemble de pavillons .. ⊂⊃ 2
Dans un immeuble collectif en ville .... ⊂⊃ 3
Dans un immeuble collectif dans un grand ensemble ou une cité .... ⊂⊃ 4
Dans un autre type d'habitation .... ⊂⊃ 5

188. En ce qui concerne votre statut marital, êtes-vous ... ?

Célibataire vivant seul(e) ... ⊂⊃ 1
Célibataire vivant avec votre/vos enfants .... ⊂⊃ 2
Marié(e) .... ⊂⊃ 3
PACSé(e) .... ⊂⊃ 4
Vivant en couple .... ⊂⊃ 5
Séparé(e) ou divorcé(e) .... ⊂⊃ 6

FIN DU QUESTIONNAIRE
Nous vous remercions d'avoir bien voulu répondre à nos questions.

CARTOGRAPHIES

Toutes les cartes présentées concernent les étudiants en France par académies.

Cartographie n° 1	Consommation régulière de bière
Cartographie n° 2	Consommation régulière de vin
Cartographie n° 3	Consommation régulière de premix
Cartographie n° 4	L'expérimentation du cannabis
Cartographie n° 5	Part des étudiants ayant expérimenté les champignons hallucinogènes
Cartographie n° 7	Taux d'expérimentation d'ecstasy
Cartographie n° 6	Taux d'expérimentation de poppers
Cartographie n° 8	Taux de consultation d'un dentiste
Cartographie n° 9	Taux de consultation d'un dermatologue
Cartographie n° 10	Taux de consultation d'un généraliste
Cartographie n° 11	Taux de consultation d'un gynécologue
Cartographie n° 12	Taux de consultation d'un kinésithérapeute
Cartographie n° 13	Taux de consultation d'un ostéopathe
Cartographie n° 14	Part d'étudiants ayant déjà pratiqué un test de dépistage du VIH
Cartographie n° 15	Part d'étudiants connaissant les BAPU
Cartographie n° 16	La part d'étudiants ayant une complémentaire santé
Cartographie n° 17	Part d'étudiants consultant dans les centres mutualistes
Cartographie n° 18	Part des étudiants s'estimant en surpoids
Cartographie n° 19	Etudiantes ayant effectué un régime amaigrissant
Cartographie n° 20	Taux d'étudiants, déclarant avoir une alimentation équilibrée
Cartographie n° 21	Taux d'étudiants, pensant que la société d'aujourd'hui permet aux jeunes de réussir dans la vie
Cartographie n° 22	Part d'étudiants ayant déclaré ne pas avoir confiance en l'avenir
Cartographie n° 23	Le taux de consultations d'un psychiatre parmi les étudiants
Cartographie n° 24	La sensation d'être déprimé
Cartographie n° 25	La sensation d'être angoissé
Cartographie n° 26	La part d'étudiants ayant déjà fait une tentative de suicide
Cartographie n° 27	L'insomnie des étudiants
Cartographie n° 28	Le temps de sommeil inférieur à 8 heures
Cartographie n° 29	Part des étudiants qui jugent leur temps de sommeil insuffisant

Consommation réguliére* de bière des étudiants en France, par académies.

* au moins une fois par semaine.

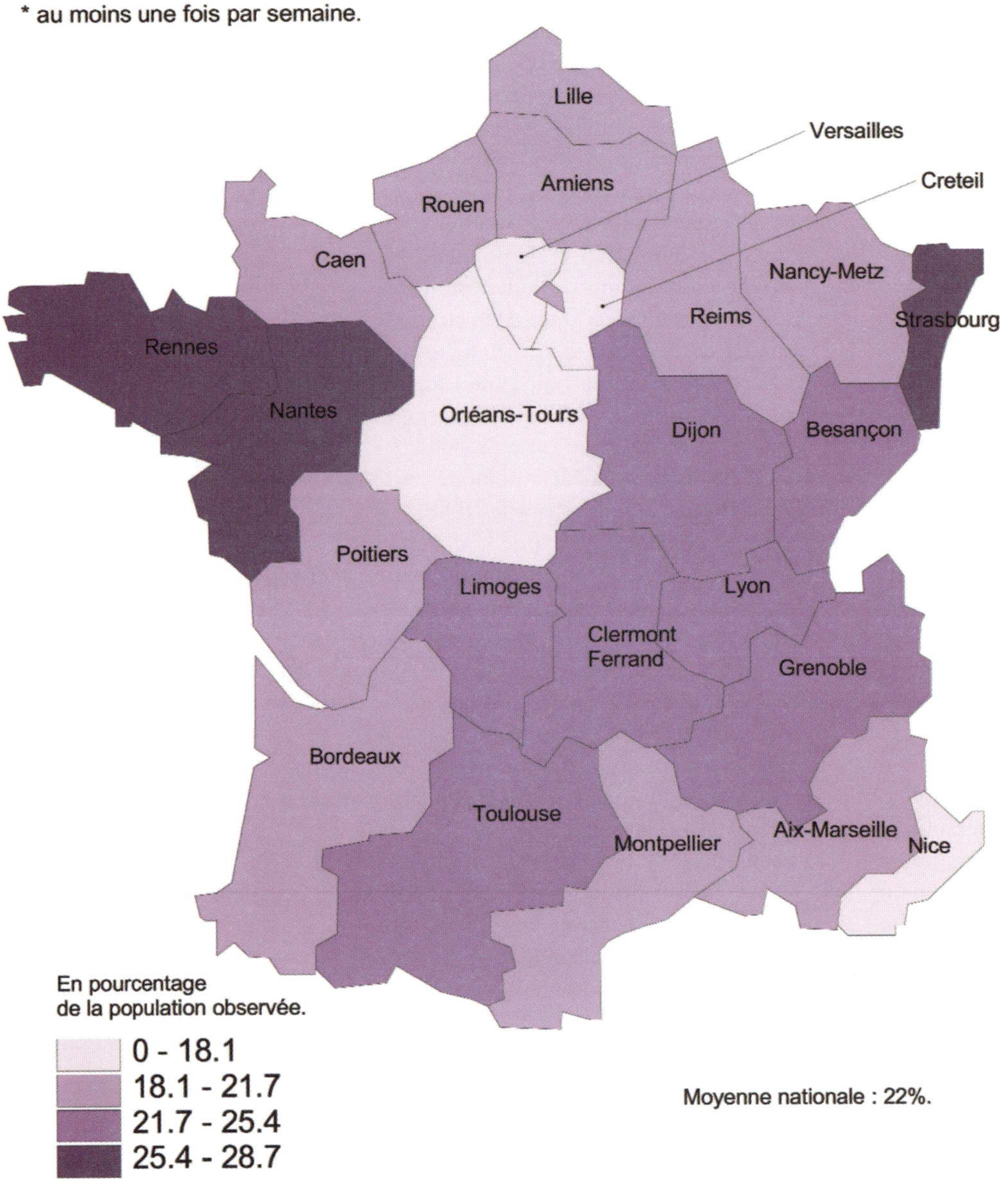

Consommation réguliére* de vin des étudiants en France, par académies.

* au moins une fois par semaine.

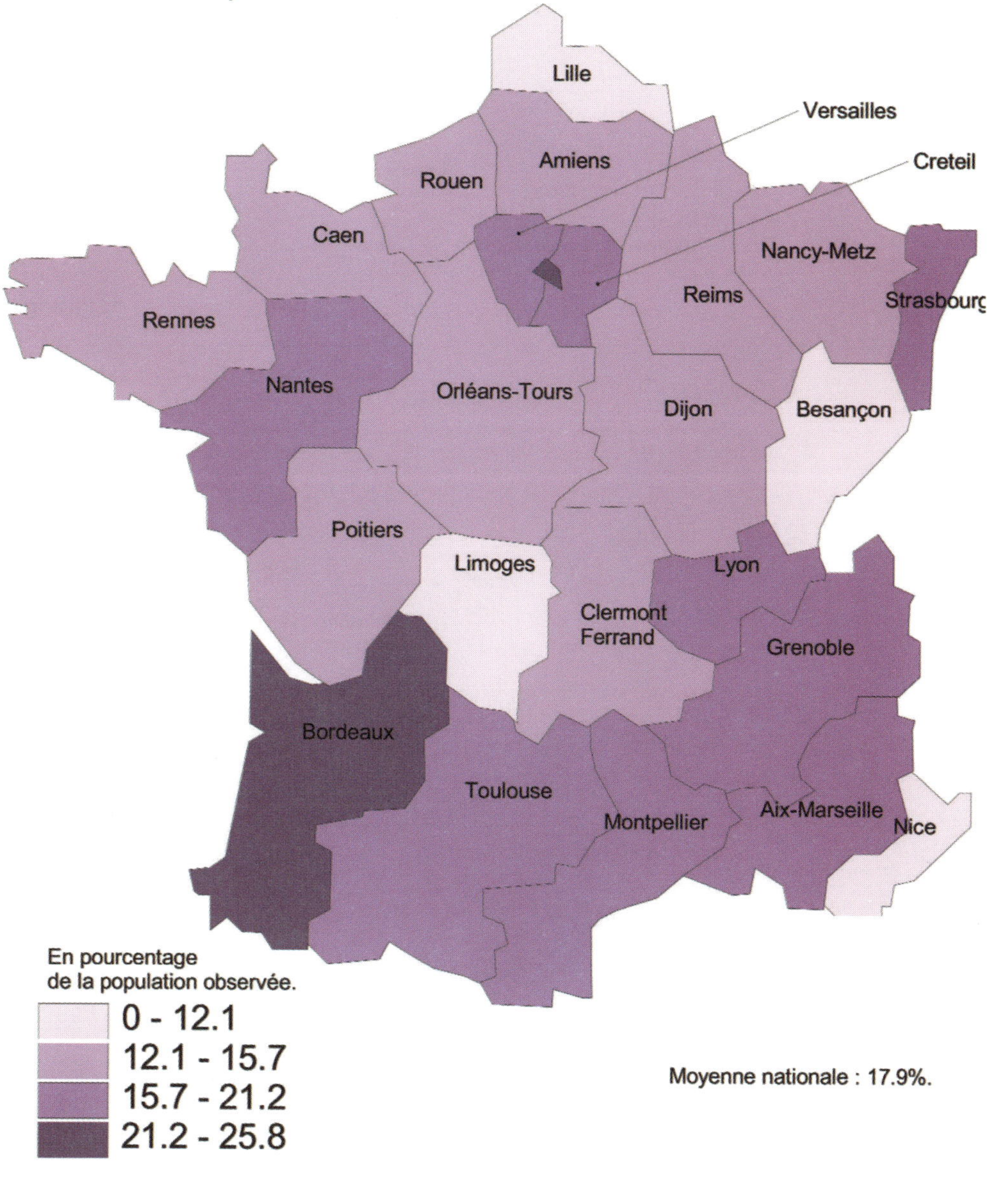

Moyenne nationale : 17.9%.

Consommation réguliére* de premix des étudiants en France, par académies.

* au moins une fois par semaine.

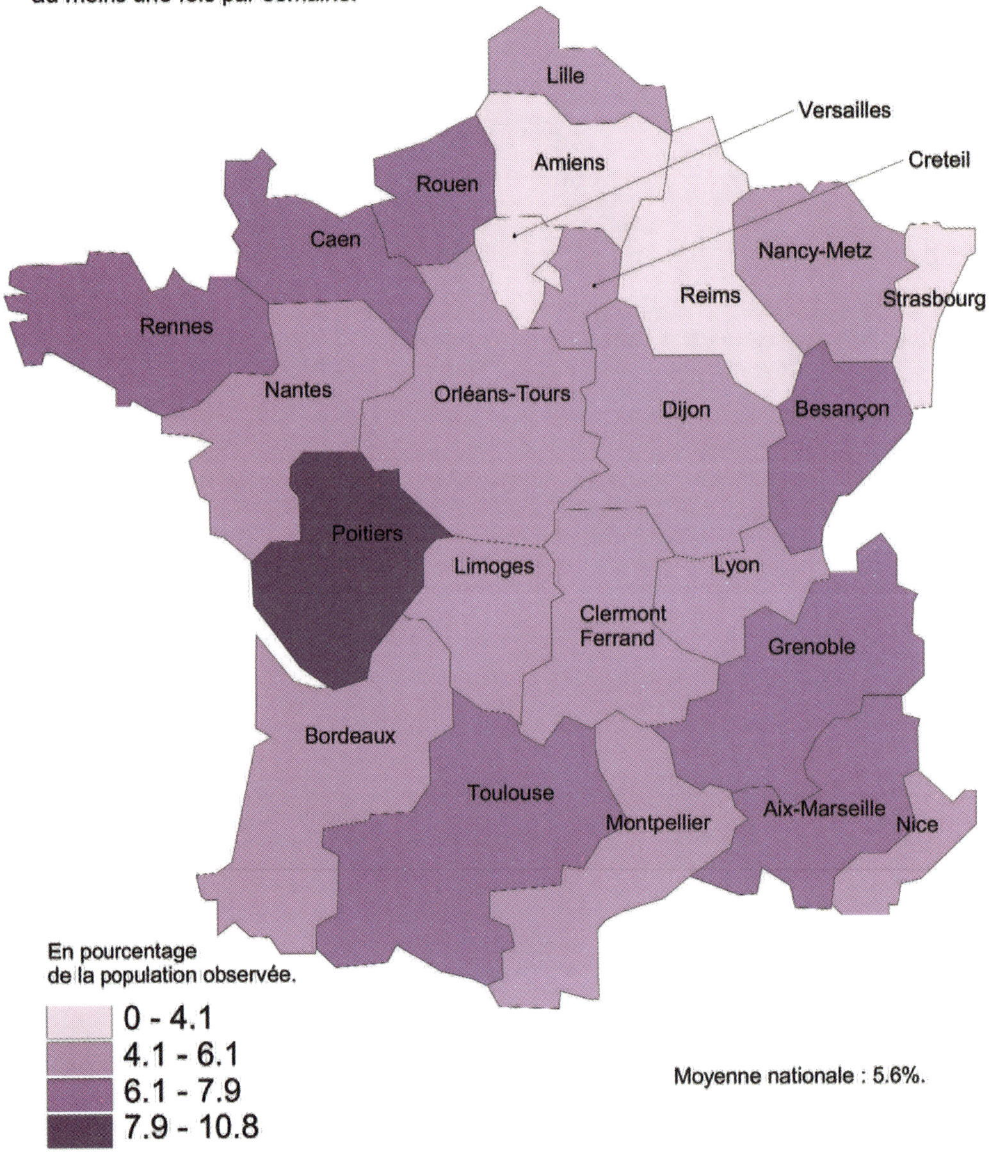

Moyenne nationale : 5.6%.

L'expérimentation du cannabis par les étudiants en France, par académies.

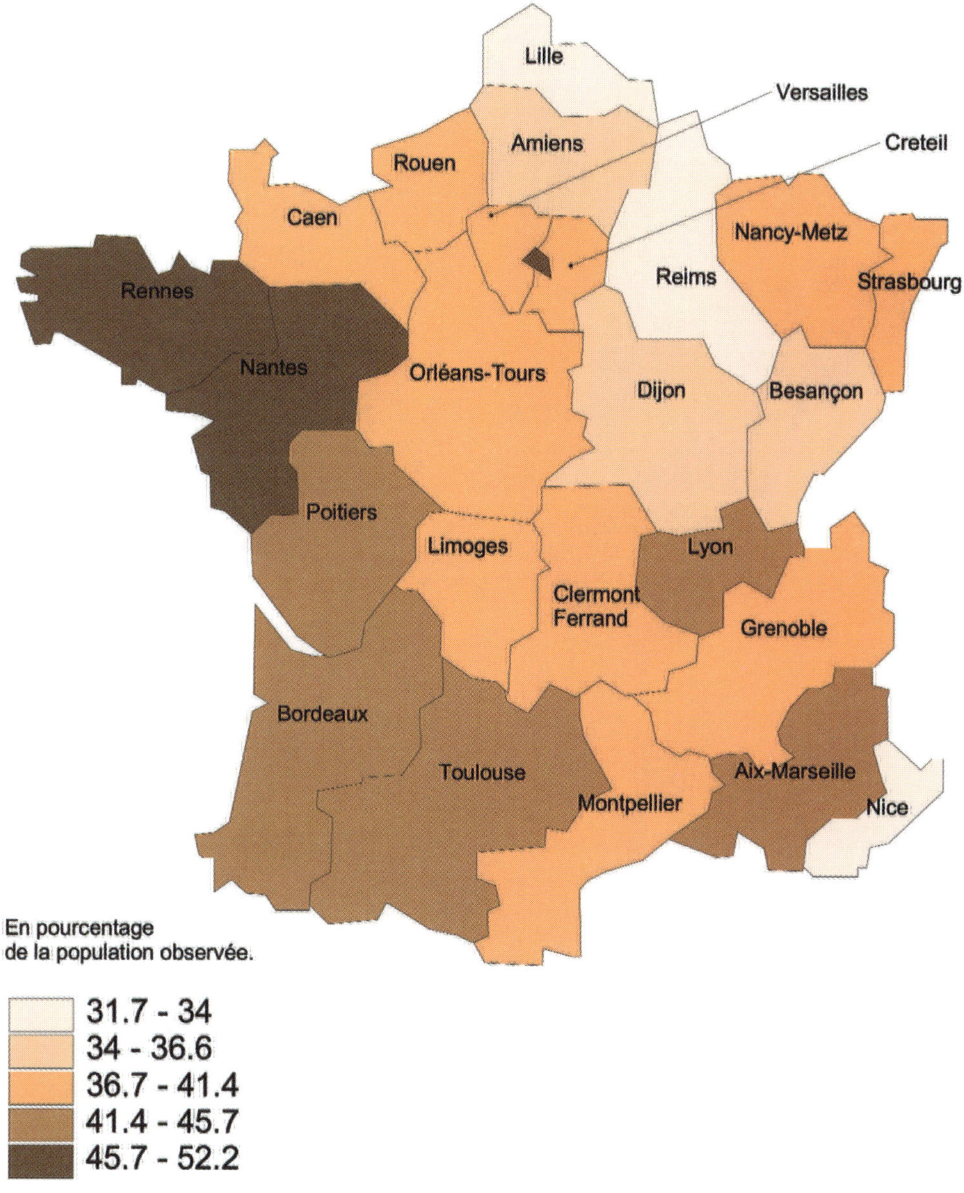

Part des étudiants ayant expérimenté les champignons hallucinogènes en France, par académies.

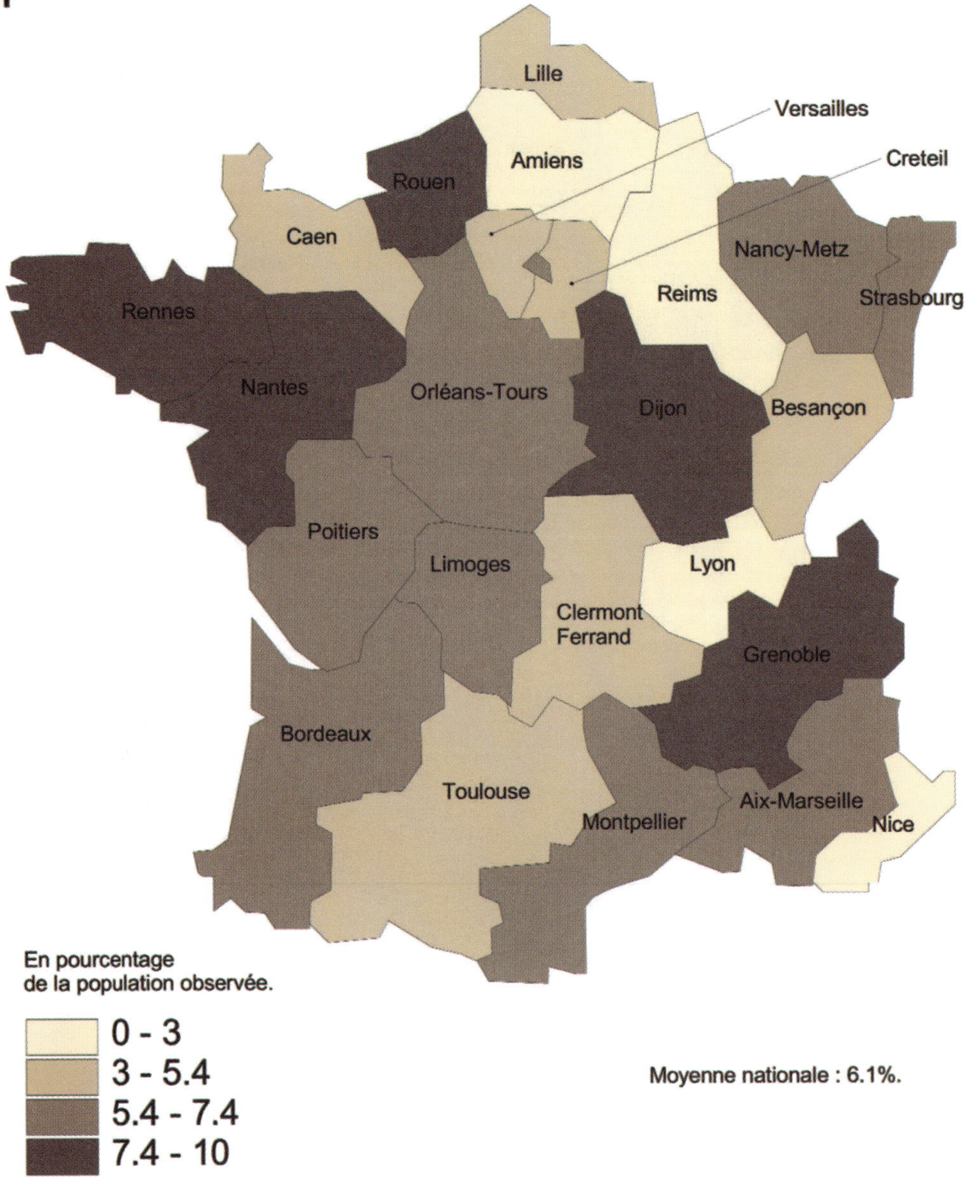

Taux d'expérimentation d'ecstasy des étudiants en France, par académies.

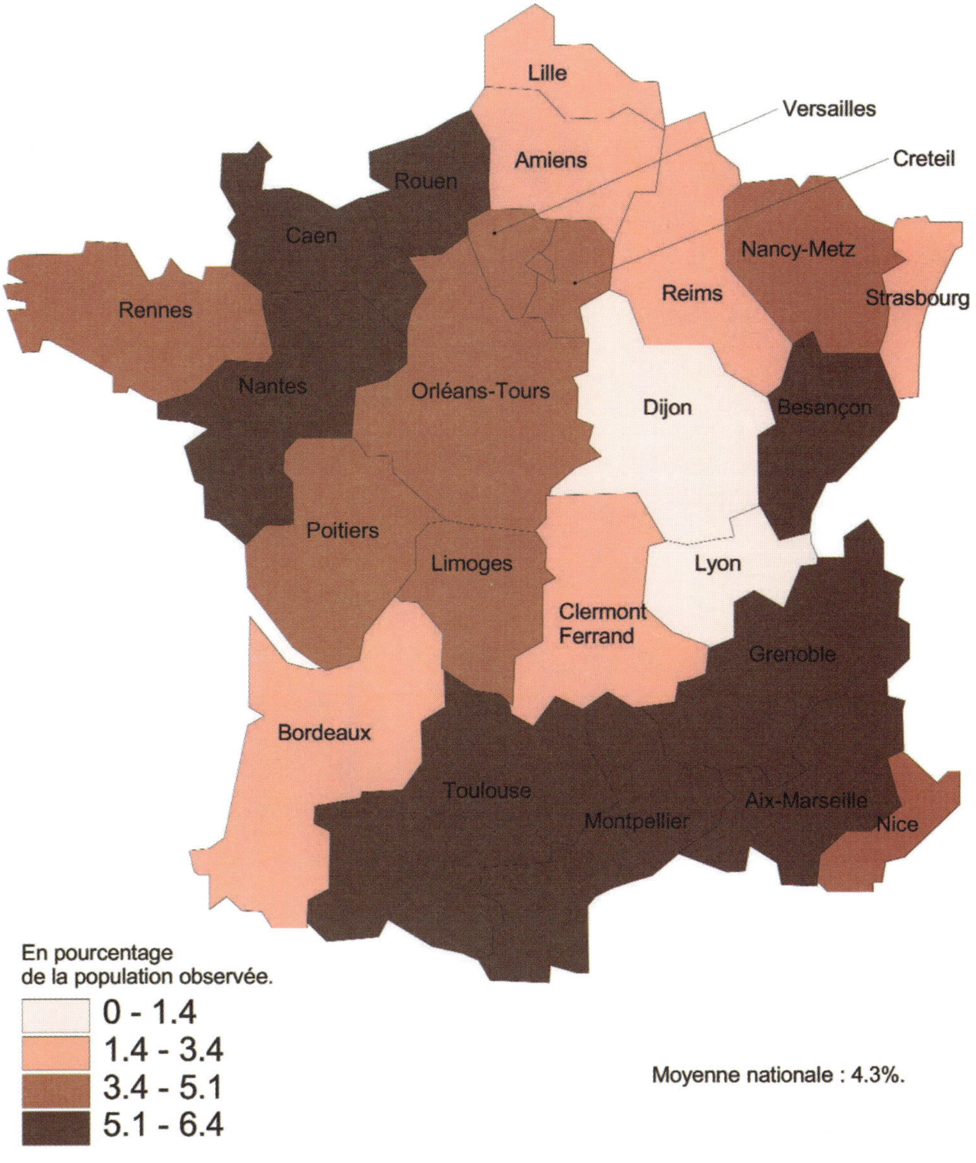

Moyenne nationale : 4.3%.

Taux d'expérimentation de poppers des étudiants en France, par académies.

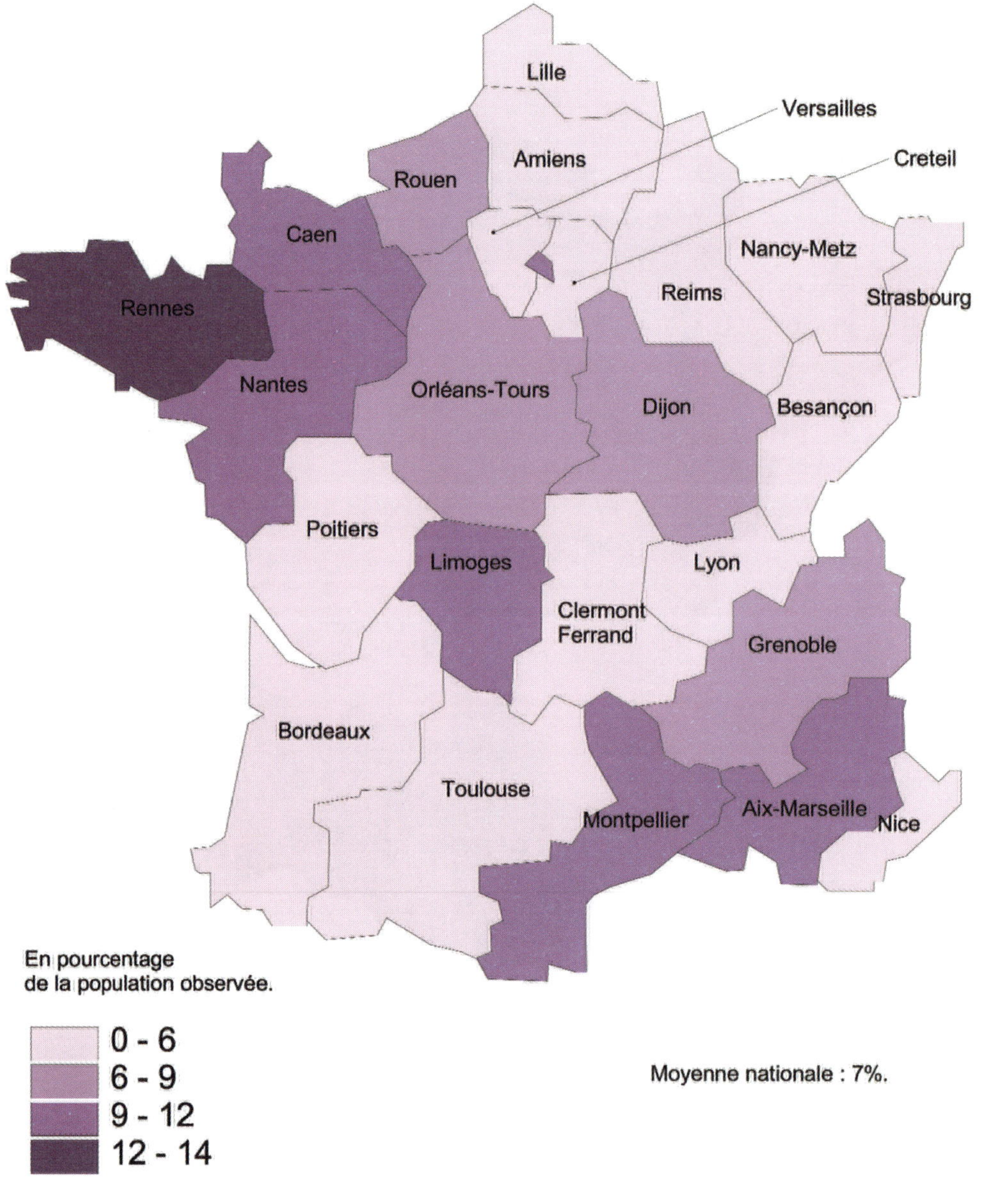

Taux de consultation d'un dentiste* des étudiants en France, par académies.

* au cours des 12 derniers mois.

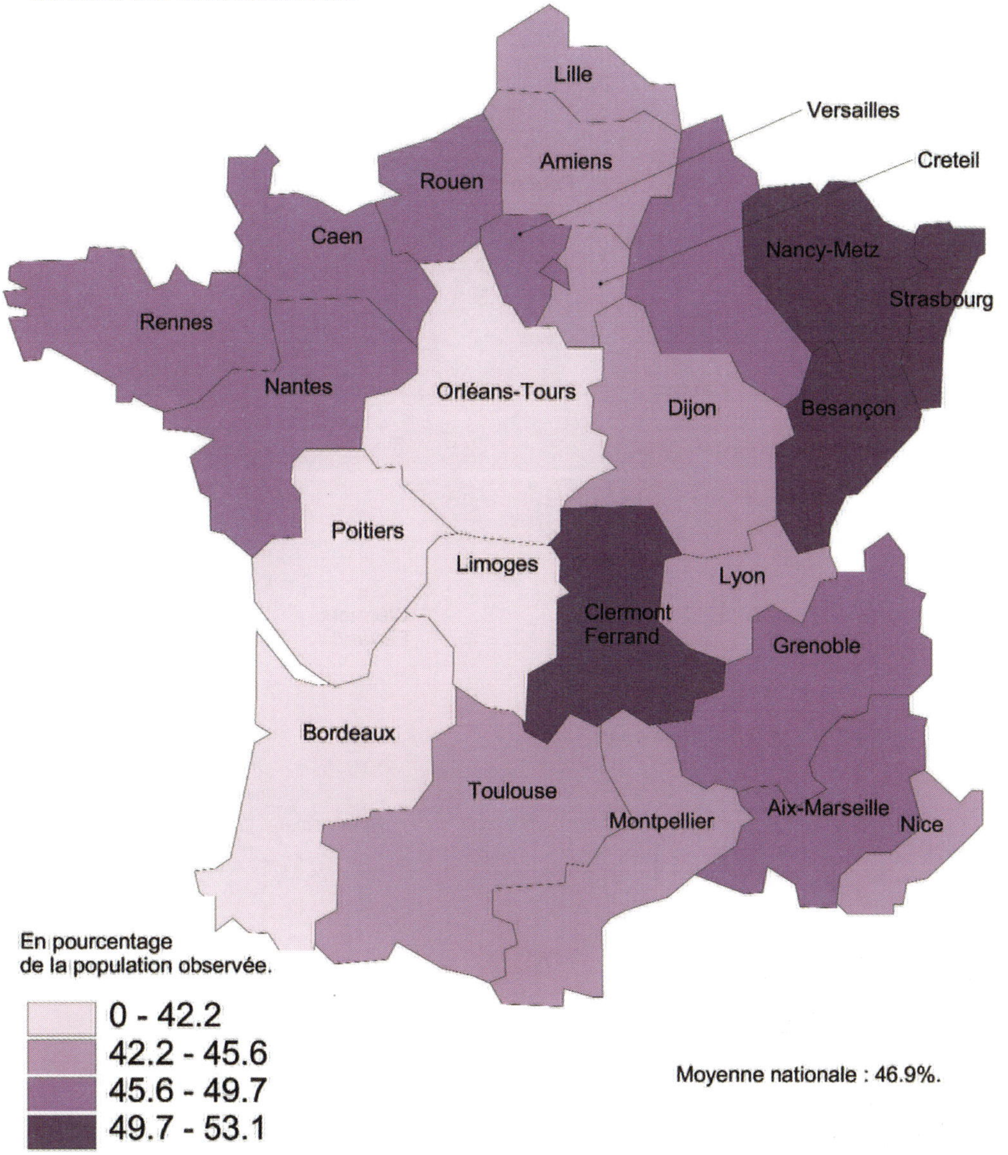

Moyenne nationale : 46.9%.

Taux de consultation d'un dermatologue* des étudiants en France, par académies.

* au cours des 12 derniers mois.

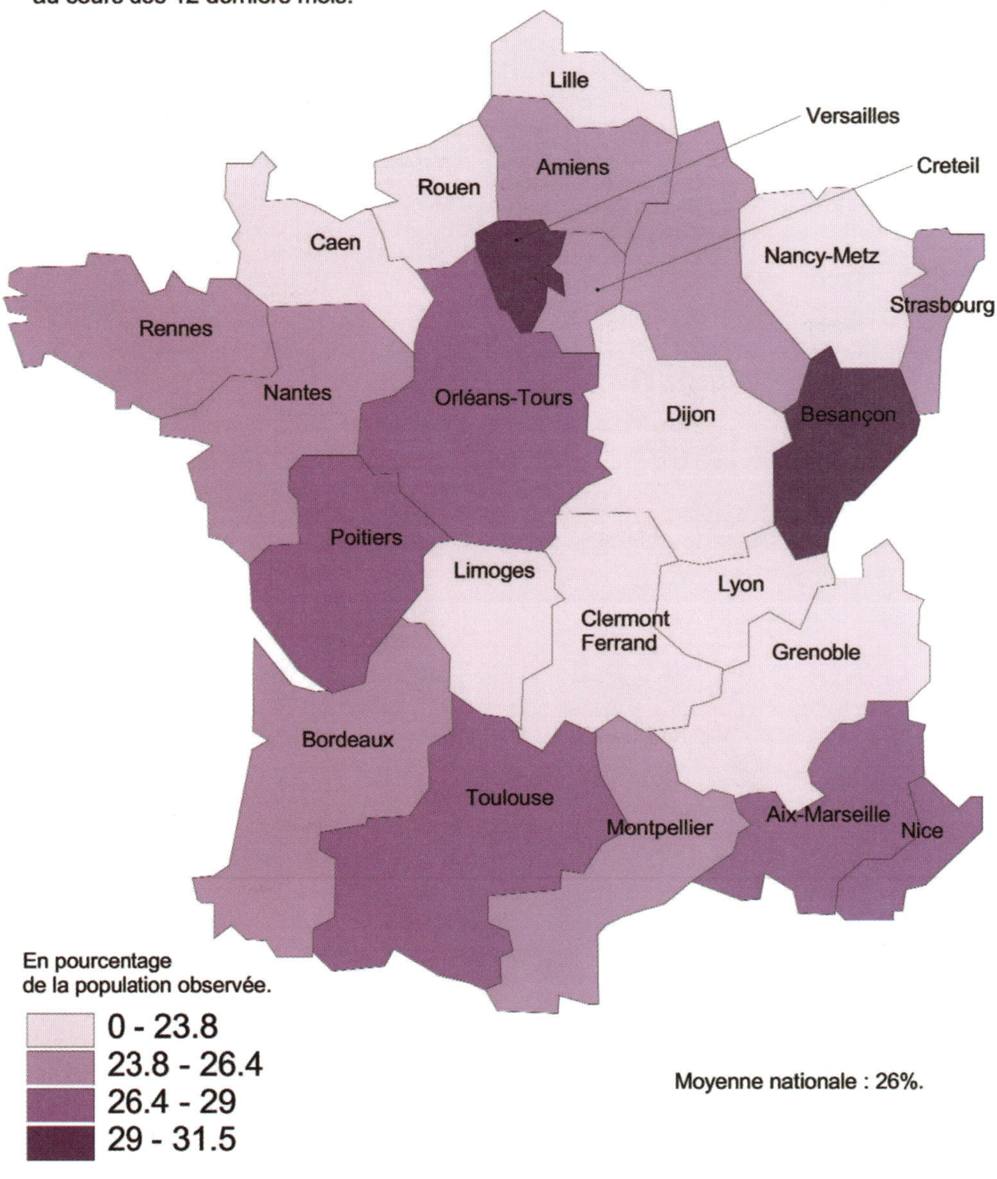

Moyenne nationale : 26%.

Taux de consultation d'un généraliste* des étudiants en France, par académies.

* au cours des 12 derniers mois.

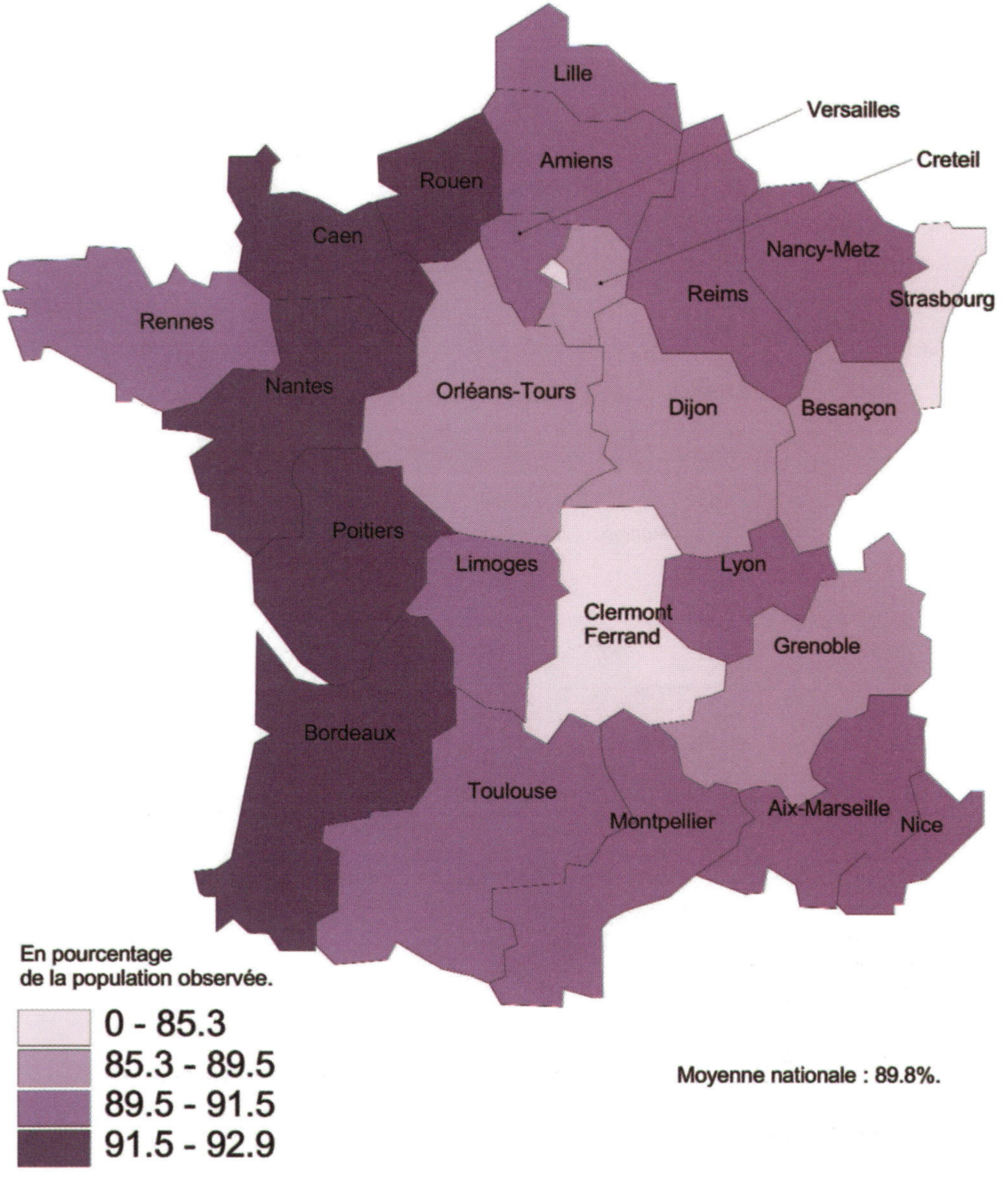

Moyenne nationale : 89.8%.

Taux de consultation d'un gynécologue* des étudiantes en France, par académies.

* au cours des 12 derniers mois.

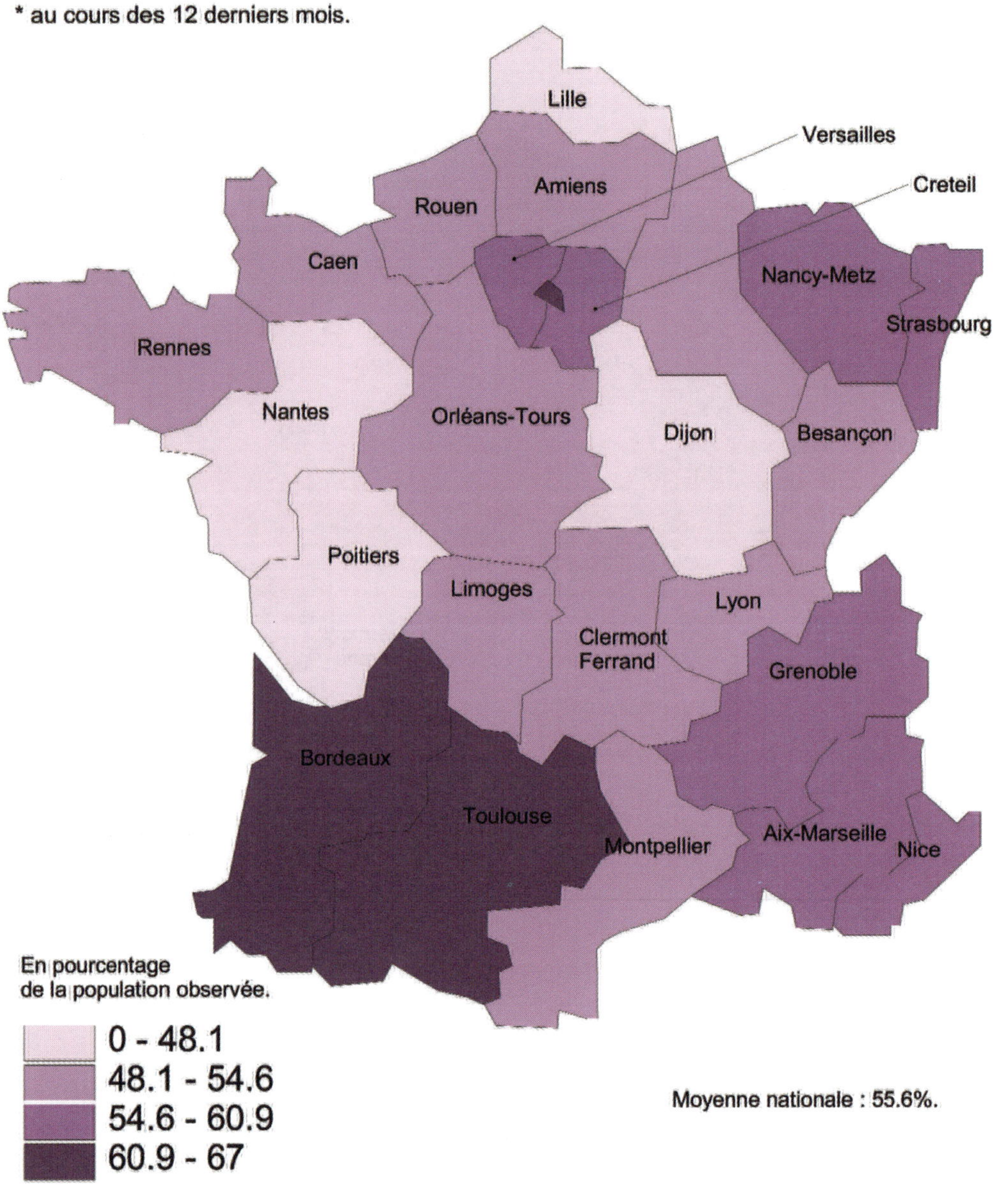

Moyenne nationale : 55.6%.

Taux de consultation d'un kinésithérapeute des étudiants en France*, par académies.

* au cours des 12 derniers mois.

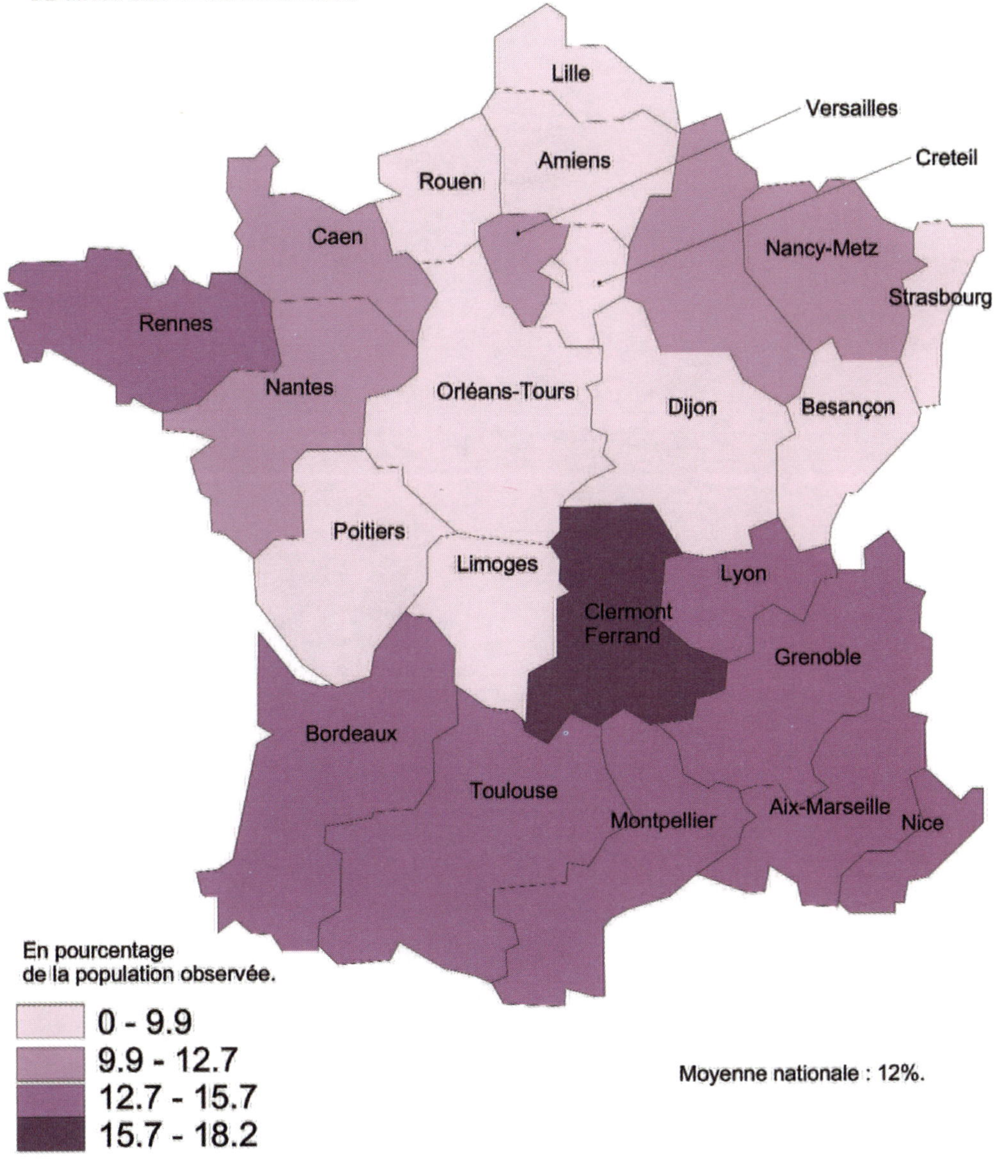

Moyenne nationale : 12%.

Taux de consultation d'un ostéopathe* des étudiants en France, par académies.

* au cours des 12 derniers mois.

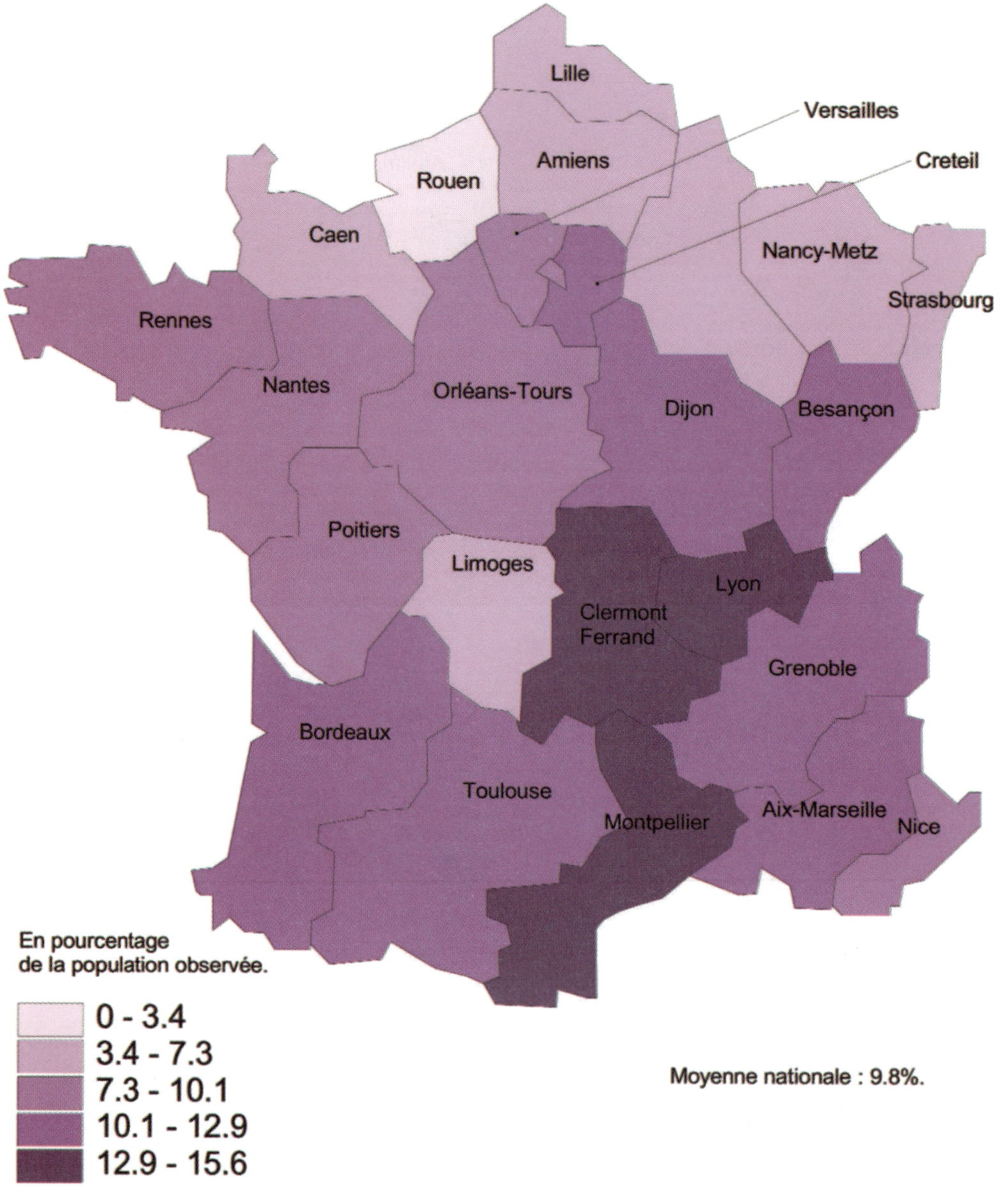

Moyenne nationale : 9.8%.

Part des étudiants ayant pratiqué un test de dépistage du VIH* en France, par académies.

* Au moins une fois.

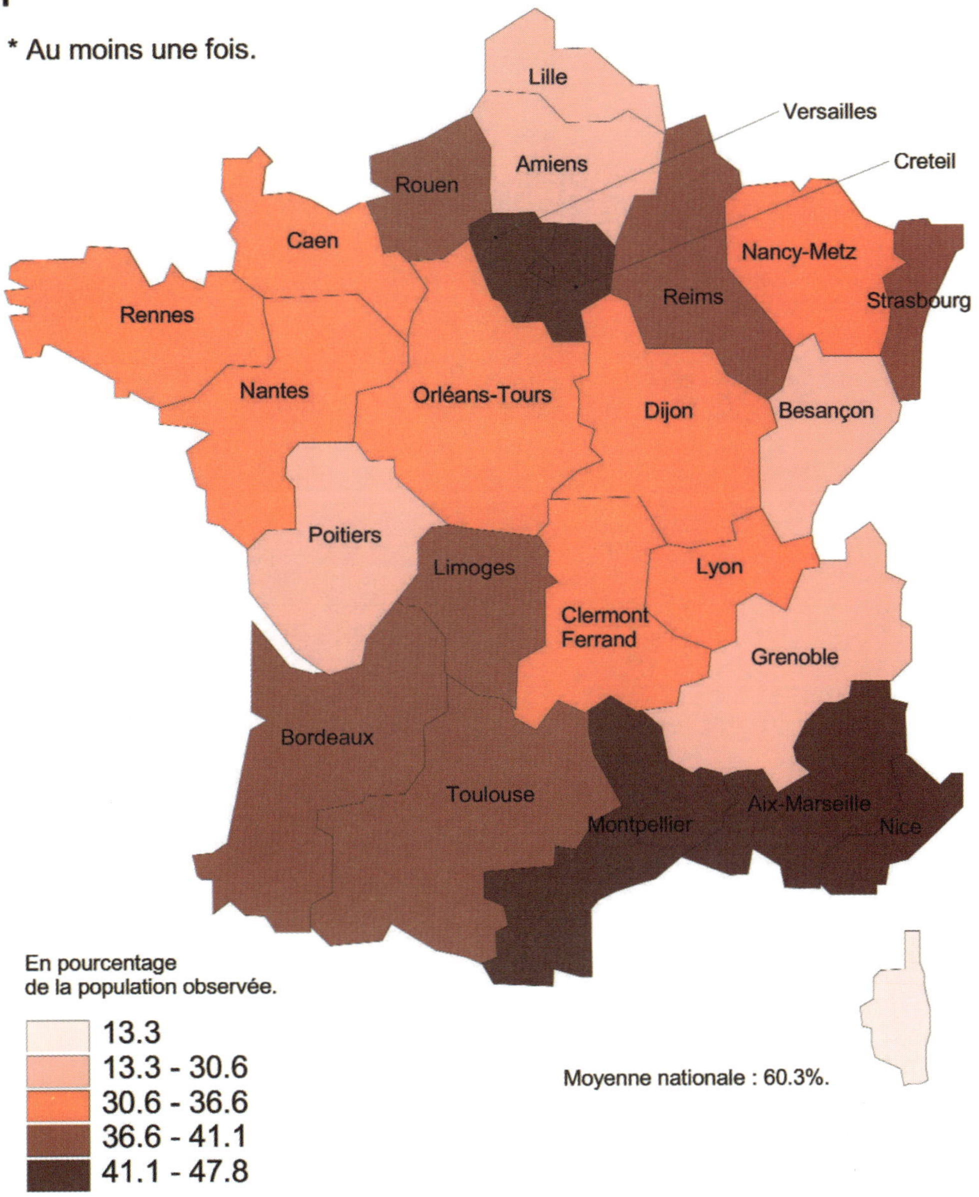

Le taux de connaissance des BAPU par les étudiants en France, par académies.

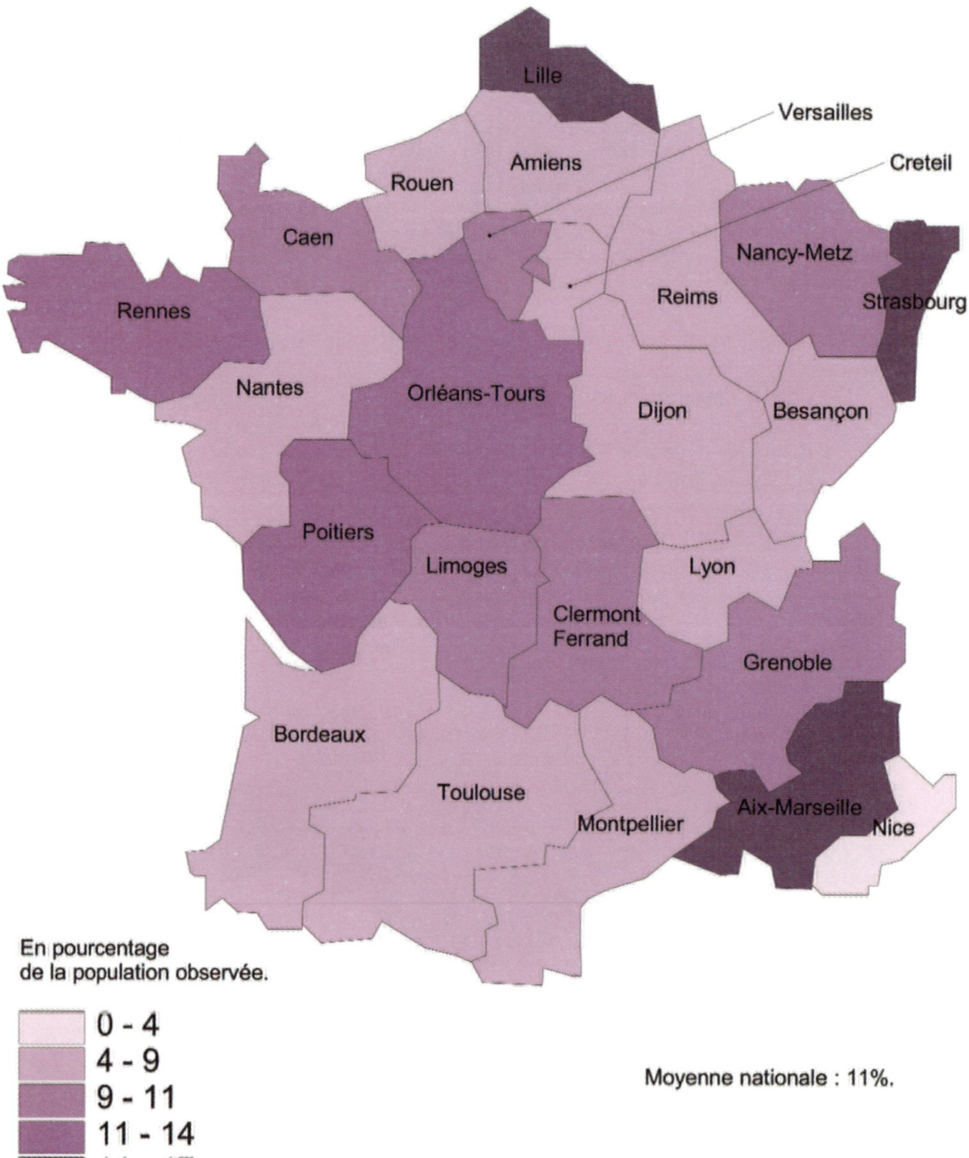

Moyenne nationale : 11%.

Le taux de souscription d'une complémentaire santé des étudiants en France, par académies.

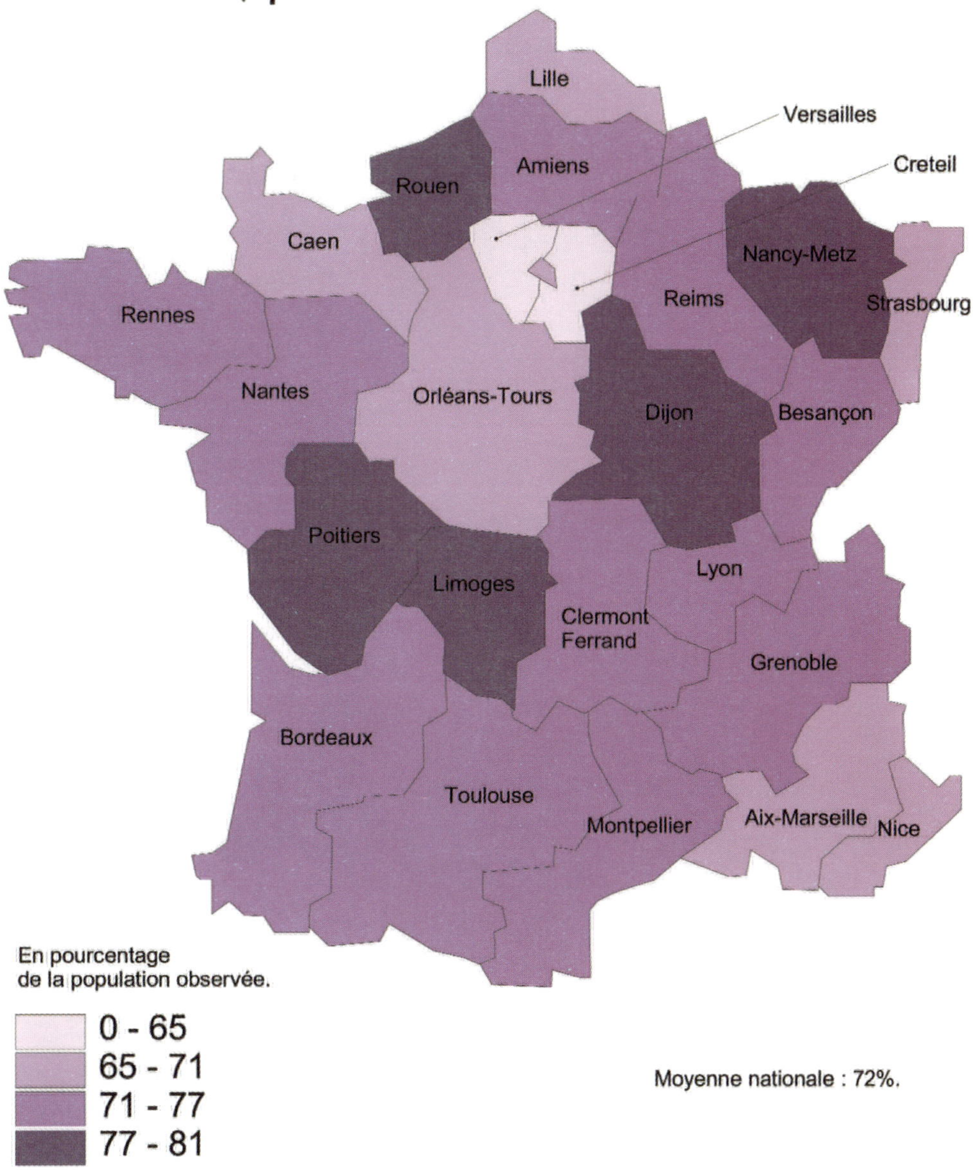

Moyenne nationale : 72%.

Le taux de consultation médicale dans un centre mutualiste des étudiants en France par académies.

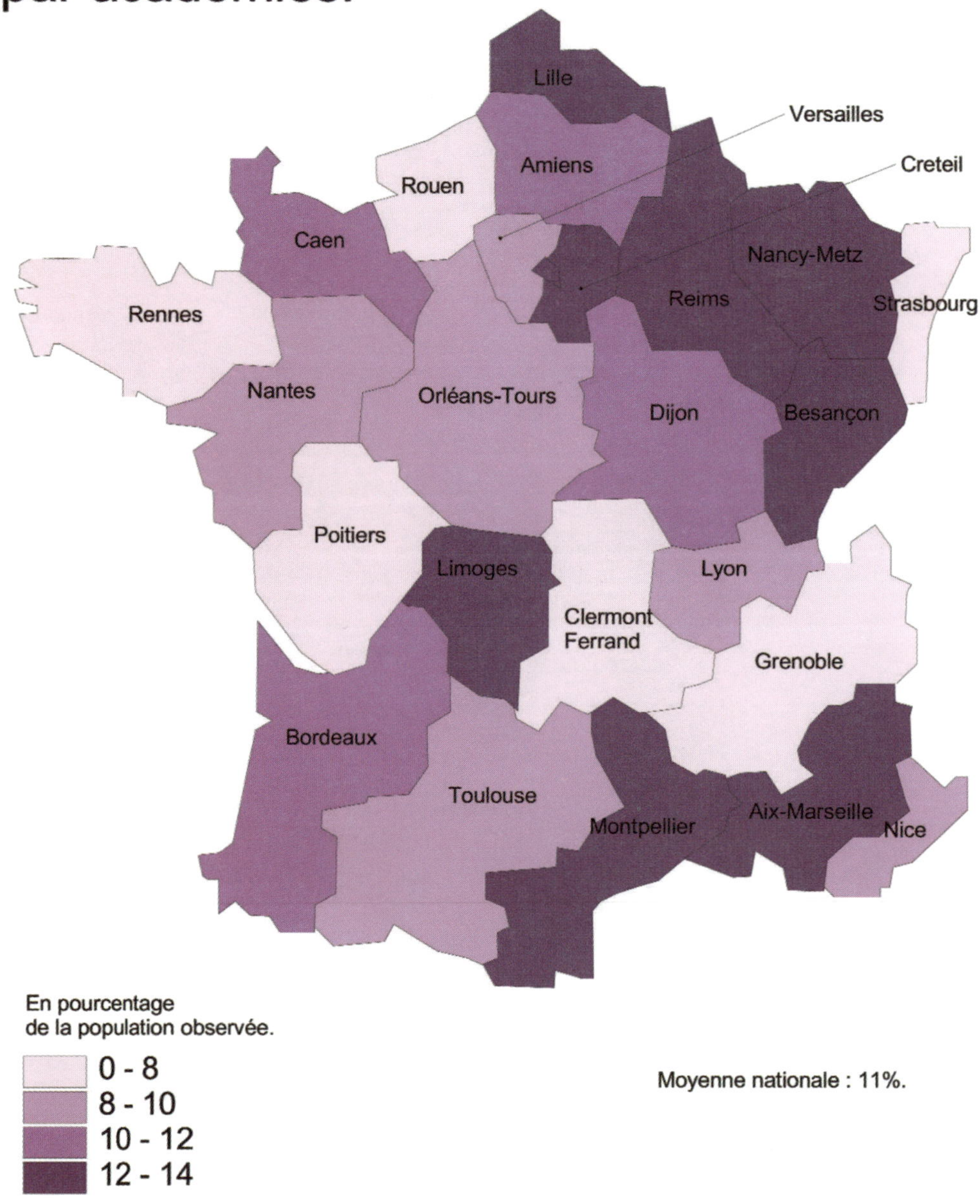

Moyenne nationale : 11%.

Part des étudiants s'estimant en surpoids en France, par académies.

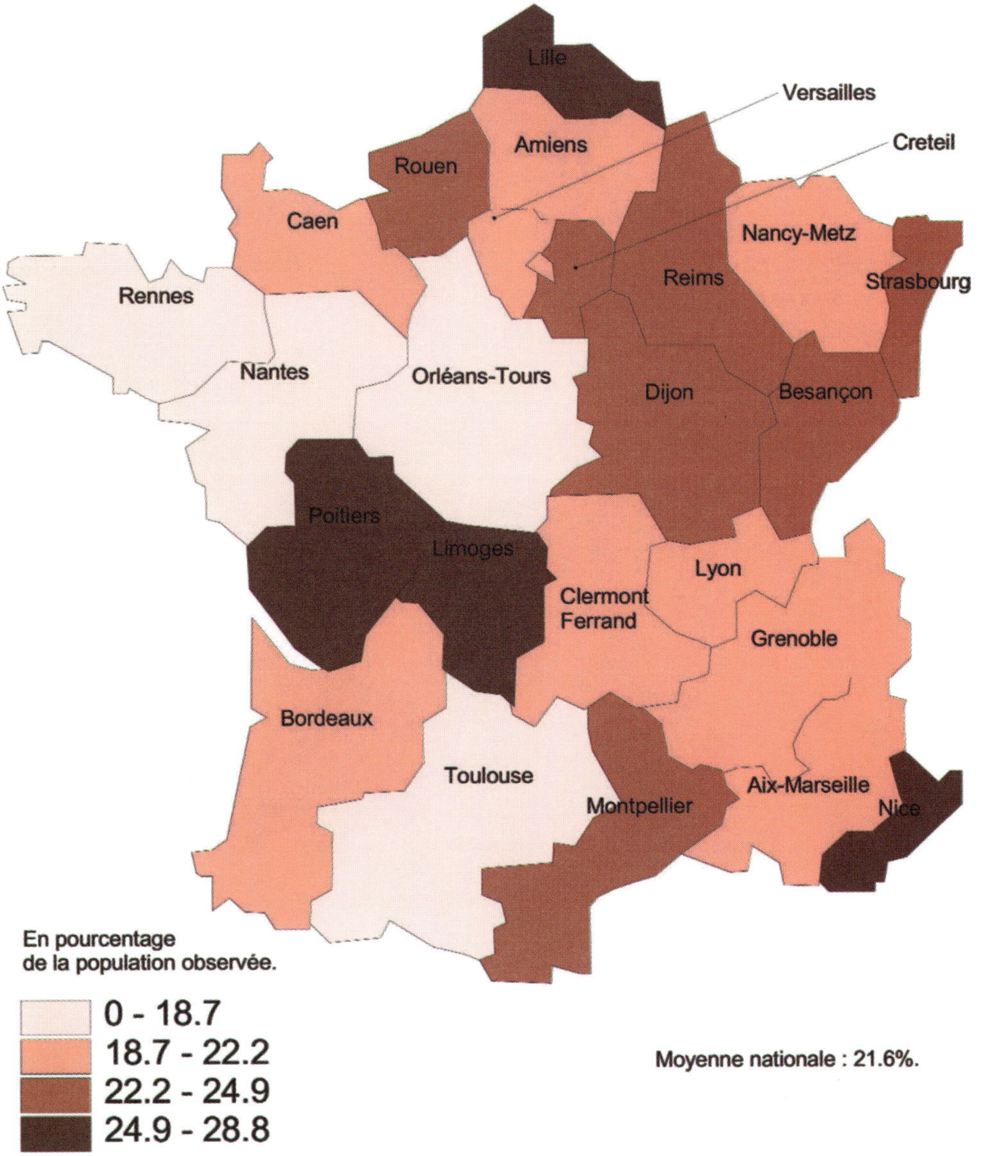

Moyenne nationale : 21.6%.

Etudiantes ayant effectué un régime amaigrissant en France, par académies.

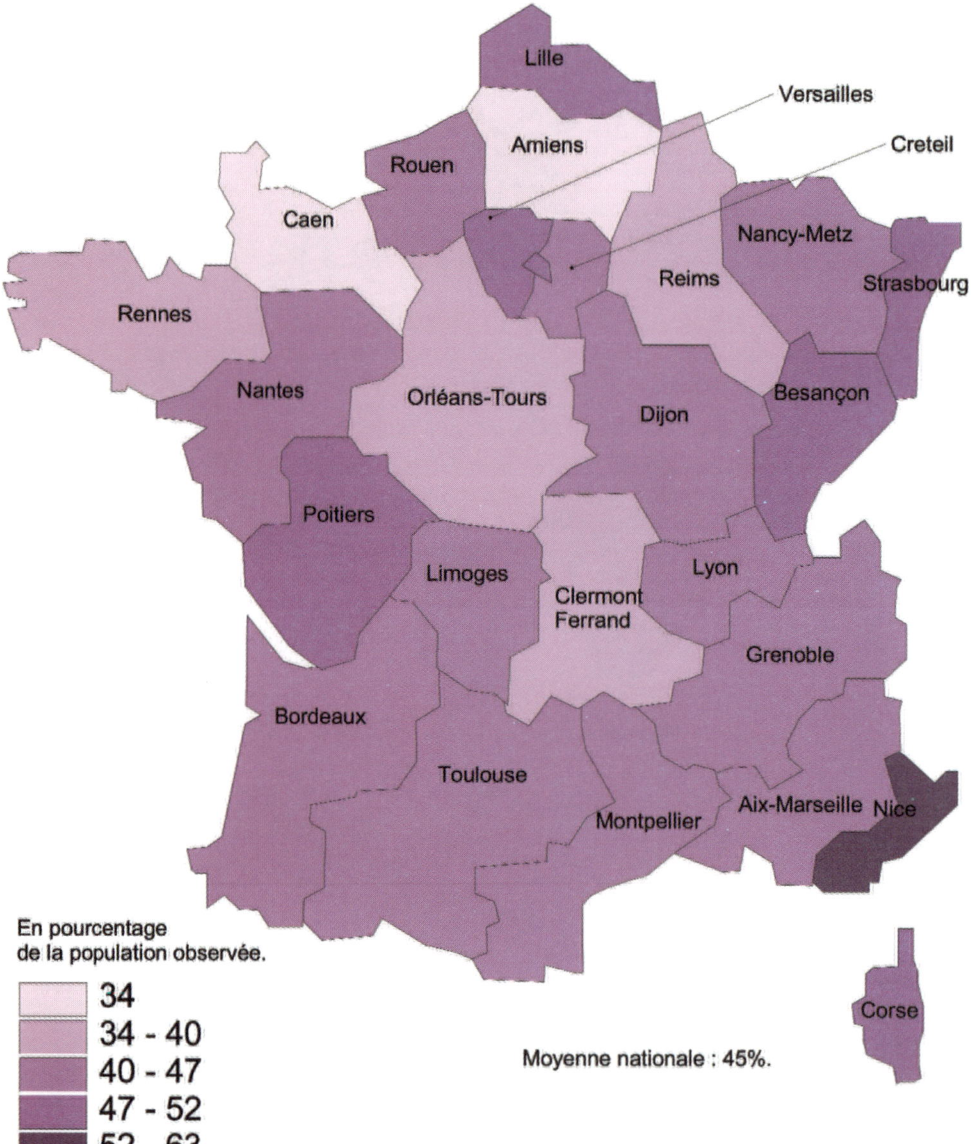

Etudiants en France, par académies, déclarant avoir une alimentation équilibrée

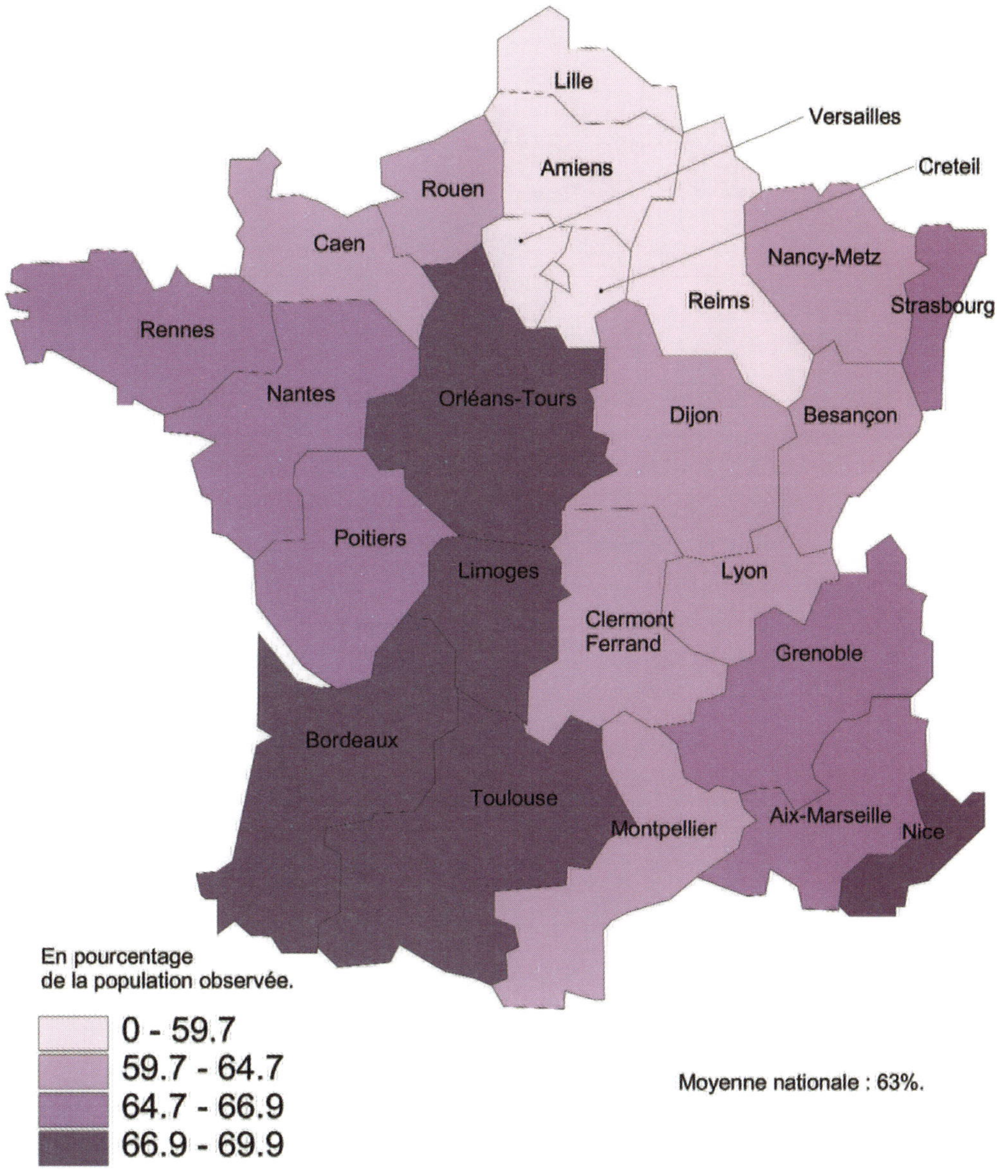

Taux d'étudiants en France, par académies, pensant que la société aujourd'hui permet aux jeunes de réussir dans la vie.

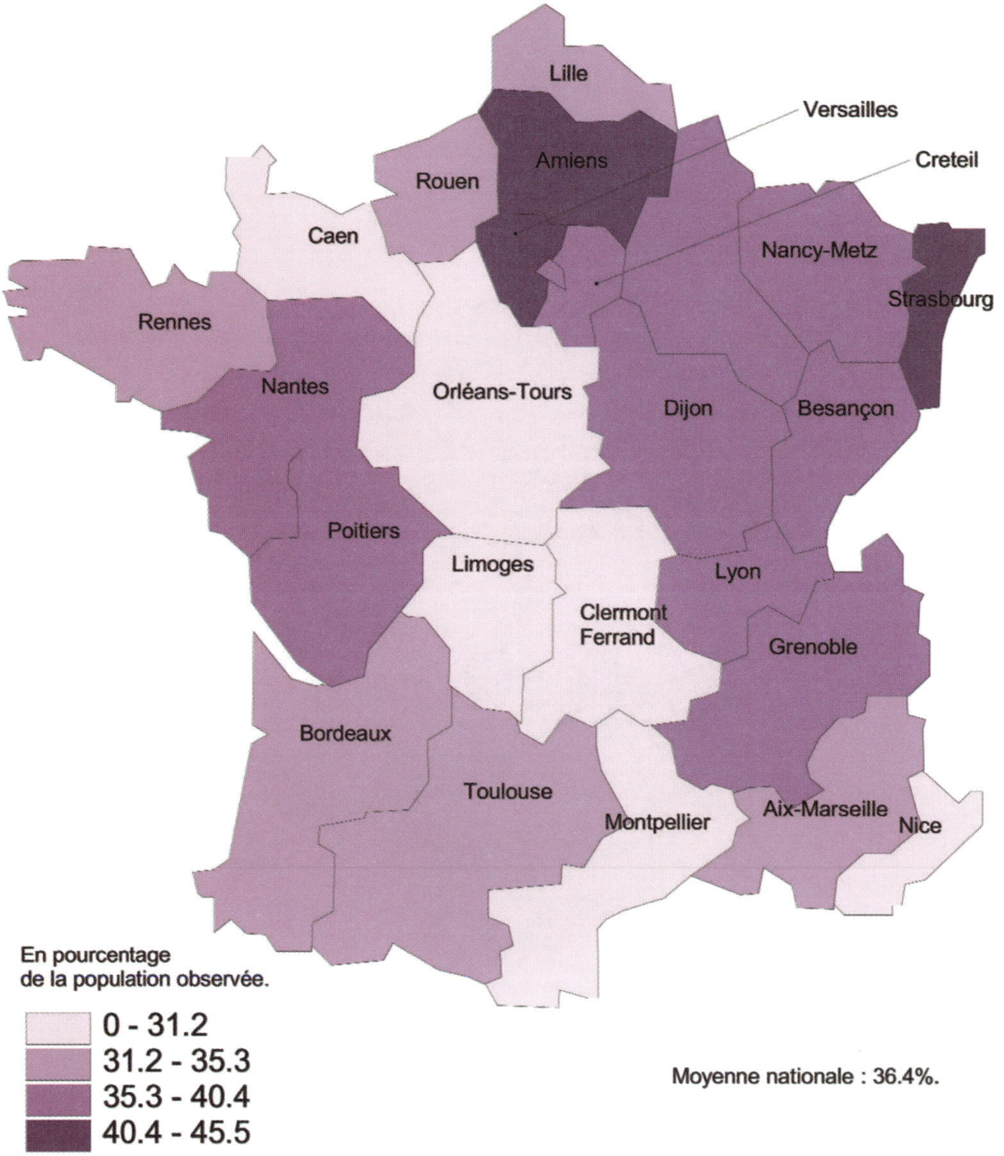

Moyenne nationale : 36.4%.

L'absence de confiance en l'avenir des étudiants en France, par académies.

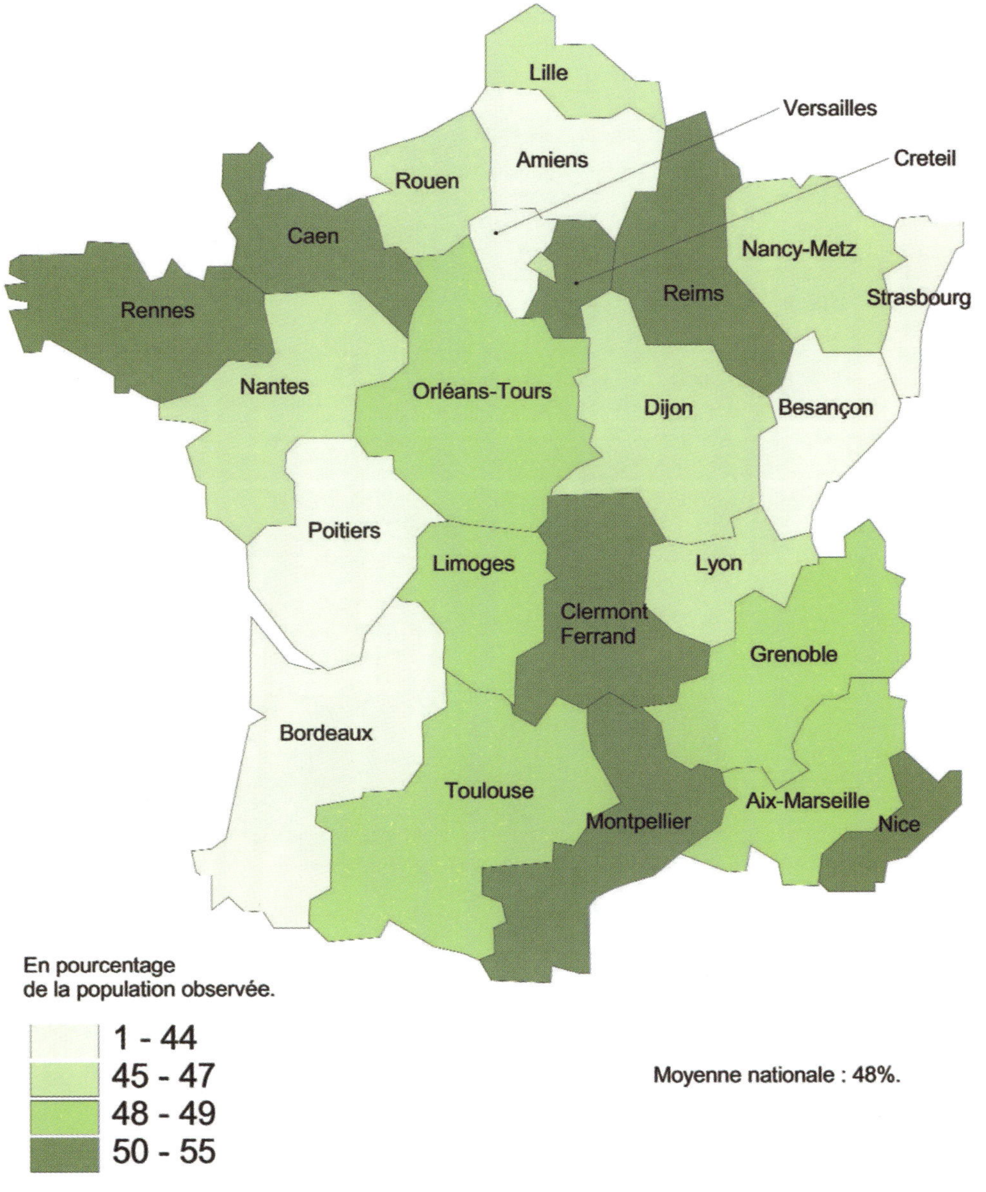

Le taux de consultation d'un psychiatre des étudiants en France, par académies.

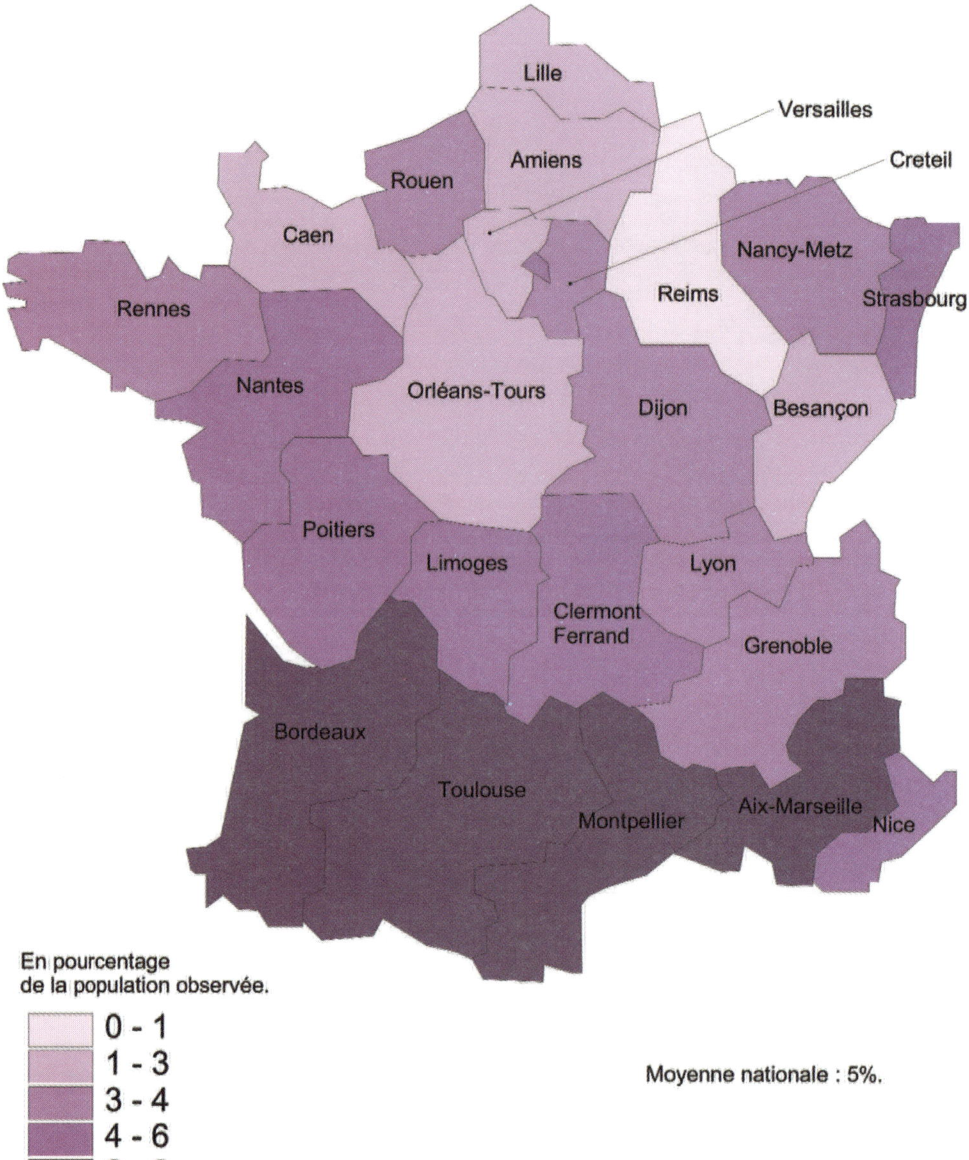

Moyenne nationale : 5%.

La sensation d'être déprimé des étudiants en France, par académies.

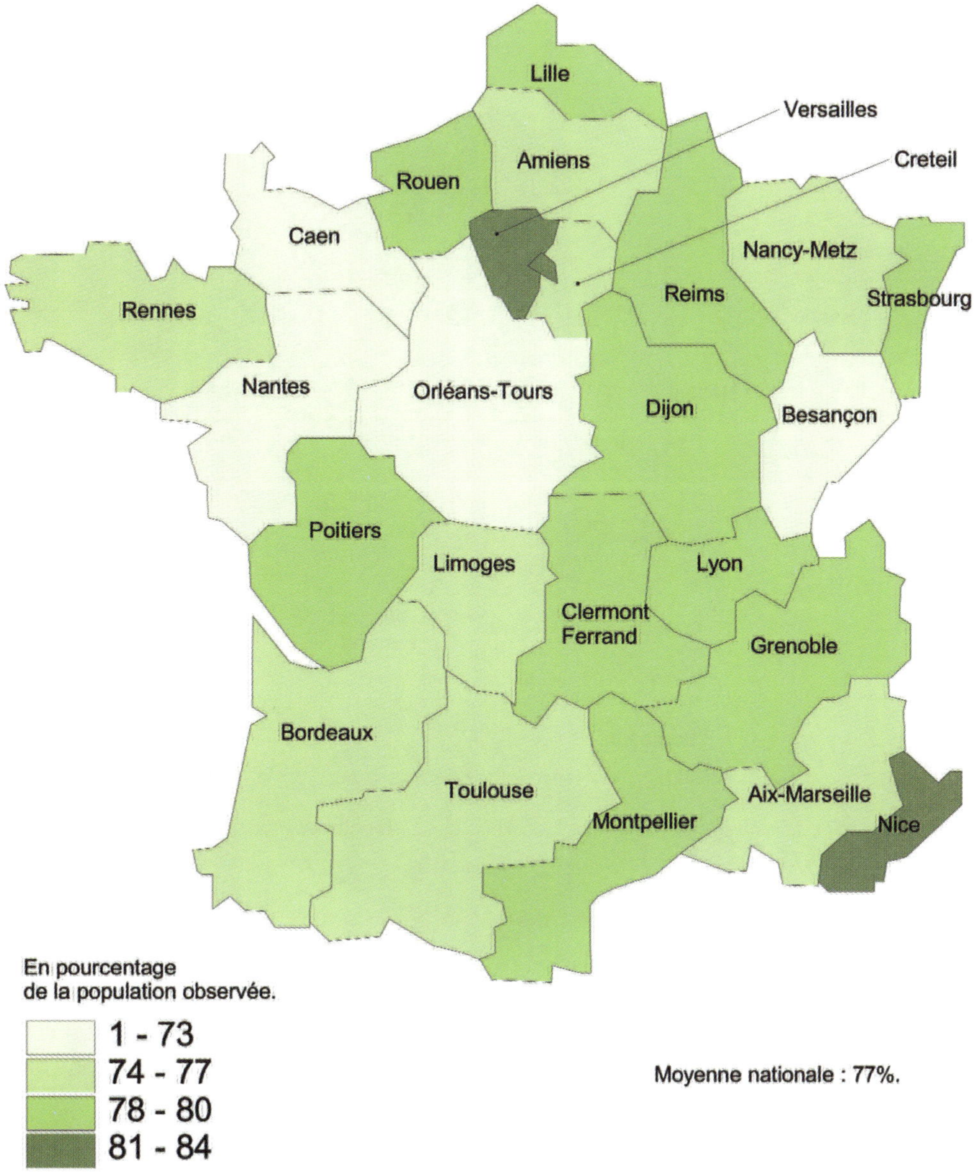

La sensation d'être angoissé des étudiants en France, par académies.

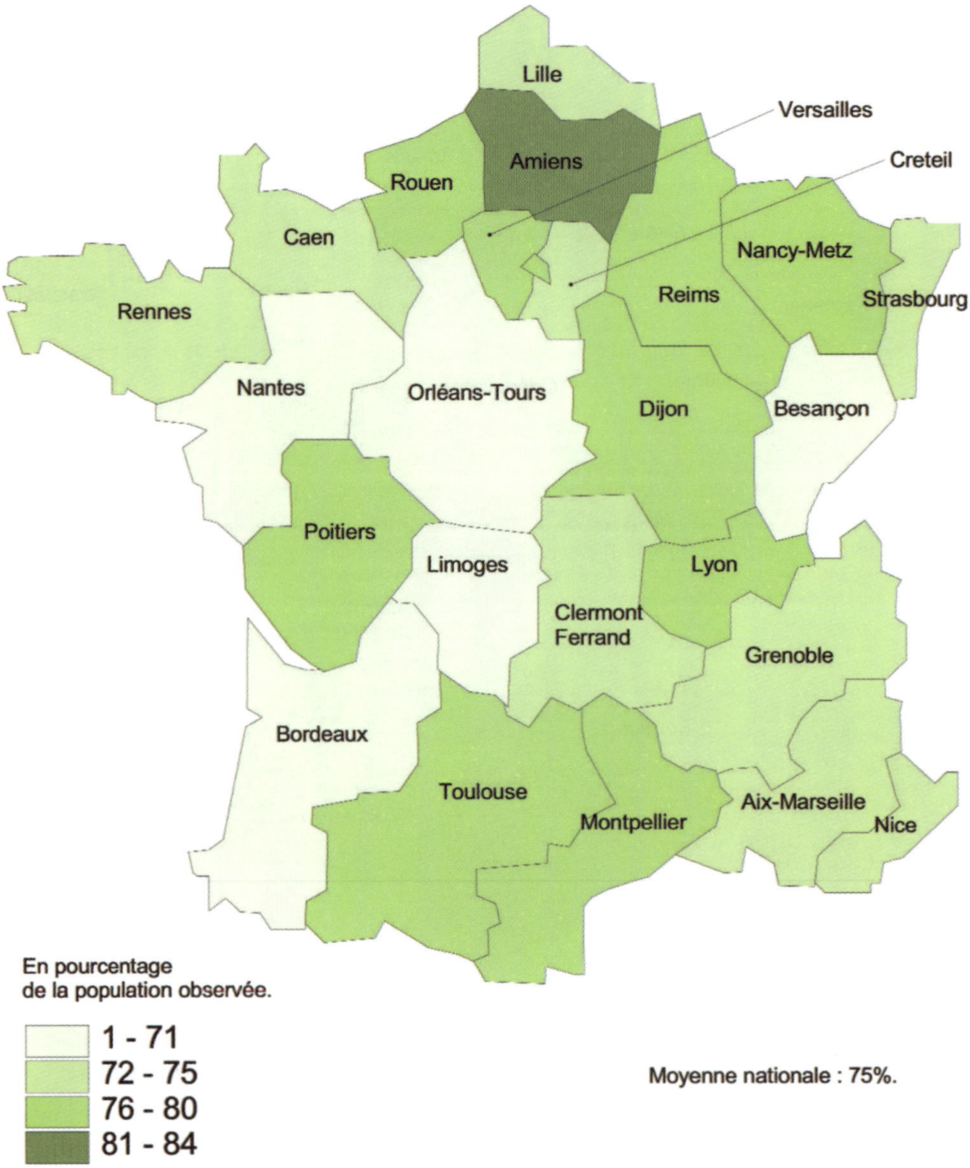

Taux de tentatives de suicides des étudiants en France, par académies.

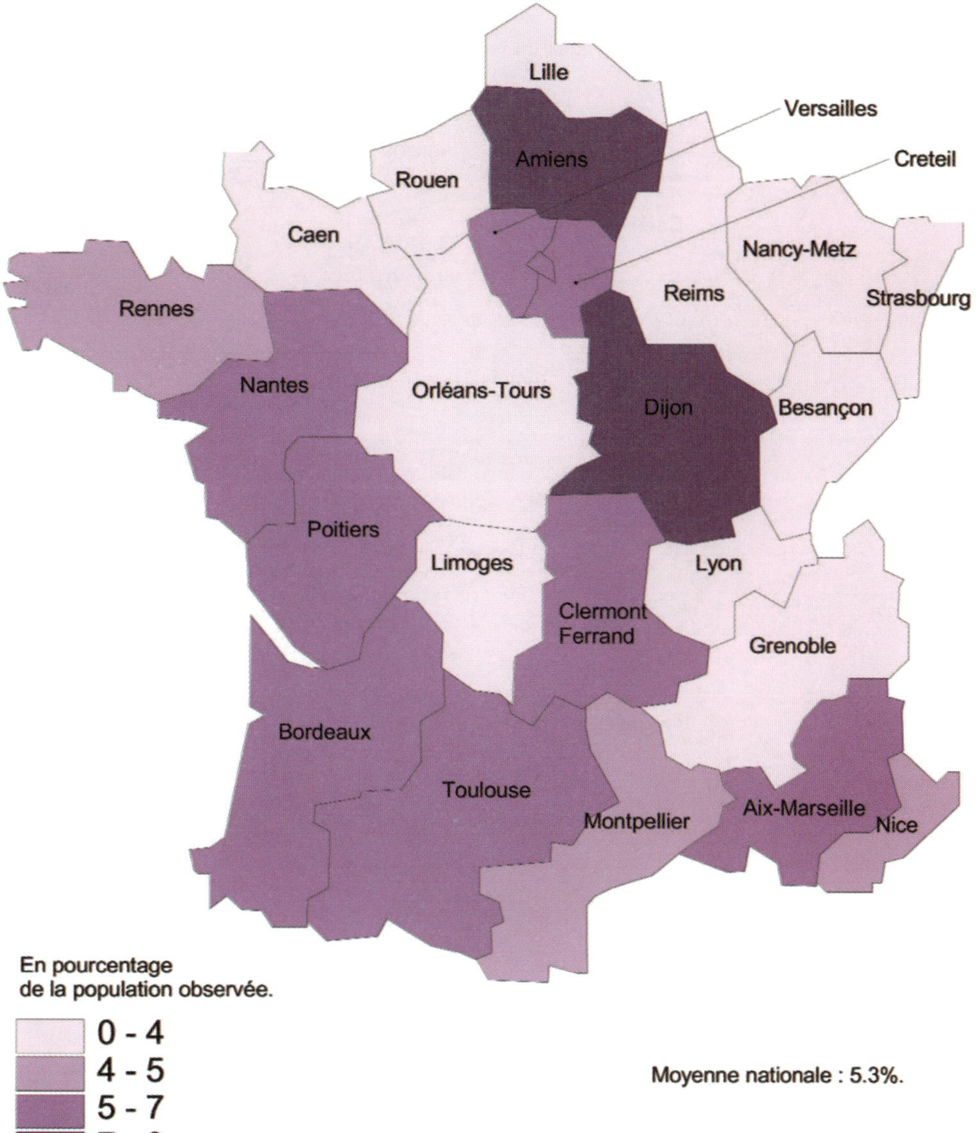

L'insomnie des étudiants en France, par académies.

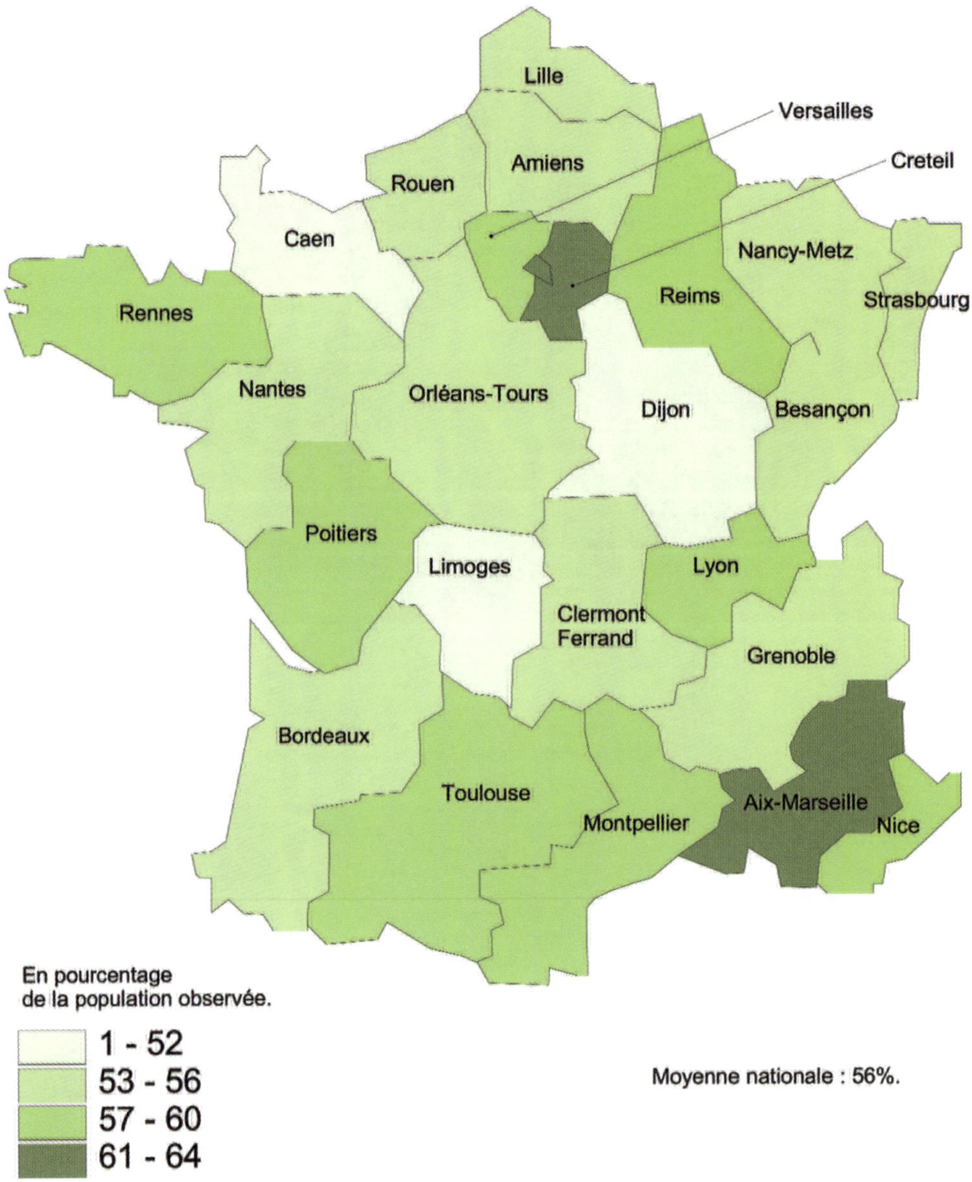

Moyenne nationale : 56%.

Le temps de sommeil inférieur à 8 heures des étudiants en France, par académies.

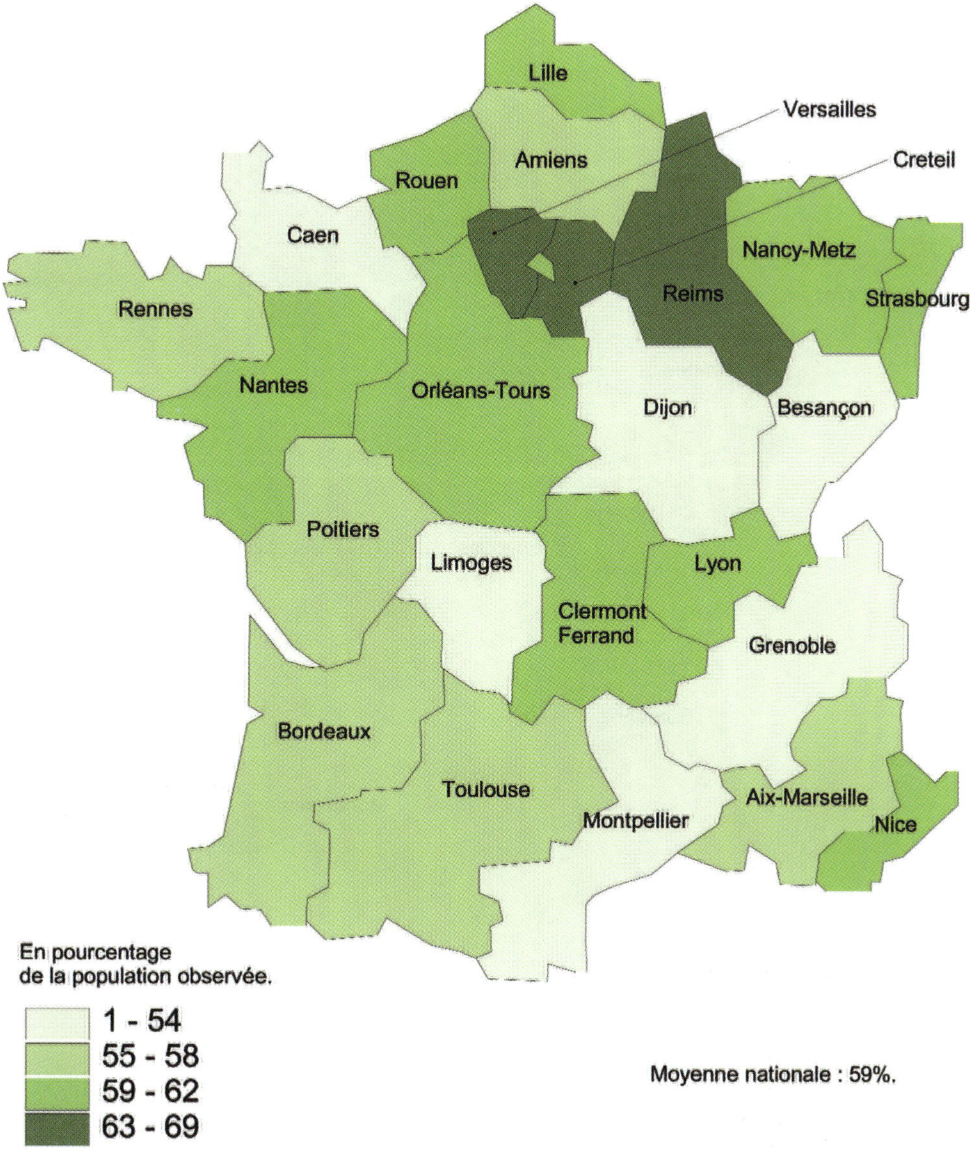

Part des étudiants jugeant leur temps de sommeil insuffisant, en France, par académies.

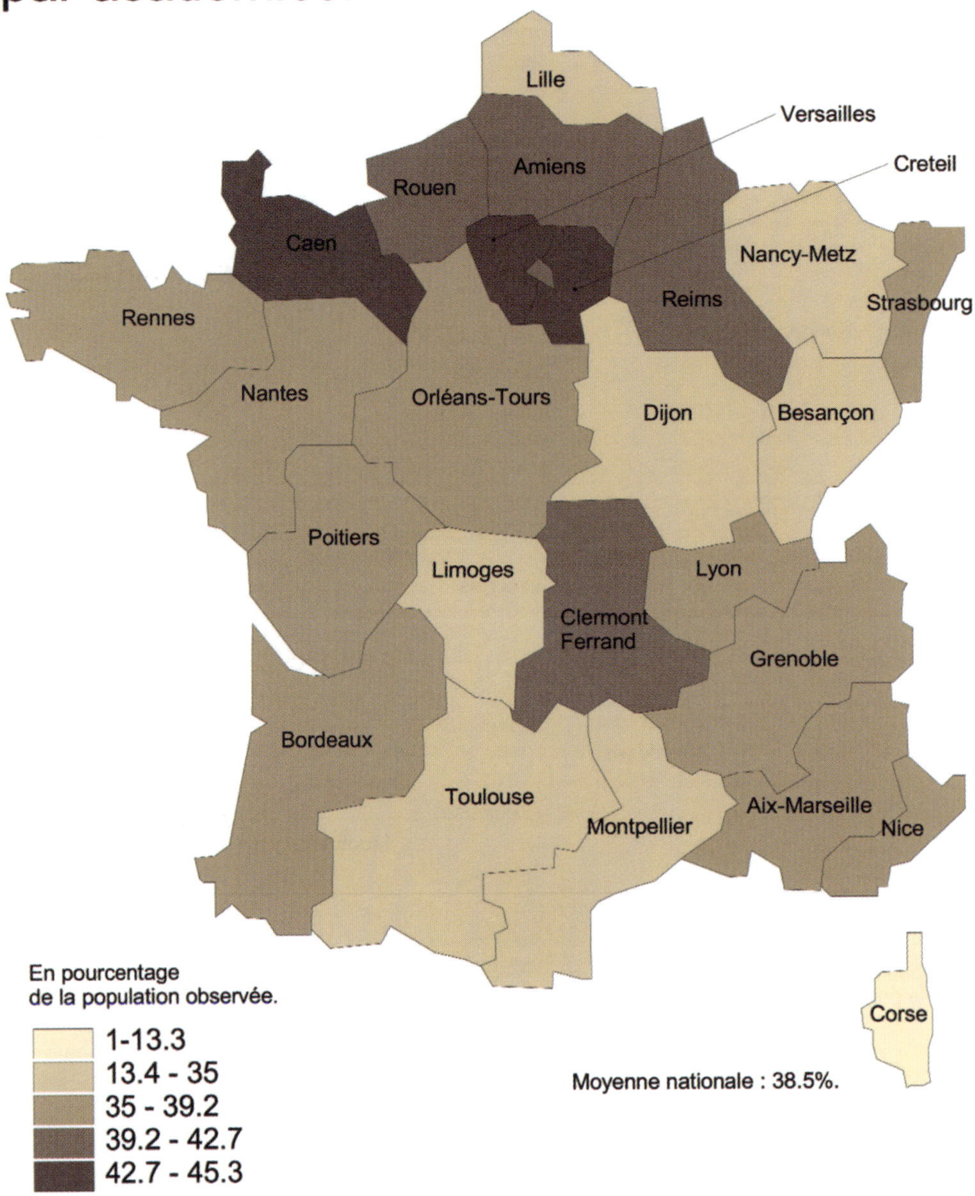

GRAPHIQUES ET FIGURES

TABLEAUX

BIBLIOGRAPHIE

Enquêtes

Comment vivent et se soignent les étudiants, LMDE, 2002

Enquête sur la consommation tabagique des étudiants de l'enseignement supérieur en France, LMDE, Observatoire EPSE, 2002

Enquête sur les conditions de vie des étudiants, Observatoire de la vie étudiante (OVE), 1994, 1997, 2000, 2004

Enquête Soins et Protection Sociale 2000, Institut de Recherches et d'Etudes en Economie de la Santé (Iredes, ex-Credes)

Articles

Alimentation et santé. OVE infos n° 9. OVE. Février 2004

Attitudes vis-à-vis de l'alcool et du tabac après la loi Evin. Etudes et résultats n° 78, Dress, août 2000

Cannabis, alcool, tabac et autres drogues à la fin de l'adolescence : usages et évolution récentes : ESCAPAD 2003, Tendances n° 39, OFDT, septembre 2004

Comparaison de deux enquêtes nationales de consommation alimentaire auprès des adolescents et des adultes – Baromètre santé nutrition 2002 et INCA (98-99) : éléments de méthode et résultats, AFSSA et INPES, juin 2004

Depuis 2001, trois étudiants sur dix sont boursiers. Note d'information 05.32, MENESR, novembre 2005.

Données sur la situation sanitaire et sociale en France en 2004. Dress, 334 p. 2005

Données *sur les nouvelles contaminations au VIH au 30 juin 2004*. InVS, 2005

La prévention : perception et comportements, premiers résultats de l'enquête sur la santé et les soins médicaux 2002-2003, Dress, Etudes et résultats n° 385, mars 2005

Les Français, l'alimentation et la santé, Pin S., Loisel J.-P., Couvreur A., INPES, La santé de l'homme n° 358, mars-avril 2002

Les suicides en région Centre, ORS Centre, 2004

Les usagers fréquents de cannabis, éléments descriptifs, Institut de Veille Sanitaire (InVS), 2004, n° 20/2005, 17 mai 2005

Le premix, chemin sournois vers l'alcoolisme, Le Monde, 23 mars 2005

Loisirs et pratiques culturelles des étudiants.OVE infos n° 7. OVE, novembre 2002

L'offre de soins dans les communes périurbaines de France métropolitaine. Questions d'économie de la santé n° 86. Irdes, novembre 2004

Phénomènes émergents liés à l'usage de drogues en France en 2003, principaux résultats du cinquième rapport national du dispositif TREND, Tendances, n° 40, OFDT, novembre 2004

Santé : la réglementation sur les boissons « premix » est contournée. Le Monde, 25 mars 2005

Vue d'ensemble des pathologies en région Centre, ORS Centre, 2004

Ouvrages

Baromètre santé 2000. Les comportements des 12-25 ans. Institut National de Prévention et d'Education pour la Santé (INPES), 2004
Baromètre santé 2005. Premiers résultats. Guilbert Ph., Gautier A. (sous la dir.). Saint-Denis, INPES, coll. Baromètres santé, 2006 : 176 p.
Baromètre santé nutrition 2002. Saint-Denis : INPES. Guilbert P., Perrin-Escalon H. : 259 p.
Baromètre santé 2000. Vanves : INPES : 2001. Volume 2. *Résultats.* Guilbert P., Baudier F., Gautier A. (sous la dir.) : 480 p.
Baromètre santé 2000. Les comportements des 12-25 ans. Vanves, INPES : 2001. Volume 3.1. *Synthèse des résultats nationaux et régionaux.* Guilbert P., Baudier F., Gautier A. (sous la dir.) : 480 p.
Baromètre santé 2000. Les comportements des 12-25 ans. Vanves : INPES : 2001. Volume 3.2. *Résultats régionaux.* Guilbert P., Baudier F., Gautier A. (sous la dir.) : 480 p.
Atlas régional des consommations de produits psychoactifs des jeunes Français, Beck F., Legleye S., Splika S., OFDT, 2005
La contraception et le recours à l'avortement en France dans les années 2000 », premiers résultats de l'enquête Cocon, Population n°s 3-4, mai-août 2004, INED
L'expérience de la sexualité chez de jeunes adultes. Entre errance et conjugalité. A. Giami et M.-A. Schiltz (dir.), Inserm
La souffrance psychique des adolescents et des jeunes adultes, Haut-Comité de la santé publique, février 2000
Les violences envers les femmes. Une enquête nationale. La documentation française, 2003
Les usages de drogues des adolescents parisiens. Analyse de l'enquête Escapad Paris 2004. Beck F., Legleye S., Splika S. OFDT, décembre 2005
Atlas de la santé en Ile-de-France, ARH, Iaurif, Drass IDF, septembre 2005

Rapports

Cannabis. Quels comportements sur la santé ? Expertise collective. Inserm. 2001
Démographie médicale française. Situation au 1er janvier 2005. Etude n° 38. Conseil national de l'ordre des médecins, juin 2005
Etat des lieux de la santé en population étudiante : étude bibliographique. Mise en œuvre dans le cadre de l'enquête sur la santé des étudiants en Bretagne. ORS Bretagne, juillet 2005
Mission « Démographie des professions de santé », Rapport n° 2002135, novembre 2002, Ministère de la santé, de la famille et des personnes handicapées
Panorama de la santé en Rhône-Alpes. Document préparatoire au Plan régional de Santé Publique. Drass Rhône-Alpes, janvier 2005
Panorama de la santé en Poitou-Charentes, équipe de l'ORS, ARH, CRES, DRASS, IAAT, INSEE et URCAM, août 2005
Rapport sur la création d'états généraux sur la lutte contre l'alcoolisme, Direction Générale de la Santé, 2005

Textes de loi

Loi n° 2000-1209 du 13 décembre 2000 relative à la contraception d'urgence
Loi n° 2004-806 du 9 août 2004 relative à la politique de santé publique

Sites Internet

www.santé.gouv.fr
www.insee.fr
www.inpes.fr
www.iredes.fr
www.ined.fr
www.lmde.com
www.ove.cnous.fr
www.invs.sante.fr
www.legifrance.gouv.fr
www.alcoweb.com
www.fnors.org et sites des observatoires régionaux de santé (ORS)
www.drogues.gouv.fr
www.education.gouv.fr
www.ameli.fr

SIGLES UTILISÉS

AES	Administration Economique et Sociale
BEH	Bulletin Epidémiologique Hebdomadaire
CDAG	Centre ou Consultation de Dépistage Anonyme et Gratuit
CPGE	Classes Préparatoires aux Grandes Ecoles
CROUS	Centre Régional des Œuvres Universitaires et Scolaires
CSP	Catégorie socioprofessionnelle
ENSE	Enquête Nationale sur la Santé des Etudiants
ESCAPAD	Enquête sur la santé et la consommation lors de l'appel de préparation à la défense
ESPAD	European School Survey Project on Alcohol and other Drugs
DGS	Direction Générale de la Santé
INED	Institut National d'Etudes Démographiques
INPES	Institut National de Prévention et d'Education pour la Santé
InVS	Institut de Veille Sanitaire
IREDES	Institut de Recherches et de Documentation en Economie de la santé (ex-CREDES)
IUT	Institut Universitaire Technologique
LMDE	La Mutuelle des Etudiants
MILDT	Mission Interministérielle de Lutte contre la Drogue et la Toxicomanie
OFDT	Observatoire français des Drogues et des Toxicomanies
OVE	Observatoire de la Vie Etudiante

REMERCIEMENTS

Cette enquête a été réalisée par La Mutuelle des Etudiants (LMDE) et l'Observatoire Expertise et Prévention pour la Santé des Etudiants (EPSE) avec la collaboration de l'Ifop.

Son financement a été assuré par
La Mutuelle des Etudiants,
Le Ministère de l'Education Nationale, de l'Enseignement Supérieur et de la Recherche
Le Ministère de la Santé et des Solidarités (Direction Générale de la Santé)

La rédaction de cet ouvrage a été assurée par les membres de la Direction Santé et Prévention de La Mutuelle des Etudiants et notamment :
Hédia Aït-Kaci
Laure Bach
Céline Martinez
Laurence Rossignol
Benjamin Laniepce

Remerciements
Aux membres du comité de lecture :
Damien Berthilier, LMDE
Dr. Roland Cecchi-Tenerini, LMDE
Fabrice Chambon, LMDE
Louis Gruel, OVE
Marianne Vergnes, LMDE

À Frédéric Dabi, Frédéric Micheau et Fabienne Gomant de l'Ifop pour leur collaboration à la réalisation de l'enquête
À Monique Vervaeke, Sociologue à l'Iresco, CNRS
À Maryse Jaspard, Démographe à l'INED pour leur relecture attentive du questionnaire
À Nadège Larochette de la Direction générale de la Santé pour son soutien à cette enquête

Aux membres du Comité Scientifique de l'Observatoire EPSE pour leur contribution respective
Louis Gruel : Chargé de mission, Observatoire de la Vie Etudiante nationale (OVE)
Omar Brixi : Directeur adjoint du département Observatoire des cancers, Institut National du Cancer (Inca)
Hélène David : Responsable du Centre Emergence Tolbiac
Hélène Freundlich : Coordinatrice des actions « femmes », Sida Info Service
Viviane Kovess, Directrice de la Fondation MGEN pour la santé publique
Gabriel Langouët, Observatoire de l'enfance en France

Nous tenons à remercier plus particulièrement M. Philippe Sylvestre et l'ensemble de ses collaborateurs des Éditions de la Vie Universitaire, ainsi que Mme Anne Baudier, Maître de conférences en psychologie à l'Université Paris X, pour son aide précieuse apportée à la rédaction de cet ouvrage.